Unter anderen Umständen

Zur
Geschichte
der
Abtreibung

# Unter anderen Umständen

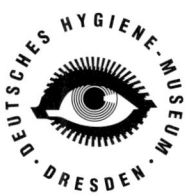

Argon

Diese Publikation erscheint
anläßlich der Ausstellung
»Unter anderen Umständen.
Zur Geschichte der Abtreibung«,
veranstaltet vom
Deutschen Hygiene-Museum,
Dresden
(1. Juli bis 31. Dezember 1993)

## Katalog

*Eine Publikation des Deutschen
Hygiene-Museums, Dresden,
herausgegeben von*
Gisela Staupe
Lisa Vieth

*Redaktionelle Mitarbeit*
Kerstin Barndt
Christine Brocks
Sabine Sieg

*Redaktion im Verlag*
Stefanie Schulz

*Umschlag und Gestaltung*
Jürgen Freter

*Satz*
ComPress Fotosatz GmbH,
Berlin

*Lithographie*
Graphische Werkstätten
Berlin

*Druck*
Druckhaus Berlin-Centrum
GmbH

*Abbildungen
auf dem Umschlag:*
Meret Oppenheim:
Ex voto – Der Würgeengel,
1931/32 (vgl. S. 151)
Kräuterkundige Frauen
im Mittelalter
(vgl. S. 15)
Mutterschaft in Nöten
(vgl. S. 39)

## Ausstellung

*Konzeption und Projektleitung*
Gisela Staupe

*Ausstellungsgestaltung,
Graphik-Design*
Monopol,
Gruppe für Gestaltung
Sibille Riemann

*Wissenschaftliche Mitarbeit*
Kerstin Barndt
Christine Brocks
Dr. Gabriele Czarnowski
Monika von Oertzen
Sabine Sieg
Dr. Klaus Strohmeyer
Lisa Vieth
unter Mitwirkung von
Eva Ochs
Christine Stahl
Berit Seidel

*Organisation der Ausstellung*
Monika von Oertzen
Christine Brocks
Sabine Sieg
Kerstin Barndt
und das Ausstellungsbüro des
Deutschen Hygiene-Museums

*Plakatgestaltung*
Monopol,
Gruppe für Gestaltung
Sibille Riemann
Ursula Knecht

*Ausstellungsaufbau*
Karl Heinz Söhnel (Leitung)
und die Werkstätten des
Deutschen Hygiene-Museums

ISBN 3-87024-249-3

# Inhalt

## Vorwort

»Unter anderen Umständen. Zur Geschichte der Abtreibung« – so lautet der Titel einer Sonderausstellung, die das Deutsche Hygiene-Museum in Dresden vom 1. Juli bis 31. Dezember 1993 zeigt und in deren Zusammenhang auch diese Publikation entstanden ist.

Vor mehr als 80 Jahren wurde das Museum durch den sächsischen Unternehmer Karl-August Lingner gegründet. Vor allem in den ersten Jahrzehnten seines Bestehens war das Haus in seiner Ausstellungstätigkeit dem Gedanken der Aufklärung und Volksbildung verpflichtet. Ausstellungen sollten nicht mehr nur den schönen Künsten vorbehalten sein, sondern als anschauliches Medium Themen des Alltags, der Gesundheit, der Hygiene im weitesten Sinne darstellen.

Wenn nun im Deutschen Hygiene-Museum eine Ausstellung zur Geschichte der Abtreibung gezeigt wird, so nimmt das Haus diese Tradition der sachlich-aufklärenden Ausstellungsarbeit aus der Zeit der Weimarer Republik wieder auf. Ganz im Gegensatz dazu stand die Museumsarbeit in nationalsozialistischer Zeit mit der Vermittlung eines rückwärtsgewandten und auf die Mutterrolle reduzierten Frauenbildes. Nach dem Kriegsende konzentrierte sich das Haus auf die Gesundheitserziehung. Diese Informations- und Präventionsarbeit wird heute innerhalb eines neuen Museumskonzeptes in einen breiteren Rahmen gestellt. Zur neu konzipierten Dauerausstellung »Der Mensch« kommen Sonderausstellungen, die sich verschiedenen Aspekten des menschlichen Lebens und Zusammenlebens unter kulturellen, sozialen und historischen Fragestellungen widmen.

Und dennoch wurde uns die Frage gestellt: Ist denn Schwangerschaftsabbruch ein Thema für eine Ausstellung? Gehört ins Museum, was im Parlament, in den Medien, im öffentlichen wie im privaten Raum diskutiert wird? Wir glauben ja, denn gerade die langsamere Gangart, der ruhigere Blick scheinen hier angemessen. Die Spezifik des Mediums Museum: die Worte treten zurück (die Phrasen ebenso), Vergegenständlichtes tritt vor, erlaubt Einsichten, die in der emotional geführten Debatte über gesetzliche Regelungen randständig wurden. Diese Ausstellung ist keine weitere Wortmeldung in der Gesetzesdiskussion, sondern, so hoffen wir, Gesprächsanlaß zwischen Menschen, die Verständigung suchen.

Es wird kaum jemand geben, der oder die ohne Meinung oder Vorbehalt die Ausstellung sieht und das Katalogbuch liest. Deswegen werden wir auch gefragt werden: Was ist der Standpunkt dieser Ausstellung, dieses Buches, wie steht es um die Objektivität und Neutralität, oder, von anderer Seite: Wo bleibt denn das engagierte Beziehen eines Standpunktes?

Mehr noch: Kaum ein Thema, bei dem Autorinnen wie Museumsleitung mehr gescholten oder von der einen oder anderen Seite vereinnahmt werden könnten. Geht es doch nicht nur um die Grenzlinie von Frauenselbstbestimmung und Männermacht, sondern ebenso um die Grenze zwischen zwei in unterschiedlichen politischen Systemen gewachsenen Betrachtungs- und gesetzlichen Verfahrensweisen.

Es geht nicht zuletzt um Schmerz, um körperlichen und noch mehr um seelischen. Betroffenheit wie Verletzung könnten deshalb durch Buch und Ausstellung gleich doppelt ausgelöst werden. Da verbieten sich die großen Worte, die leichtfertigen Reden ebenso. Gisela Staupe und Lisa Vieth haben ein Ausstellungsbuch gemacht, das um diesen hohen Anspruch weiß. Dafür danken wir.

Dr. Martin Roth
Direktor

Klaus Vogel
Museums- und
Ausstellungsleiter

Juni 1993

# Einführung

Gisela Staupe
Lisa Vieth

Im Zuge der deutschen Wiedervereinigung ist das Thema »Abtreibung«
erneut in den Mittelpunkt gesellschaftlicher und politischer Auseinandersetzungen geraten. Die Kontroverse um den § 218 avanciert zu einer emotional
aufgeladenen Auseinandersetzung in der Öffentlichkeit. Einstellungen und
Gefühle zu diesem Thema stehen sich häufig unversöhnlich gegenüber.

Gegen die im Juni 1992 verabschiedete Neufassung der gesetzlichen
Abtreibungsregelung, die eine Fristenregelung mit Beratungspflicht vorsah,
wurde Verfassungsklage erhoben. Nun hat das Bundesverfassungsgericht zum
zweiten Mal in seiner Geschichte eine Reform des § 218 als verfassungswidrig
verworfen. Wenn sich aktuell auch ein Abrücken vom Strafrecht abzeichnet,
so beharrt das Urteil doch auf der Rechtspflicht zum Gebären und der rechtlichen Mißbilligung des Schwangerschaftsabruches. Das bedeutet konkret, daß
die Kosten für den medizinischen Eingriff – ausgenommen indizierte Abtreibungen – von der Frau übernommen werden müssen. Die Kostenübernahme
des Eingriffs durch die Frau im Verbund mit der Beratungspflicht stellt eine
Verschlechterung besonders für die Frauen in den neuen Bundesländern dar,
die seit 1972 mit einer uneingeschränkten Fristenregelung lebten.

Die Ausstellung »Unter anderen Umständen. Zur Geschichte der Abtreibung« ist ein Versuch, durch die facettenartige Darstellung der Geschichte der
Abtreibung Distanz zum aktuellen Konfliktfeld »Abtreibung« zu schaffen.
Der weitgespannte historische Rahmen der Ausstellung von der frühen Neuzeit bis hin zu modernen Fortpflanzungstechnologien des 20. Jahrhunderts
kann keinesfalls Vollständigkeit beanspruchen, sondern allenfalls »geschicht-
liche Inseln« schaffen. Vielleicht provoziert die historische Betrachtungsweise
eines akutellen Problems neue Fragen, die es ermöglichen, bisherige Standpunkte zu überdenken.

Die Ausstellung will berichten und in historischer Chronologie eine
Geschichte rekonstruieren, die nahezu immer tabuisiert war. Sie fragt nicht
primär nach ethischen Begründungen und Argumenten für und wider die
Abtreibung, sondern danach, wie Frauen in vergangenen Zeiten mit ungewollter Schwangerschaft umgegangen sind. Wie haben sie versucht, unerwünschte
Mutterschaft zu verhindern? Wie hat staatliche Reglementierung ihr Verhalten beeinflußt? Sie berichtet aber auch von dem zunehmend öffentlicher und
grundsätzlicher werdenden Konflikt zwischen Wissenschaft, Medizin, Gesellschaft, Kirchen und Staat auf der einen Seite und Frauen auf der anderen Seite:
einem Konflikt, bei dem es sicherlich auch um Frauenselbstbestimmung und
Männermacht, aber auch um die Frage geht, ob der Mensch ein Recht hat,
in elementare Naturvorgänge wie die Schwangerschaft einzugreifen.

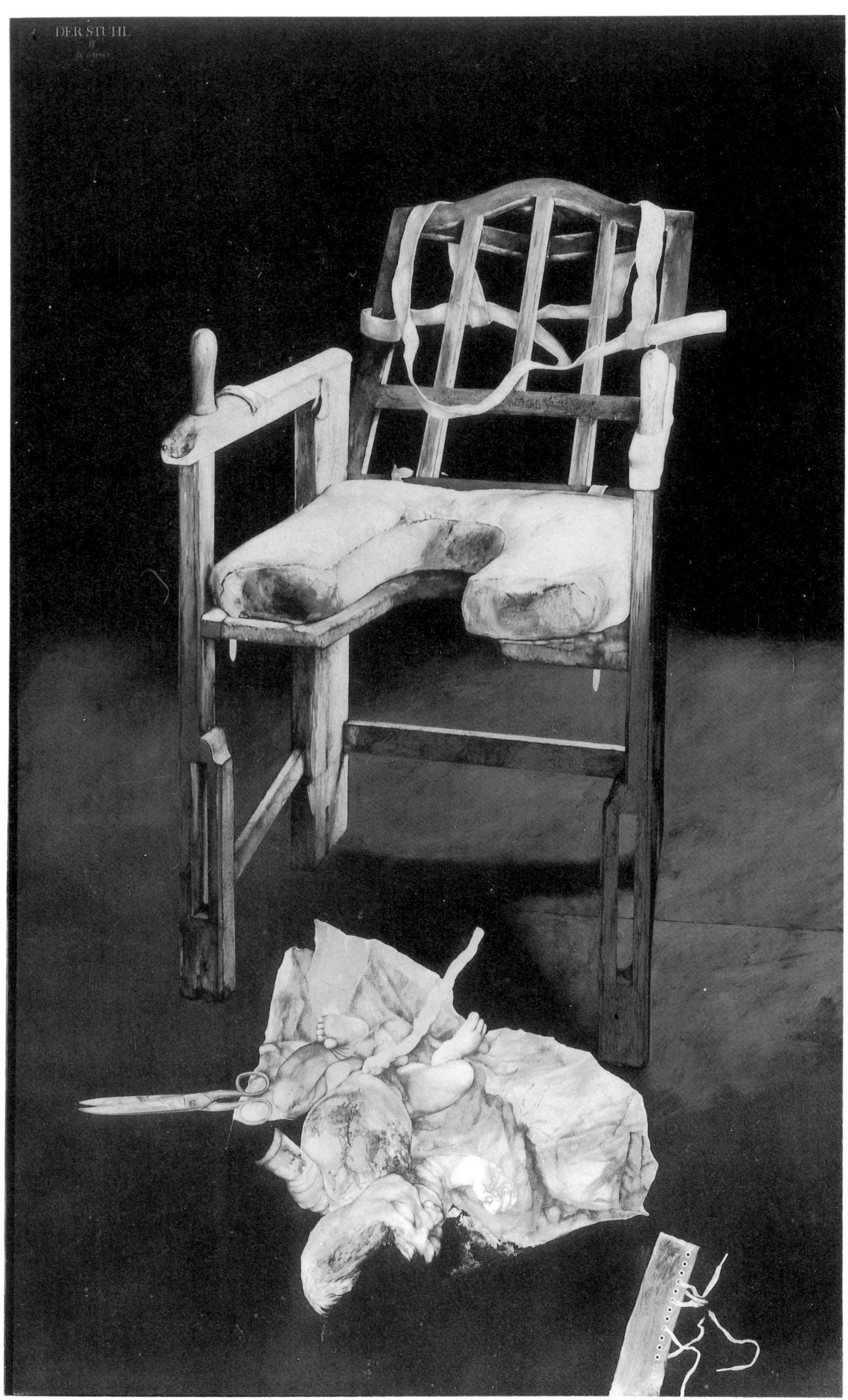

# Zur Geschichte des Abtreibungsverbots[1]

Günter Jerouschek

**Das Abtreibungsverbot: Eine anthropologische Konstante?**

Bei einer strafrechtlichen Sanktion des Schwangerschaftsabbruchs ist zu berücksichtigen, daß, soweit ersichtlich, in der abendländischen Geschichte Abtreibungen nur vorgenommen wurden, wenn diese infolge gesellschaftlicher Ausnahmesituationen für angeraten erschienen. Dieser Umstand erklärt sich schon aus der Natur des Schwangerschaftsabbruchs selbst als eines psychologisch und physiologisch zwangsläufig traumatisierenden Eingriffs in den weiblichen Organismus, durch den der natürliche Schwangerschaftsverlauf abgebrochen und eine tot oder wenigstens nicht lebensfähig zur Welt kommende Frühgeburt hervorgerufen werden soll. Abtreibungsverbote lassen sich bis in die Anfänge der abendländischen Rechtsüberlieferung zurückverfolgen, so daß sie gleichsam als »anthropologische Konstante« erscheinen.

Schon die griechische Philosophie erörterte Konstellationen, bei deren Vorliegen ein Abbruch der Schwangerschaft erwägenswert schien, etwa im Falle einer drohenden Überbevölkerung wie auch, wenn schwächlicher oder gar mißbürtiger Nachwuchs zu gewärtigen war. Unschwer erkennt man hinter diesen Überlegungen Grundgedanken der modernen Diskussion sozialer bzw. eugenischer Indikationsstellungen wieder.

Weniger großzügig hinsichtlich der Indikation einer Abtreibung verfuhr, zumindest vom theoretischen Anspruch her, die hippokratische Medizin angesichts ihrer grundsätzlichen Bedenken therapeutisch nicht indizierten Eingriffen gegenüber: Alles in allem wenig System erkennen lassend, wurde z. T. nach der angewandten Methode unterschieden, je nachdem ob es sich um innerlich wirkende Drogen handelte oder um mechanische Einflußnahmen auf den Körper der Schwangeren. Daneben findet sich aber auch – etwa im Sinne des wohl apokryphen hypokratischen Eids – die strikte Mißbilligung eines jeden abortierenden Eingriffs, wenn nur ein normaler Geburtsvorgang gewährleistet schien, andererseits aber z. B. die Befürwortung der Abtreibung im Falle einer ungewollt schwangeren Tänzerin, die um ihre Attraktivität fürchtete.

Gemeinsam ist sämtlichen frühen Indikationsansätzen, daß sie so gut wie nie den Schutz irgendwelcher personaler Rechte des Embryos oder Fötus – hierin zu unterscheiden, erscheint aus historischer Perspektive wegen der andersgearteten embryologischen Vorstellungen nicht zweckmäßig – bezweckten und Leib und Leben der Mutter absolut Vorrang genossen. Letzterer Grundsatz, daß eine Gefährdung der Mutter infolge der Schwangerschaft eine Abtreibung allemal rechtfertigte, war bis weit in die Neuzeit ziemlich unstreitig anerkannt, in aller Regel auch aus der praktischen Erfahrung heraus, daß eine schwere Erkrankung oder gar der Tod der Schwangeren ohnehin das Absterben der Leibesfrucht nach sich zogen.

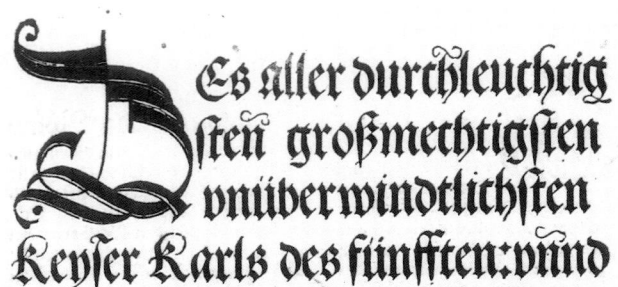

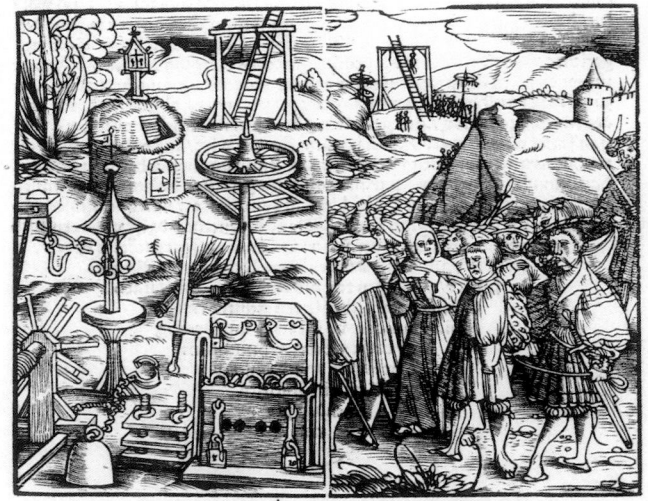

**Peinliche Gerichtsordnung
Karls V., o. O. 1535**
*Sächsische Landesbibliothek,
Dresden*

In der weltlichen Gerichtsbarkeit blieb die Abtreibung
grundsätzlich straflos. Erst in
der Peinlichen Gerichtsordnung Karls V. von 1532 wurde
Abtreiben eines »lebendig
kindt« mit dem Tode bestraft.
Offengelassen wurde allerdings der Zeitpunkt, ab wann
der Fötus ein »lebendig kindt«
ist. Die Peinliche Gerichtsordnung beanspruchte Geltung
im gesamten Deutschen
Reich bis zum Erlaß des
RStGB (Reichsstrafgesetz-
buches) 1871 im gesamten
Deutschen Reich. Der im
RStGB enthaltene § 218
bestrafte Abtreibung mit bis
zu fünf Jahren Zuchthaus.

Geldeswerter Schadensersatz stand nach dem mosaischen Recht des alten
Testaments dem Mann zu, wenn bei einer Rauferei unter Männern eine
Schwangere dergestalt in Mitleidenschaft gezogen worden war, daß ihr die
Leibesfrucht abging.

*»Wenn Männer hadern und verletzen ein schwangeres Weib, daß ihr die Frucht abgeht,
und ihr kein Schade widerfährt, so soll man ihn um Geld strafen, wieviel des Weibes Mann
ihm auflegt, und er solls geben nach der Schiedsrichter erkennen.*
*Kommt ihr aber ein Schade daraus, so soll er lassen Seele um Seele …«*[2]

Schadensersatz sahen auch die germanischen »leges barbarorum« aus dem
frühen Mittelalter vor, nur daß mitunter zwischen der Abtreibung eines
männlichen und der eines weiblichen Fötus unterschieden wurde und der
Bußwert eines weiblichen Fötus doppelt so hoch veranschlagt wurde wie der
eines männlichen.

**Abtreibung als männliches Vorrecht**

Daß die Strafbarkeit des Schwangerschaftsabbruchs ihrem Wesen nach als ein aus dem Geschlechtsverhältnis resultierender Interessenkonflikt zu begreifen ist, erweist sich augenfällig am Beispiel des früheren römischen Rechts, dessen Institut der »patria potestas« die wohl ursprüngliche Ausgestaltung des abendländischen Abtreibungsverbots beinhaltet. Die »patria potestas«, die hausväterliche Zuchtgewalt des Familienoberhaupts, sprach dem Römer das »jus vitae et necis«, das Recht über Leben und Tod der Nachkommen, zu, das er nach seinem Gutdünken ausüben konnte. Es umfaßte auch die Entscheidungsbefugnis, ob eine Schwangerschaft der Ehefrau abzubrechen war oder nicht, und verfolgte mithin den Zweck, mittels der Androhung von Sanktionen den Mann davor zu schützen, daß die Frau gegen seinen Willen abtriebe, mit der Konsequenz, daß ein ausschließlich von der Frau betriebener Schwangerschaftsabbruch eine Rechtsverletzung des Ehemanns darstellte.

Jedenfalls war es zu keinem Zeitpunkt der Ehefrau anheimgestellt, nach ihrem Dafürhalten abzutreiben. Man kann darüber spekulieren, ob nicht das vaterrechtliche Abtreibungsverbot die symbolische Aneignung der weiblichen Gebärfähigkeit durch den Mann zum Inhalt hat, infolge eines grundlegenden Gebärneides des Mannes in patriarchalischen Kulturen. Dies kommt auch in Sätzen des klassischen römischen Strafrechts zum Ausdruck, in dem z. B. ein Schwangerschaftsabbruch dann unter Strafe gestellt war, wenn er aus Haß gegen den Mann vorgenommen worden war oder aus dem Interesse heraus, den Gatten um seinen Nachwuchs zu betrügen, zumal nach einer während der Schwangerschaft erfolgten Scheidung.

*»Indignum enim videri potest, impune eam maritum liberis fraudasse.«*[3]
*(Es erscheint nämlich ungebührlich, wenn sie (die Frau) den Gatten um die Kinder betröge.)*

Insoweit das römische Recht in der Folge den Schwangerschaftsabbruch unter Strafe stellte, schrieb es nur die wesentlichen Voraussetzungen fest, unter denen schon die »patria potestas« die Abtreibung verbot – mit dem einzigen Unterschied, daß die ursprüngliche Strafgewalt des »pater familias« nunmehr stellvertretend von der staatlichen Justiz ausgeübt wurde.

Hieraus wird deutlich, daß es zumindest mißverständlich ist, von einer ursprünglichen Straflosigkeit der Abtreibung im römischen Recht auszugehen: eine solche Schlußfolgerung ist auf die vom Manne befürwortete Abtreibung zu beschränken.

**Christliche Grundsätze**

War das Abtreibungsverbot bislang noch vaterrechtlicher Willkür unterworfen, so ist der weitere Schritt zu seiner Verabsolutierung dem Einfluß des Christentums zuzuschreiben. Im christlichen Lehrgebäude konnte ein »jus vitae et necis« des Familienvaters unter keinen Umständen Anerkennung finden, da die Macht über Leben und Tod allein dem christlichen Vatergott als Schöpfer allen Lebens zustand. Dem unerforschlichen Ratschluß der göttlichen Schöpfungsmacht war es dementsprechend vorbehalten, eine Schwangerschaft vorzeitig zu beenden, was sich allenfalls in einer Fehl- oder Frühgeburt offenbarte. Für eine menschliche Teilhabe an der Ausübung dieser Macht beließen diese Grundsätze keinerlei Spielraum, ohne die Rechtssphäre des göttlichen Vaters zu verletzen.

Aus der gerade skizzierten Entwicklung wird deutlich, daß es für die abendländische Herausbildung eines generellen Abtreibungsverbots auf die Einschätzung der Rechtsnatur des Fötus nicht ankam und auch die Leugnung der Menschqualität den grundsätzlichen Verbotscharakter des Schwangerschaftsabbruchs nicht zu berühren brauchte. Die nicht christlich beeinflußte, der

**Sadebaum**

*Abb. aus: Walter Hermann Ryff: Teutsche Chirurgie und Destillir Kunst, Frankfurt am Main 1545. Staatsbibliothek Berlin Preußischer Kulturbesitz*

Der Sadebaum kann auf eine 2000jährige Geschichte als Abortivum zurückblicken. Noch zu Anfang unseres Jahrhunderts wurden viele (Selbst-)Abtreibungen durch das Gift dieses Strauches herbeigeführt. Das Gift wurde aus den frischen Zweigtrieben gewonnen und mußte getrunken werden. Erstmals wird es als Abtreibungsdroge in dem Kräuterbuch des antiken Pharmakologen Dioskorides Anazarbeii (50 n. Ch.) genannt. In vielen frühneuzeitlichen Kräuterbüchern finden sich Anweisungen für die Herstellung und Verwendung des Sadebaumgiftes als fruchtaustreibendes Mittel. Bei falscher Dosierung konnte das Gift tödlich wirken. Seine vielfältigen Namen wie »Mägdebaum«, »Segenbaum«, »Kindertod« sprechen von seiner großen Popularität. Im 18. Jahrhundert wurde der Sadebaum in vielen botanischen Gärten durch Gitter vor dem »Mißbrauch der Frauen in Not« geschützt. Seit 1898 ist das Sadebaumgift in Apothekenordnungen als rezeptpflichtig ausgewiesen. Das Wissen um seine abortive Wirkung ist allmählich verlorengegangen. Als Immergrünpflanze ist der Sadebaum heute noch auf Friedhöfen zu finden.

Diſtillier Bůchs.    CXXXV

weibern die gebürliche reynigung irer zeit faſt gwaltiglichen/vnd wir der vnſchädlicher/dañ innerhalb in leib/gebraucht.

So man mit Epffich oder Ephew waſſer das haupte offt waſcht/ behütet vor hauptwe/macht aber ſchwartz har/darumb man die graen har darmit ferben ſol/denen/welche gern wolten jung geſchaffen ſein.

### Seuenbaum waſſer.

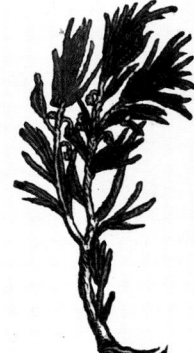

Seuenbaum/ſo wir auch Teutſche Palmen/vnnd Seuenpalmen nennen/iſt ein hoher ſtaud/aller maß wie der Weckholter anzuſehen/derhalben diß gewechs für ein art vnnd geſchlecht deſſelbigen geachtet/iſt ein recht weiber kraut/dañ es ſehr treibt. Von dem abgeſtreyfften kraut ſoll man mit erbeytzen vnnd genügſamem Digeriern ein ſehr nützlich gůt waſſer bereyten/das mag mann innerhalb vnd auſſerhalb des leibs brauchen/wie du volgends hören wirſt/iſt warmer vnd truckener natur/vnd hefftig treibender krafft.

### Seuebaum waſſer innerhalb zubrauchen.

Von wegen der hefftig treibenden krafft ſol diß waſſer nit ohn groſſe fürſichtigkeyt innerhalb in leib gebraucht werden/vnd in ſunderheyt von ſchwangeren weibern/welchen es den verſtandenen blůmen irer zeit oder gebürlichen reynigung/faſt ſtarck vnnd krefftig treibt/dergleichen die todt vnnd lebendig gebürt/kindsbürdelin odder aftergebürt/als wir dir in vnſerm newen Teutſchen Hebammen Bůch genügſamlichen angezeygt haben.

Diſes waſſer obgemelter maß gebraucht/nemlich auff ein lot odder zwey/warm eingetruncken/treibet auch den harn alſo hefftig/daß zu letſt blůt mit gehet.

Solcher maſſen getruncken/bricht es auff die gifftigen peſtilenz blatern/vnd treibt das gifft herauß/eröffnet alle innerliche verſtopffunge/ſunderlich der harn vnd gebürtglider/vnd erwärmet ſie.

### Seuenpalmen waſſer auſſerhalb des leibs nützlich zubrauchen.

Vſſerhalb wirdt das Seuenpalmen waſſer mit ringerer ſorg gebraucht/Das haupt darmit angeſtrichen/benimmet das hefftig ſchwindeln vnnd vmblauffen vor den augen/mit naſſen tüchlin vmb das haupt gebunden.

Das angeſicht mit diſem waſſer wol erwaſchen/macht es ſchön vnd klar/vnd vertreibt alle ſcheutzliche maſen vnd flecken.

Mit naſſen tüchlin über das hitzig geſchwer am finger glegt/ſo man den wurm nennet/tödtet jn.

Z 3

Abtreibung gegenüber ablehnend eingestellte Philosophie der Stoa beispielsweise betrachtete den Fötus zu keinem Zeitpunkt als Menschen; das Menschsein begann mit dem ersten Atemzug nach der Geburt.

**Sukzessivbeseelung und Fristenlösung**

Daß ungeachtet der vaterrechtlichen Herkunft die Motivierung des Abtreibungsverbots sich scheinbar an die Frage der Rechtsnatur des Fötus knüpfte, war Folge der Septuagintaübersetzung des Alten Testaments ins Griechische, die, vom hebräischen Ausgangstext abweichend, dem Fötus von dem Zeitpunkt an Menschqualität zuschrieb, als er menschliche Formen aufwies. Sie ging aus von der Erschaffung Adams nach der Schöpfungsgeschichte und befand sich in Einklang mit der aristotelischen Theorie der Sukzessivbeseelung, derzufolge der Fötus schon im Verlauf der embryonalen Entwicklung mit einer menschlichen Seele begabt werde.

*»... denn nach dem Vorhandensein von Empfindung und Leben muß es sich hier richten, was erlaubt und was nicht erlaubt ist.«*[4]

Zu allen Zeiten wurde versucht, ungewollte Mutterschaft durch Verhütung, Abtreibung oder Kindsmord zu verhindern. Bis in die frühe Neuzeit wurden Abtreibungen vor allem mit Hilfe von fruchtaustreibenden Kräutergetränken vorgenommen. Der Übergang zwischen Mitteln, die nur die ausgebliebene Periode oder einen Abort befördern sollten, war fließend. Hebammen und sogenannte Weise Frauen wußten um die fruchtaustreibende und verhütende Wirkung der Feld,- Wiesen- und Gartenkräuter und gaben dieses Wissen weiter. Die Hexenverfolgungen gegen Ende des 15. Jahrhunderts, aber auch die zunehmende Kontrolle der Ärzte sowie die fortschreitende Modernisierung bewirkten, daß das »Kräuter-Wissen« allmählich verlorenging. Die Gedichtesammlung, aus der die Abbildung stammt, wurde zwischen 830 und 840 von dem Reichenauer Mönch Walafrid Strabo geschaffen. In 444 Versen werden 24 Heilkräuter, Küchen- und Zierpflanzen beschrieben. Im 16. Jahrhundert erschien das Büchlein in gedruckter Form.

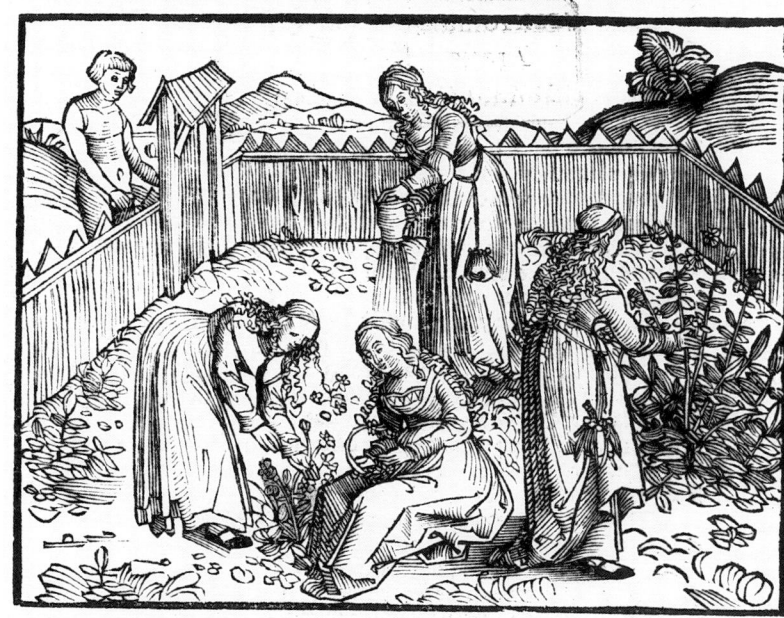

Diese von mir so genannte diachrone Beseelungslehre setzte sich in der Folge gegen die Lehre von der Simultanbeseelung, die die Beseelung mit der Empfängnis zusammenfallen ließ, durch.

Die herrschende kanonistische Lehre terminierte seit dem Spätmittelalter den Zeitpunkt dieser »infusio animae« auf den 40. bzw. 80. Tag nach der Empfängnis, je nachdem ob es sich um eine männliche oder weibliche Leibesfrucht handelte. Die exakte Terminierung war nie unumstritten und fand ihre einzige Stütze in einem Passus des Alten Testaments, demzufolge eine Frau nach der Geburt eines Knaben 40, nach der eines Mädchens 80 Tage als unrein zu gelten habe, während die embryologischen Spekulationen der zeitgenössischen Wissenschaft sich mit uneinheitlichen und groben Schätzungen begnügten, was sich bis in die Neuzeit nicht ändern sollte. Die Umstrukturierung, die das Abtreibungsverbot infolge der Infusionsdoktrin erfuhr, bestand darin, daß der Schwangerschaftsabbruch über die bestehende vaterrechtliche Sanktion hinaus entsprechend dem Jus Talionis als Totschlag behandelt wurde, insofern der Fötus unter Zugrundelegung der obigen Fristen bereits als phänotypisch menschlich geformt und damit zugleich beseelt und belebt galt. Diese Grundkonzeption bildete das Gerüst sämtlicher Fristenlösungen, von denen das Strafrecht bis ins 19. Jahrhundert geprägt war.

Das ursprüngliche, vaterrechtlich begründete Abtreibungsverbot blieb daneben weiterhin in Kraft, konserviert in Form der bestehenbleibenden Strafbarkeit des Schwangerschaftsabbruchs vor der Belebung des Fötus. Auf dem Boden der Beseelungslehre nicht zu rechtfertigen, wurde aber der aufgezeigte grundlegende Zusammenhang in diesem Punkt nicht mehr in Betracht gezogen, die Strafbarkeit aber stillschweigend und wie selbstverständlich weitertradiert. Das daraus resultierende Begründungsdefizit des Abtreibungsverbots wurde als solches nie formuliert und erst im Wege der Neumotivierung des Abtreibungsstrafrechts durch die Aufklärung beseitigt. Zusätzlich kompliziert wurde das Recht des strafbaren Schwangerschaftsabbruchs durch die einflußreiche patristische Tradition, die sich teilweise, gegen die Beseelungslehre, auf den Standpunkt stellte, der Fötus sei von Anfang an Mensch, und darüber hinaus mitunter schon die Empfängnisverhütung, im römischen Recht ebenfalls der »patria potestas« unterstehend, als Totschlag qualifizierte. Der Begründer dieser Lehrmeinung war der Kirchenvater Tertullian, ihre Fortschreibung ins Mittelalter besorgte Caesarius von Arles, wo sie vor allem in der Pönitentialliteratur ihren Niederschlag fand.

*»Homo est et qui est futurus.«[5]*
*(Ein Mensch ist gegeben, auch wenn er es künftig wird.)*
*»Quantoscumque concipere vell parturiere potuerat, tantorum homicitiorum renatu tenepitur.«[6]*
*(So oft sie empfangen oder gebären konnte, so vieler Totschläge wird sie für schuldig gehalten werden.)*

Das das Mittelalter beherrschende kanonische Recht der Papstkirche rezipierte an verschiedenen Stellen alle drei Traditionen im Bereich des strafbaren Schwangerschaftsabbruchs, was einen in sich unauflösbar widersprüchlichen Rechtskomplex ergab: Im Grundsatz der Beseelungslehre folgend, wurde, hiervon abweichend, die Empfängnisverhütung auf der Linie der Patristik als Totschlag behandelt, während in der milderen Bestrafung des Schwangerschaftsabbruchs vor der Belebung des Fötus die ursprünglich vaterrechtliche »sedes materiae« des Abtreibungsverbots ihre Fortschreibung erfuhr.

*»Qui dat causam abortioni, homicida est, si conceptum erat vivificatum animal rationale; alias secus.«[7]*
*(Wer eine Abtreibung verursacht, ist ein Totschläger, wenn das Empfangene ein belebtes Vernunftwesen war; andernfalls nicht.)*

**Interessenkollision: Mutter versus Fötus**

Zum Tragen kamen die Unvereinbarkeiten im Abtreibungsrecht ein Jahrtausend lang so gut wie nicht, da der Schwangerschaftsabbruch bis ins 16. Jahrhundert geistlich im Rahmen der Beicht- und Bußpraxis, später der Poenitentiarie, in erster Linie aus seelsorglichem, später fiskalischem, kaum aber aus juristischem Interesse heraus geahndet wurde und die Strafmaß- und Bußbestimmungen dementsprechend nicht buchstäblich angewandt wurden.

Immerhin hatte die Scholastik, gefolgt von der thomistisch geprägten Moraltheologie, hinsichtlich des therapeutisch indizierten Aborts den traditionellen Vorrang der Schwangeren in Frage zu stellen begonnen, indem dieser ein Selbstverteidigungsrecht mangels schuldhaften Angriffs durch den Fötus nicht länger ohne weiteres zugestanden wurde. Bei Thomas von Aquin findet sich diese Konsequenz noch nicht. Hierüber ist freilich nicht zu verkennen, daß führende Vertreter der Moraltheologie, allen voran Thomas Sanchez S.J.,

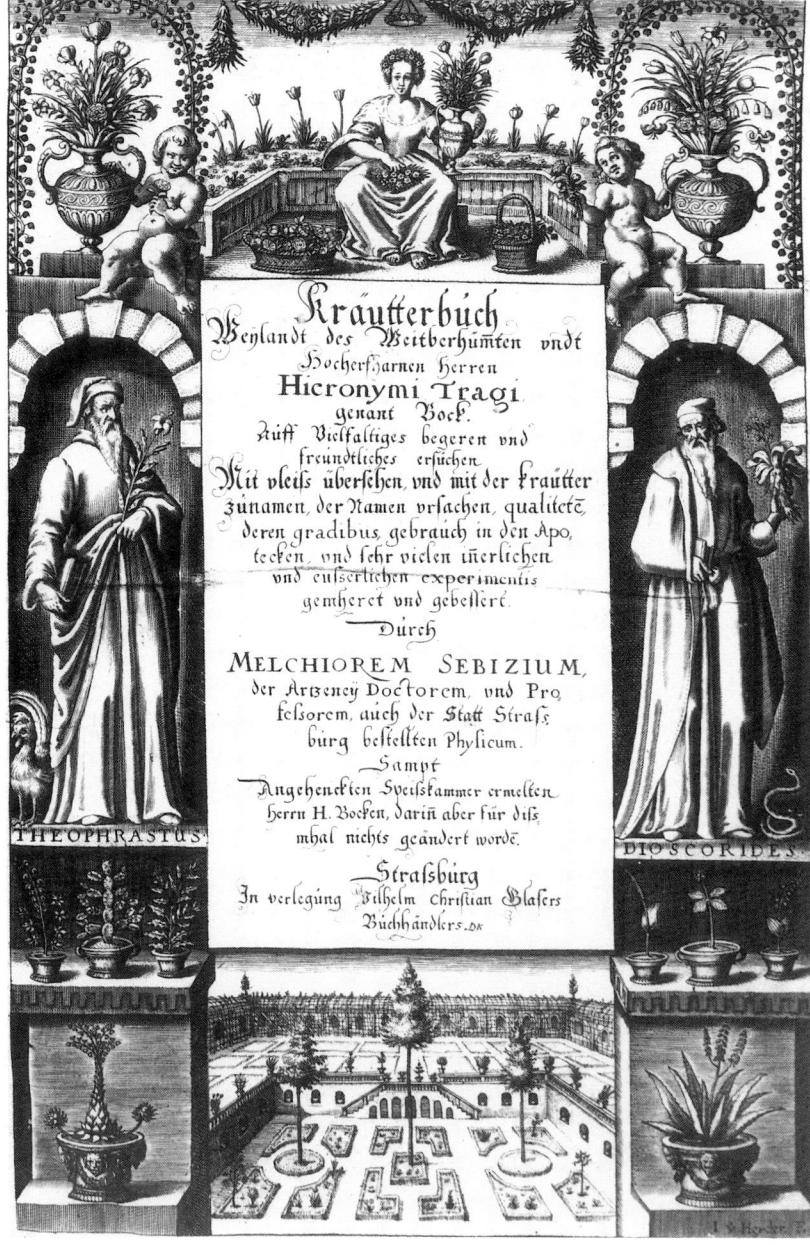

**Hieronymus Bock:
Kräutterbuch ... gemehret
und gebessert durch
Melchiorem Sebizium,
Teil 1– 3,
Straßburg 1630
(Erstausgabe 1539)**
*Staatsbibliothek Berlin
Preußischer Kulturbesitz*

Im 16. und 17. Jahrhundert erschien eine Vielzahl von Arznei-, Kräuter- und Hebammenbüchern, in denen eine Fülle von Abortivdrogen beschrieben wurden. Die Kräuterbücher des protestantischen Predigerarztes Hieronymus Bock (1498–1554) waren wegen ihres populärwissenschaftlichen Stils und der vielen Abbildungen in seiner Zeit sehr beliebt. Das Buch erschien in zahlreichen Ausgaben und Bearbeitungen. Etwa 30 Kräutermittel, die eine fruchttötende bzw. fruchtaustreibende Eigenschaft haben sollen, werden in ihrer Anwendung und Wirkung vom ihm beschrieben. Da deren Einnahme häufig mit nicht absehbaren Folgen für die Gesundheit und das Leben der Frau verbunden war, finden sich zahlreiche Ermahnungen zum »vorsichtigen Umgang« mit den Abtreibungsmitteln. Andere Autoren von Kräuterbüchern betonen, daß die Abortivdrogen nur zur Einleitung einer Geburt, nicht aber von »unzüchtigen und gottlosen« Frauen für eine Abtreibung verwendet werden sollen.

in der Frage der Indikation eines Schwangerschaftsabbruchs zugunsten der Schwangeren unerwartet großzügig verfuhren. Demgegenüber nimmt sich die dezidiert restriktive Handhabung seit der zweiten Hälfte des 19. Jahrhunderts als befremdlich abrupte Aufgabe traditionell überkommener Denkmuster aus. Die endgültige Aufgabe der Fristenlösung im kanonischen Recht der katholischen Kirche erfolgte erst 1917/18 mit der Ersetzung des überkommenen Corpus Juris Canonici durch den Codex Juris Canonici. Die für diese auffällig späte Abkehr von der Fristenlösung immer wieder in Anspruch genommene Unzulänglichkeit des embryologischen Kenntnisstandes verschlägt indes nicht: Die ihr zugrundeliegende Lehre von der Sukzessivbeseelung war bereits zu Beginn des 17. Jahrhunderts in Frage gestellt worden, ihren Durchbruch erlangte die Lehre von der Simultanbeseelung um die Mitte des 17. Jahrhunderts mit dem päpstlichen Leibarzt und Begründer der Gerichtsmedizin, Paulus Zacchias, einer anerkannten wissenschaftlichen Kapazität.

Die für das Abtreibungsverbot aus der Lehre der Sukzessivbeseelung resultierenden Konsequenzen konnten indes kaum je gerichtspraktische Bedeutung erlangen: Bis in die Neuzeit konnte weder der Reifegrad des Fötus auch nur annähernd so exakt bestimmt werden, daß forensisch verwertbare Rückschlüsse auf die Beseeltheit hätten gezogen werden können, noch konnten Fehlgeburten von Schwangerschaftsabbrüchen zuverlässig geschieden werden, vom Nachweis der geschlechtsspezifisch differenzierenden Beseelungstermine ganz zu schweigen. Aufgrund des embryologisch unzulänglichen Kenntnisstandes der Medizin war das Vorliegen einer Abtreibung lediglich aus den Aussagen der Verdächtigen zu rekonstruieren.

Die weltliche Gerichtsbarkeit des Mittelalters blieb von der dogmatischen und beweisrechtlichen Konfusion des Abtreibungsstrafrechts ohnehin unbehelligt: Das weltliche Recht beließ die Abtreibung grundsätzlich straflos, von vereinzelten Pauschalverweisen auf das mosaische Recht, wie etwa im Schwabenspiegel, einmal abgesehen.

Welcher Stellenwert der Abtreibungsdeliquenz in der gesellschaftlichen Wirklichkeit zukam, ist schwer auszumachen: Den besorgten Anprangerungen des Überhandnehmens der Abtreibung in der Predigtliteratur stehen eine immens hohe Mortalitätsrate und die dubiose Wirksamkeit der gebräuchlichen Drogen gegenüber, Momente, die eine nennenswerte Bedeutung der Abtreibung eher unwahrscheinlich erscheinen lassen, zumal von der Kindstötung wenig Aufhebens gemacht wurde.

**Der strafbare Schwangerschaftsabbruch: Ein gemeinrechtliches Monstrum**

Exemplarisch zum Ausdruck kam die verfehlte Konstruktion des Abtreibungsrechts in einem der bedeutendsten Strafrechte der Neuzeit, der Peinlichen Gerichtsordnung Kaiser Karl V. von 1532 (PGO), deren Art. 133 sämtliche Unstimmigkeiten des römisch-kanonischen Rechts übernahm: die Abtreibung des belebten Fötus wurde als erschwerte Form des Totschlags behandelt, als einfacher Totschlag die Empfängnisverhütung, während die Abtreibung des unbelebten Fötus lediglich extraordinär auf der Linie einer Fahrlässigkeitstat bestraft wurde.

*»Item so jemandt eynem weibssbild durch bezwang, essen oder drincken, eyn lebendig kindt abtreibt, wer auch mann oder weib unfruchtbar macht, so solch übel fürsetzlicher oder boshafftiger weis beschicht, soll der mann mit dem schwert, als eyn todtschläger, und die fraw so sie es auch an jr selbs thette, ertrenckt oder sunst zum todt gestrafft werden. So aber eyn kind, das noch nit lebendig wer, von eynem weibssbild getriben würde, sollen die vrtheyler der straff halber bei den rechtverstendigen oder sunst wie zu end diser ordnung gemelt, radts pflegen.«*[8]

Im Zuge der Verweltlichung des Abtreibungsverbots im 16. Jahrhundert schlugen die durch die diachrone Beseelungslehre heraufbeschworenen rechtlichen Kalamitäten unmittelbar auf das Strafverfahren durch. Die PGO z.B. versuchte dem dadurch zu begegnen, daß in Form eines umfassenden Indizienkatalogs strafverfolgungserhebliche Verdachtsmomente festgeschrieben wurden, ohne sich allerdings zur Kernfrage des Belebungszeitpunktes zu äußern. Auch die Medizin im 17. Jahrhundert begann, von den Grundannahmen der Sukzessivbeseelung abzurücken, um, im Ergebnis wie die Patristik, deren Vermächtnis durch die Reformation eine Aufwertung erfahren hatte, eine Zäsur im Verlaufe der fötalen Entwicklung zu verneinen.

Das Strafrecht reagierte hierauf mit eigenen, juristischen Lösungen, die von prozeßtechnischen Erfordernissen diktiert waren: Das französische Recht von 1556 verzichtete ganz auf das Kriterium des Fruchtlebens, damit strenggenommen die Abtreibung aus dem Bereich der Tötungsdelikte ausgliedernd. Im Heiligen Römischen Reich dagegen wurde in Folge des kursächsischen Rechts von 1572 der Beginn des fötalen Lebens mit der Spürbarkeit der ersten Kindsbewegung auf die Schwangerschaftsmitte festgesetzt.

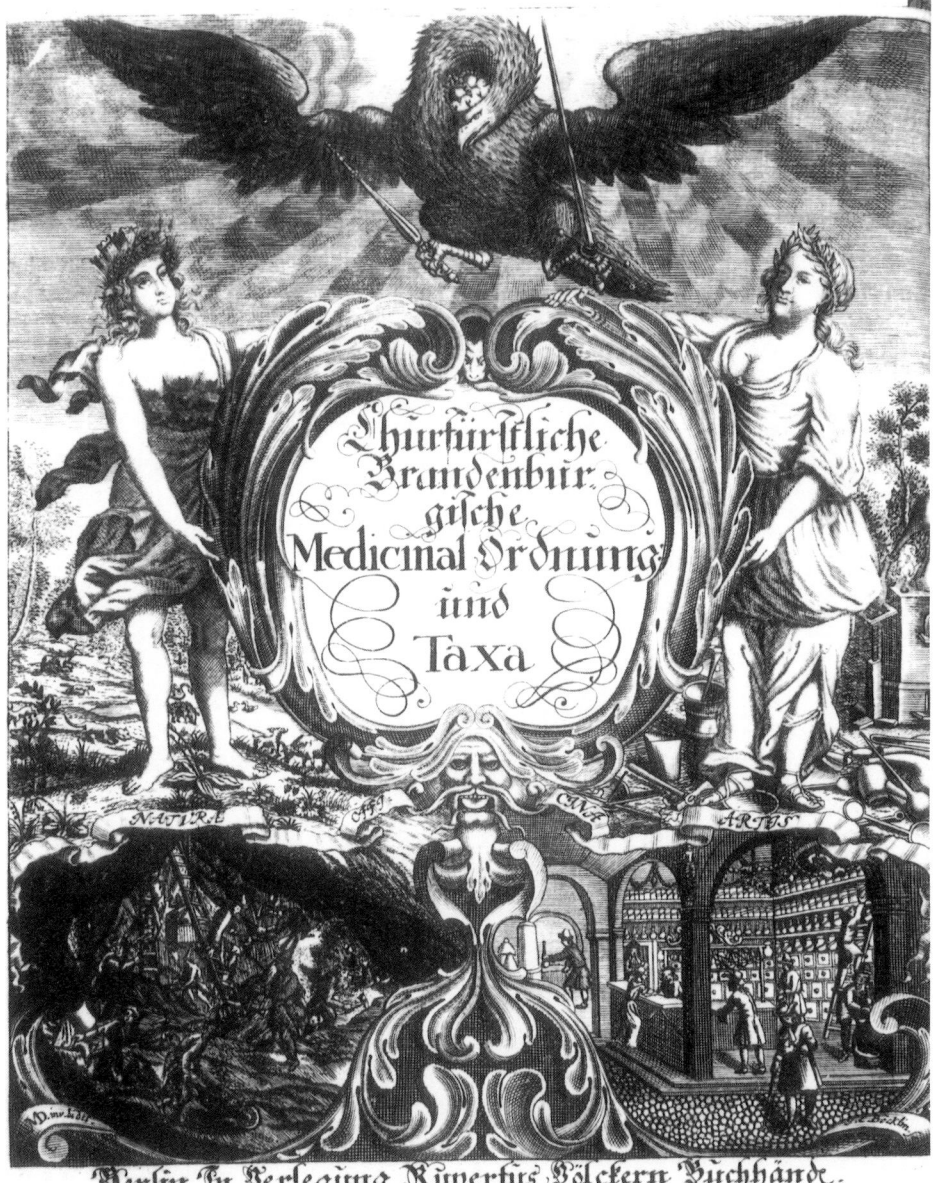

Seit der frühen Neuzeit
wurde in den Städten zunehmend versucht, den Umgang
mit Abortivmitteln für die
verschiedenen Heilberufe
durch den Erlaß von Medi-
zinalordnungen streng zu
regeln. Die Churfürstliche
Brandenburgische Medicinal
Ordnung und Taxa von 1694
verbot den Hebammen,
Frauen abtreibende
Mittel zu geben.

»Wann vorsetzlich durch getrenck oder sonsten Leibesfrücht die da im Mutterleibe lebendig
gewesen / abgetrieben / so sol die Mistheterin am leben / und die / so darzu mit
trencken / oder in andere gestalt geholffen / mit dem Schwerd gestrafft werden.
Da aber die Frucht nicht gelebet / und solches noch unter der helffte nach der empfen-
gnus geschehen / oder aber das / was zum abtreiben genomen / keine wirckunge gehabt /
oder das abgetriebene kein kind gewesen / So sol sie wilkürlich mit staupen schlegen / vor-
weisung oder gefengnus / nach gestalt der vorbrechung gestrafft werden.«⁹

Einerseits brauchte damit die traditionelle Fristenlösung nicht formal aufge-
geben zu werden, andererseits erhielt diese durch die Neudefinition materiell-
wie verfahrensrechtlichen Sinn, indem sie an die für eine Bestrafung wegen
vorsätzlicher Abtreibung nachzuweisende Kenntnis der Schwangerschaft
anknüpft. Den Vorsatz erst von der Schwangerschaftsmitte an zu unterstellen,
erscheint realistisch, da eine unehelich Geschwängerte die Folgen des uner-
laubten Geschlechtsverkehrs zur Kenntnis zu nehmen längstmöglich vermieden haben wird, äußerstenfalls eben bis zur Spürbarkeit der Kindsbewegungen.
    Im 17. und 18. Jahrhundert wurde in Anwendung dieser Grundsätze der

**Malleus malleficarum (Hexenhammer), Nürnberg 1519**

*Bayerische Staatsbibliothek, München*

Der von den Dominikanermönchen Jakob Sprenger und Heinrich Insistoris verfaßte Hexenhammer erschien 1487. Er war der Kommentar zur »Hexen-Bulle« von Papst Innozenz VIII. Hexerei wurde von nun an eindeutig auf das weibliche Geschlecht projiziert. Eine Hexe und deren Eigenschaften wurden nicht mehr nur als gefährlich für die Kirche, sondern auch für die weltliche Ordnung beschrieben. Hebammen galten u. a. als Hexen, weil sie Abtreibungen vornahmen. In einer deutschen Übersetzung des Hexenhammers aus den 20er Jahren heißt es im Kapitel 11: »... daß die Hexen-Hebammen die Empfängnis im Mutterleibe auf verschiedene Weisen verhindern, auch Fehlgeburten bewirken, und wenn sie es nicht tun, die Neugeborenen den Dämonen opfern«.

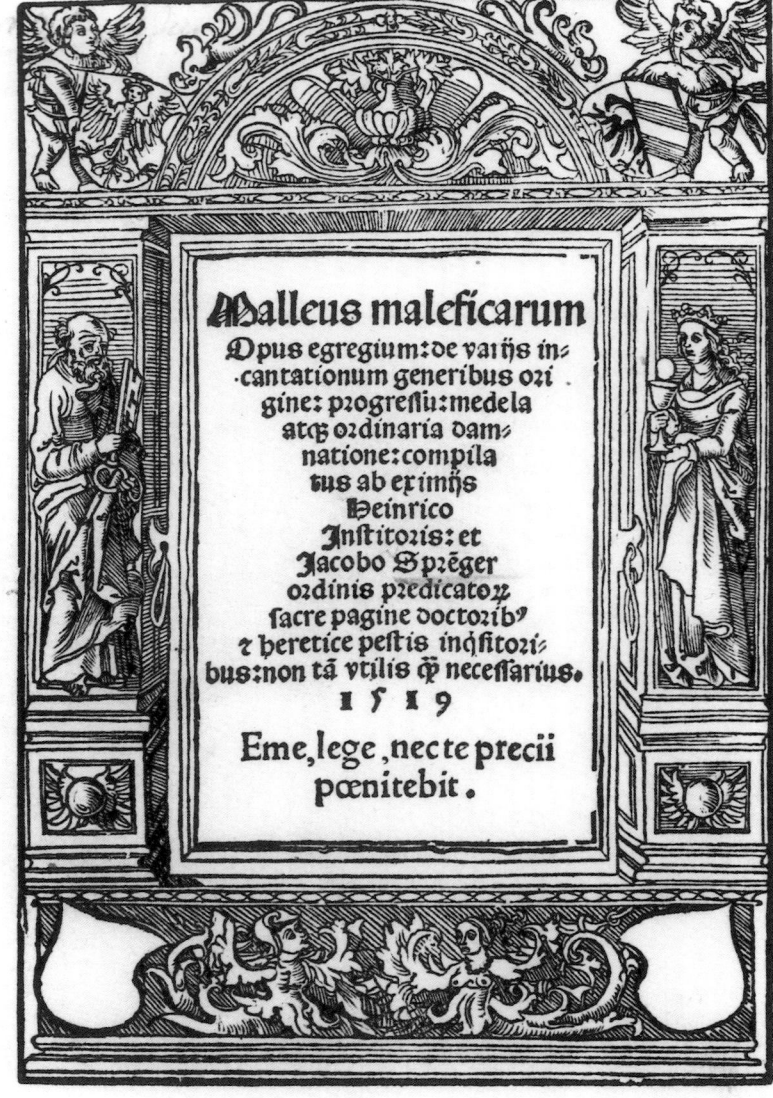

vorsätzliche Schwangerschaftsabbruch nach der Schwangerschaftsmitte als Totschlag behandelt, davor extraordinär zumeist mit Landesverweisung oder Haft bestraft, letzteres nach wie vor unausgesprochen auf dem Boden der vaterrechtlichen Motivierung des Abtreibungsverbots. Die Empfängnisverhütung wurde schon im 16. Jahrhundert häufig nicht als Totschlag, sondern contra legem gleichfalls nur extraordinär oder gar nicht bestraft.

Zu Beginn der Neuzeit geriet die Abtreibungsdelinquenz bis in die zweite Hälfte des 17. Jahrhunderts in den Sog der Hexenprozesse. Die vornehmlich praktizierte Abtreibungsmodalität in Form des Gebrauchs vermeintlich abortierender Drogen und Tränke wurde seit alters in enger Verbindung zu Magie und Giftmischerei gesehen. Schon das römische Recht stellte aus diesem Grund die Darreichung abortierender Tränke unter Strafe; durchweg wurde Frauen eine besonders intime Kenntnis magischer Praktiken unterstellt, zu deren Erlangung sie sich angeblich mit dämonischen Mächten verbündeten.

Im Recht des strafbaren Schwangerschaftsabbruchs kam die Befürchtung, die Frau könne mittels irgendwelcher Drogen auf mehr oder weniger magische Weise einen Fruchtabgang bewirken, in der Konstruktion der Kausalität zum Tragen: Ging einer unehelich Schwangeren die Frucht ab und hatte sie womöglich zuvor irgendwelche suspekten Drogen genommen, so wurde die Kausalität unbedenklich bejaht. Nicht zuletzt die Strafrechtspflege hielt mit befremdender Hartnäckigkeit an diesem Vorurteil fest und blockierte eine überfällige rationalere Beurteilung der Kausalität.

*»Non datur pharmaca simpliciter et absolute natura sua talia, quae abortum procurant, sive foetum immaturum expellunt.«*[10]
*(Es gibt keine Pharmaka, die einfach und aus ihrer natürlichen Beschaffenheit schlecht-hin heraus einen Fruchtabgang bewirken oder die unreife Leibesfrucht austreiben.)*

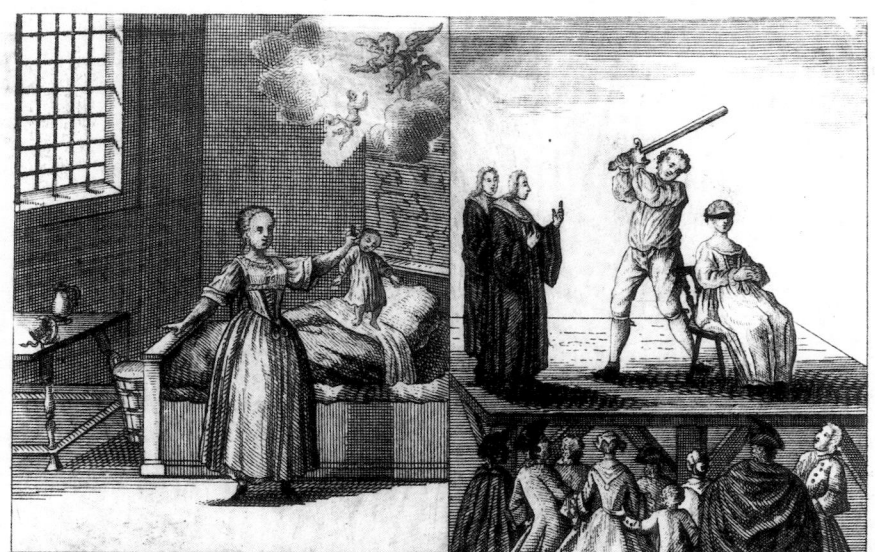

Bis ins 16. Jahrhundert wurde die Tötung unerwünschter Kinder moralisch nicht unbedingt akzeptiert, doch als strafwürdiges Delikt wurde sie noch nicht angesehen. Erst zu Beginn der Neuzeit ging der Staat mit immer neuen Straferlassen gegen die Tötung Neugeborener vor. Es waren vor allem ledige Frauen, die zu Kindsmörderinnen wurden. Denn diese befanden sich damals in einer fast ausweglosen Situation: Ihnen drohten entehrende Kirchenstrafen, oder sie wurden wegen »Hurerei« oder »Ehebruch« verklagt. Zunehmend wurden ledige Mütter gesellschaftlich geächtet, da die Ehe zum einzig legitimen Ort der Ausübung von Sexualität werden sollte. Um der »Schande« zu entgehen, wählten viele als letzten Ausweg den Kindsmord.

Obwohl die Medizin die Wirksamkeit der gebräuchlichsten Abortiva schon zu Beginn des 18. Jahrhunderts in Frage gestellt hatte, begnügten sich noch im 19. Jahrhundert Tatbestände in weiten Bereichen des Abtreibungsstrafrechts mit einer präsumierten Kausalität, wenn auf die Einnahmen eines Mittels ein Abort erfolgte, um nicht die Bestrafung wegen vollendeten Delikts an der nicht nachweisbaren Kausalität scheitern lassen zu müssen.

Die herkömmliche Motivierung der Strafbarkeit des Schwangerschaftsabbruchs sah sich mit Beginn der Neuzeit vermehrter Kritik ausgesetzt, nachdem die humanistische Rechtswissenschaft darauf gestoßen war, daß dem römischen Recht der Fötus lediglich als Teil der mütterlichen Eingeweide und nicht als Mensch galt.

*»Infans nondum natus adhuc in untero existens, vere dici homo nequeat.«*[11]
*(Das ungeborene Kind, noch im Uterus befindlich, kann in Wahrheit nicht als Mensch bezeichnet werden.)*

21

Zusätzlich erschüttert wurden die Fundamente des Abtreibungsstrafrechts durch die Zur-Kenntnis-Nahme der Nicht-Menschnatur des Fötus in der authentischen Fassung des mosaischen Rechts, wie sie in der Vulgata wie auch in der Luther-Übersetzung vorgefunden wurde.

Die klassischen Säulen des Abtreibungsverbots als Tötungsdelikt hatten sich damit als nicht tragfähig erwiesen, und es war in dieser überlieferten Form lediglich mittels einer Fiktion aufrechtzuerhalten. Dies hatte u. a. zur Folge, daß der Schwangerschaftsabbruch nach der Schwangerschaftsmitte schlimmstenfalls als einfache Tötung mit der Schwertstrafe als mildester Form der Todesstrafe geahndet wurde, dies aber angesichts einer Fülle von der Kommentarliteratur erarbeiteter Milderungsgründe selten verhängt zu werden brauchte. De facto hatte sich der strafbare Schwangerschaftsabbruch der christlich-vaterrechtlichen Grundstruktur angeglichen, ohne daß freilich dieser Umstand ins Bewußtsein getreten wäre.

Als Beweggrund, weshalb eine unehelich Geschwängerte sich einer Abtreibung unterzog, war seit Jahrhunderten stereotyp ins Feld geführt worden, die »Geschwächte« trachte sich der Last von Geburtsschmerzen und Mutterschaft zu entziehen, um weiterhin der – außerehelichen – Lust frönen zu können. Merkwürdig genug, daß dieses Vorurteil kaum je an der leicht in Erfahrung zu bringenden Realität des Schwangerschaftsabbruchs gemessen wurde. Dieser konnte ausschließlich mittelbar auf dem Wege einer schwerwiegenden Erkrankung des mütterlichen Organismus erfolgversprechend durchgeführt werden, wobei die Schwangere allemal ihr Leben aufs Spiel setzte: entweder in Form einer Vergiftung durch Abortivdrogen oder in Folge der mangelnden Asepsis instrumenteller Aborte. Eine Abtreibung war demzufolge alles andere als eine gefahrlose Maßnahme im Dienste der Lustbarkeit. Aus diesem Grunde erlangte die Abtreibung – anders als dies neuere Studien zur Kindstötung glauben machen wollen – auch nicht annähernd je die Bedeutung der Kindstötung, bevor im 19. Jahrhundert der medizinische Fortschritt das Risiko eines Schwangerschaftsabbruchs halbwegs kalkulierbar machte und sich das Verhältnis umzukehren begann.

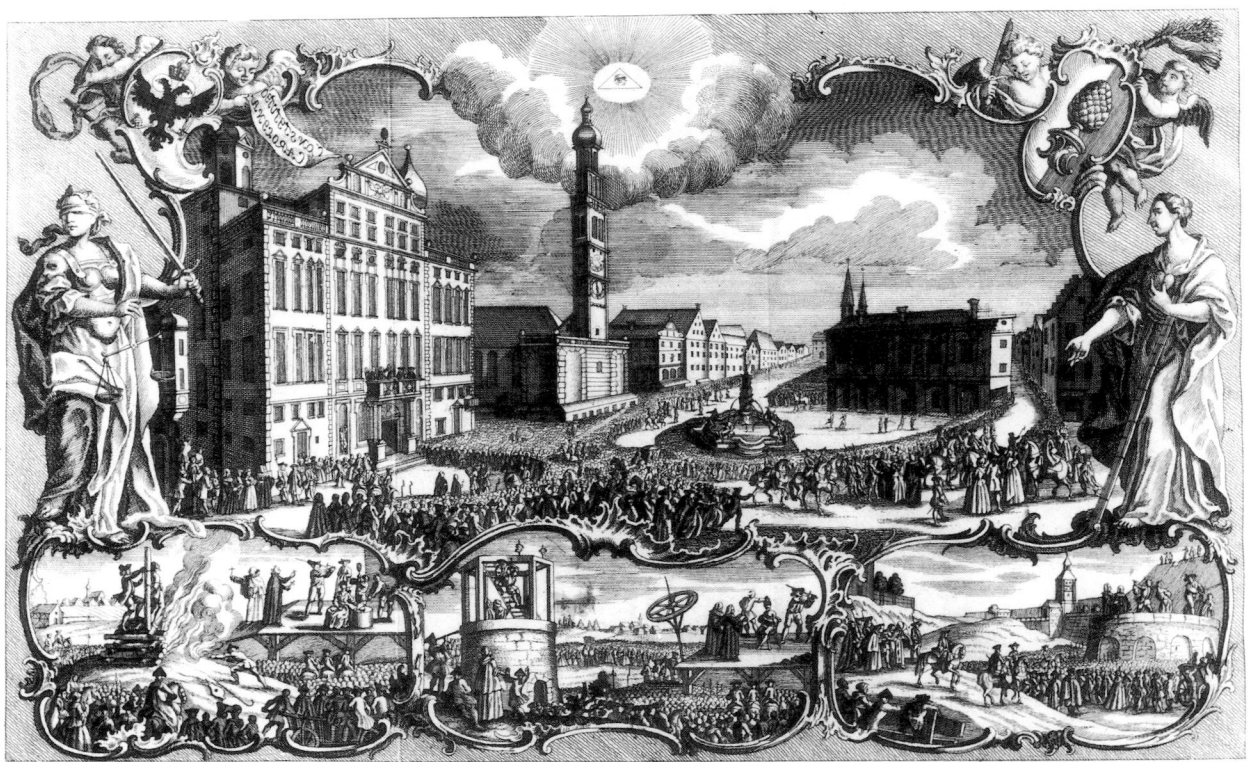

**Die Aufklärung:**
**Abtreibung und**
**Bevölkerungspolitik**

Die Herausarbeitung des »modernen« Strafrechts des Schwangerschaftsabbruchs erfolgte in der Aufklärung. Bezüglich der Kriminogenese wurde in der schichtenspezifischen Problematik der Standesunterschiede des Feudalsystems die Voraussetzung der Kindsmord- und Abtreibungsdelinquenz erkannt. Zum Teil wurde auch auf die pathogene Situation der Schwangerschaft selbst als die Zurechnung einschränkendes Moment verwiesen. Anerkennung fand das Motiv der Furcht vor öffentlicher Schande.

Die strafmildernde Neubewertung des Deliktcharakters war indes weit mehr der Literaturbewegung des Sturm und Drang vorbehalten als der Rechtswissenschaft. Nicht zu verkennen ist aber, daß sich die Tendenz zur Entschärfung des Abtreibungsstrafrechts schon seit dem 16. Jahrhundert abzeichnete, bevor diese durch die Aufklärung eine nachvollziehbare kriminologisch-psychologische Absicherung erfuhr.

Als legislativ folgenreiche Erkenntnis wurde in der Aufklärung das für die Kindsmord- und Abtreibungsdelinquenz entscheidende Grunddilemma aufgezeigt, indem ihre Häufigkeit durch die Strenge bestimmt war, mit der außerehelicher Geschlechtsverkehr bzw. uneheliche Schwangerschaft gesellschaftlich formell und informell stigmatisiert waren. Je einschneidendere Sanktionen drohten, desto höher war zwangsläufig der Druck, das Risiko eines Schwangerschaftsabbruchs in Kauf zu nehmen. Die Unkenntnis dieses Zusammenhangs gab wiederum zu noch drastischerer Sanktionierung von Unzucht und Abtreibung Anlaß.

Die Einsicht in diesen Circulus vitiosus bewog z. B. Friedrich d. Gr. zu der legislativen Kehrtwendung, im Wege einer Entkriminalisierung der Unzucht der Abtreibung die Grundlage zu entziehen. Daß dieses Experiment zum Scheitern verurteilt war, beruht darauf, daß der Wegfall der formellen Sanktion nicht gleichzeitig auch die informelle der gesellschaftlichen Ächtung erfaßte – ein schlagender Beweis für die von Beccaria aufgedeckte Psychologie der strafenden Gesellschaft, die auf die Sündenbockfunktion der Täterin nicht zu verzichten vermochte.

*»Wer sich in Umständen befindet, daß er zwischen der Schande und dem Morde eines Wesens, das unvermögend ist, das Übel davon zu empfinden, wählen soll, wie kann eine solche Person nicht diesen dem unvermeidlichen Elend, welchem sie und die unglückliche Frucht ausgesetzt ist, vorziehen?«[12]*

Im Lichte des aufgeklärten Absolutismus wurde der Deliktcharakter des Schwangerschaftsabbruchs grundlegend neu definiert: Bereits im ausgehenden 17. Jahrhundert wurde angesichts der im römischen und mosaischen Recht zu vermissenden Menschqualität des Fötus auf die bevölkerungspolitische Relevanz der Abtreibung abgehoben. Schutzgut des Abtreibungsverbots war nicht länger der Mensch, sondern der werdende Mensch als künftiger Bürger. Indem im Verlauf des 18. Jahrhunderts die Bevölkerungsmaximierung zu einem zentralen Dogma des aufgeklärt-absolutistischen Staates aufrückte, mußte die Abtreibung als existentielle Gefährdung dieses Staatszweckes erscheinen. Ausgelobt wurden Gebärprämien an unehelich Schwangere für das »Geschenk an den Staat«, das sie mit dem zur Welt gebrachten Kind dem im Landesvater personifizierten Staat erbrachten. Die Folge war eine mit der realen Bedeutung der Abtreibungsdelinquenz in keinem Verhältnis stehende Überreaktion an präventiven und strafrechtlichen Gegenmaßnahmen.

*»Es ist als wenn das gesetzgebende Männergeschlecht mit aller möglichen Partheilichkeit bloß zu seinen Gunsten die hierher einschlagenden Gesetze erfunden, und alle bösen Folgen von dem verführenden Theile auf den verführten, sowie alle Last von dem stärkeren ab und auf den schwächeren gewälzt hätte.«[13]*

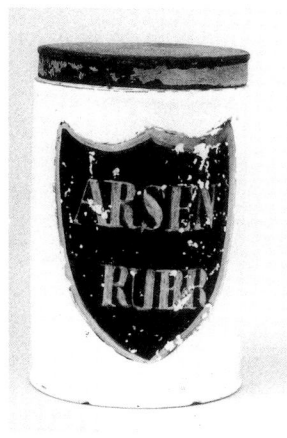

**Arsen-Gefäß**
*Weiß-schwarze zylinderförmige Fayence mit der Aufschrift »Arsen Rubr«, Mitte des 19. Jahrhunderts. Deutsches Apotheken-Museum, Heidelberg*

Seit der Mitte des 19. Jahrhunderts kamen neue Methoden der (Selbst-)Abtreibung auf. Frauen – vor allem in den Städten – waren nicht mehr mit der Wirkung der tradtionellen Abtreibungspflanzen vertraut. Sie verwendeten nun zunehmend hochgiftige Präparate wie Arsen oder Zyankali, Chinin oder Apiol. Die Wirksamkeit der Gifte besteht darin, daß der Fötus getötet und die Wehentätigkeit angeregt wird. Doch da die genauen Dosierungen häufig nicht bekannt waren, kam es bei vielen Frauen zu schweren Vergiftungen bis hin zur Todesfolge.

23

**Frauenfreude**
*Selbsttätiger Scheidenspülapparat
mit Prospektblatt, ca. 1920.
Deutsches Hygiene-Museum
(Sammlung), Dresden*

Erst die zunehmenden medizinischen Kenntnisse seit dem 19. Jahrhundert über den Frauenkörper, über Anatomie und Funktionen der Gebärmutter ermöglichten die Abtreibung durch vaginale Eingriffe. Diese neuen Aborttechniken ermöglichten zu Beginn des 20. Jahrhunderts die dramatische Zunahme der künstlich eingeleiteten Aborte. Die größte Gefahr bei der instrumentellen Abtreibung war und ist das hohe Infektionsrisiko. Der abgebildete Scheidenspülapparat wurde sowohl zur Verhütung als auch zur Abtreibung benutzt. Mit ihm konnte z.B. eine Seifenlauge in die Gebärmutter geleitet werden, die die Wehentätigkeit anregen und die Frucht abtöten sollte. In der Weimarer Republik wurde diese Methode vielfach zur Selbstabtreibung verwandt. Solche Praktiken hatten häufig das Durchstechen der Gebärmutter, der Scheide und Harnblase sowie Bauchfellentzündungen, Blutvergiftungen und Luftembolien zur Folge. Unzählige Frauen starben an diesen Eingriffen.

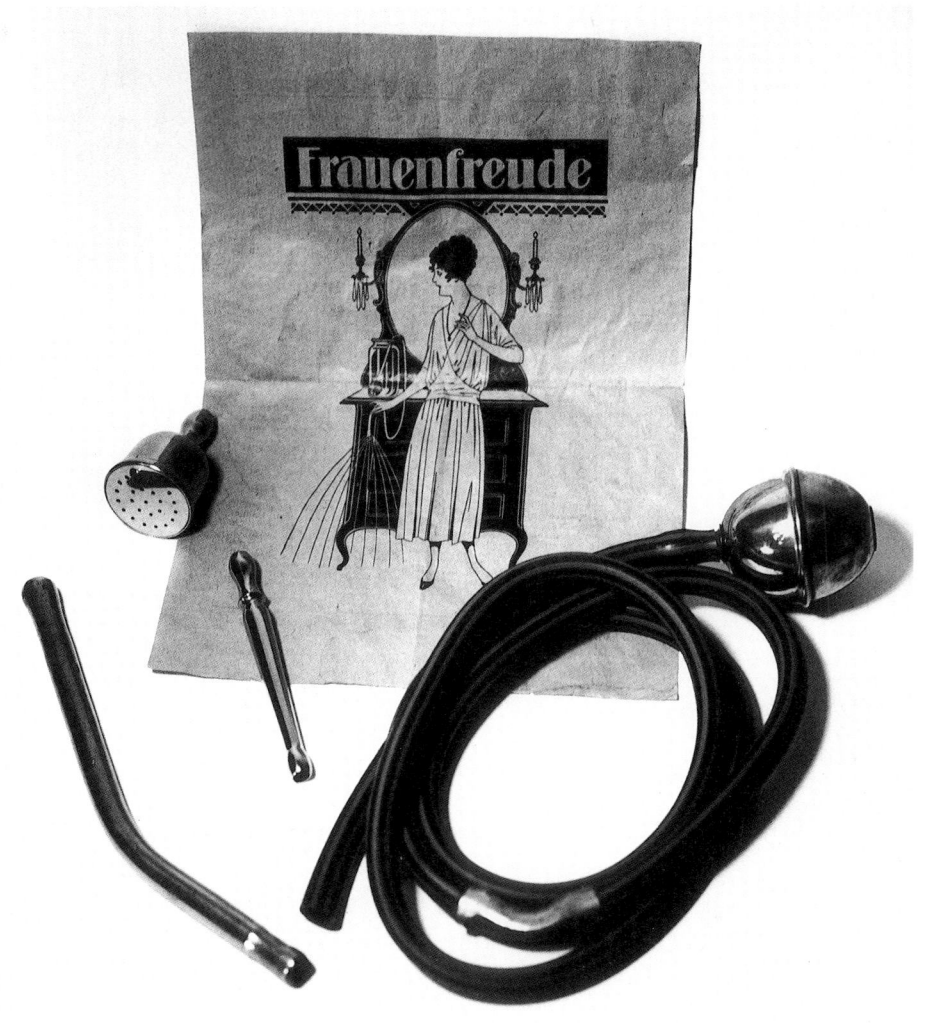

Gefordert wurden sozialpolitische Anstrengungen in Form einer pädagogisch zu vermittelnden Hebung der weiblichen Moral, eine Veredelungspolitik, durch welche die das Weib beherrschende Triebhaftigkeit in vernunftbestimmte Bahnen gelenkt werden sollte. Gemeinsam war diesen Bestrebungen eine lückenlose polizeiliche Überwachungsstrategie.

**Abtreibung als Tötungsdelikt**

Legislativ umgesetzt wurde die medizinisch-patristische Position, den Fötus von der Empfängnis an für belebt zu halten, indem seit dem ausgehenden 18. Jahrhundert praktisch sämtliche Kodifikationen die Abtreibung während der gesamten Dauer der Schwangerschaft gesetzessystematisch als Tötungsdelikt ausgestalteten. Auf der anderen Seite wurde die Obergrenze der Abtreibungsstrafbarkeit vorverlagert: War bislang für die Bestrafung wegen Kindstötung die vollkommene Geburtsreife des Fötus Voraussetzung, so genügte jetzt die bedingte Lebensfähigkeit nach dem siebten Schwangerschaftsmonat, um wegen Kindstötung verurteilen oder, wie im Preußischen Allgemeinen Landrecht von 1794, wenigstens das Strafmaß drastisch erhöhen zu können.

*»§ 985: Weibspersonen, welche sich eines Mittels bedienen, die Leibesfrucht abzutreiben, haben schon dadurch Zuchthausstrafe auf sechs Monathe bis Ein Jahr verwirkt.«*
*»§ 986: Ist durch solche Mittel eine Leibesfrucht innerhalb der ersten dreyßig Wochen der Schwangerschaft wirklich abgetrieben worden: so soll die Thäterin mit Zuchthausstrafe auf zwei bis sechs Jahre belegt werden.«[14]*

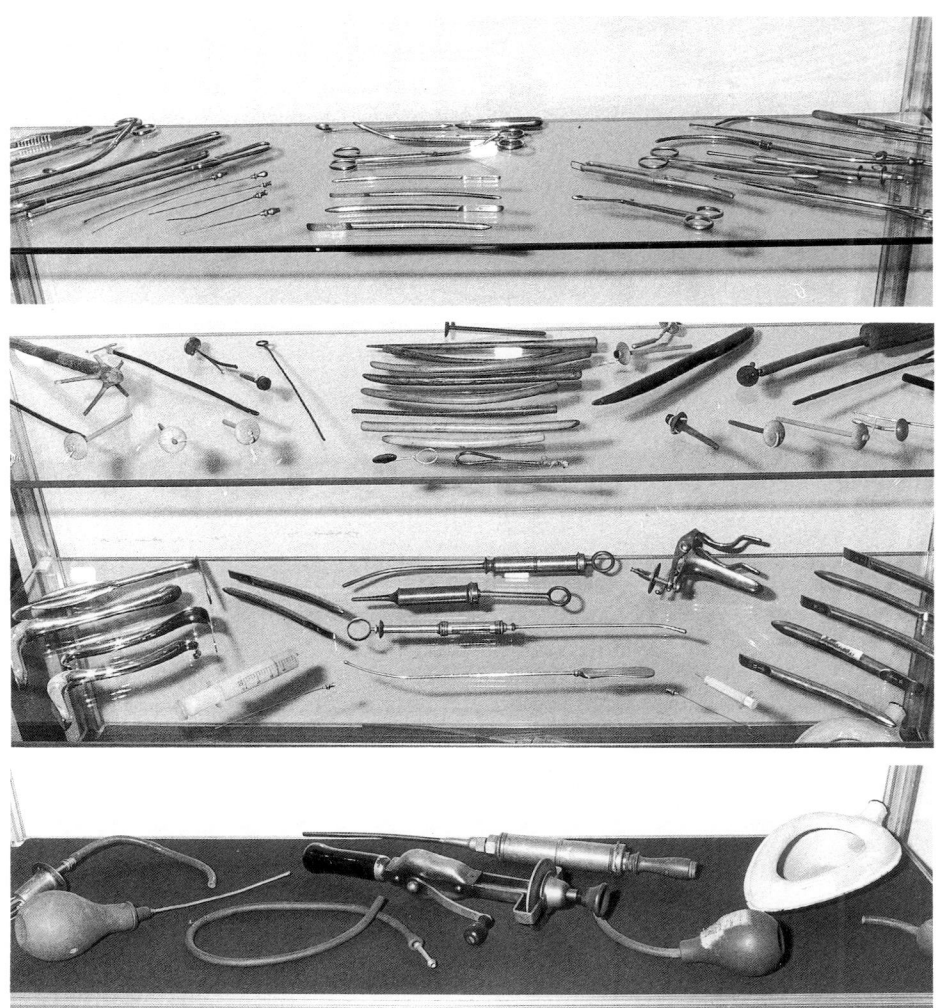

Die hier abgebildeten Abtreibungsinstrumente (Vibrationsapparat, Injektionsinstrumente, Intrauterin-Pessare, Katheder, Küretten etc.) wurden von der Polizei bei illegalen Abtreibungen sichergestellt. Alle möglichen Instrumente und Gegenstände – von der Fahrradpumpe bis zur Stricknadel – wurden verwandt, um den Abgang der Frucht zu erreichen. Da Abtreibung verboten war, waren viele Frauen gezwungen, den Eingriff selber an sich vorzunehmen oder unter häufig extrem gesundheitsgefährdenden Bedingungen abtreiben zu lassen. In den 30er Jahren starben im Deutschen Reich pro Jahr mindestens 5000 Frauen an den Folgen einer Abtreibung, und mindestens 50 000 Frauen zogen sich schwere, häufig dauernde gesundheitliche Schädigungen und Unfruchtbarkeit zu.

Zu verstehen ist diese neue Fristenlösung im Lichte einer weitgehenden und verschärften strafrechtlichen Erfassung der Abtreibungsdelinquenz. Wenn, scheinbar widersprüchlich, auf den Schutz personaler Rechte des Fötus abgehoben wurde, so diente dies dem populationistisch motivierten Interesse als willkommene, in Wahrheit aber vordergründige ethische Rationalisierung: Es ging, wie es ein Aufklärer ausdrückte, weniger um christliche Polizei als um politische Arithmetik.

*»Auch der Embryo ist ein Mensch, und wenn gleich der Staat nicht verpflichtet ist, ihn zu schützen, so ist er doch berechtigt, sich in ihm einen künftigen Bürger zu erhalten.«*[15]

Vollends unabweisbar wird diese Einschätzung angesichts des von Feuerbach, dem bedeutendsten Strafrechtler des 19. Jahrhunderts, vertretenen Standpunkts, zwar sei der Fötus ein Mensch, jedoch betreffe den Staat keine Pflicht, dessen Leben strafrechtlichen Schutz angedeihen zu lassen – eine Bestätigung der eingangs getroffenen Feststellung, die Strafbarkeit der Abtreibung bestimme sich nicht grundsätzlich nach der Einschätzung der Rechtsnatur des Fötus.

In letzter Konsequenz bestand also die Leistung der Aufklärung für das »moderne« Strafrecht des Schwangerschaftsabbruchs in einer weitestgehend vorverlagernden Ausdehnung des Normbereichs, verbunden mit der gesetzessystematischen Ausgestaltung als minder schwerer Fall eines Tötungsdelikts, als der er in praxi allerdings schon über ein Jahrhundert lang gehandhabt worden war. Die Grundlage hierfür bildete die Definition der Abtreibung in dem öffentlich-rechtlichen Paradigma eines populationistisch ausgerichteten politischen Systems.

*»§ 218: Eine Schwangere, welche ihre Frucht vorsätzlich abtreibt oder im Mutterleib tödtet, wird mit Zuchthaus bis zu 5 Jahren bestraft. Sind mildernde Umstände vorhanden, so tritt Gefängnisstrafe nicht unter 6 Monaten ein. Dieselben Strafvorschriften finden auf denjenigen Anwendung, welcher mit Einwilligung der Schwangeren die Mittel zu der Abtreibung oder Tötung bei ihr angewendet oder ihr beigebracht hat.«*[16]

**Motivationale Überdeterminierung des Abtreibungs- verbots**

Mit der bevölkerungspolitischen Motivierung des Abtreibungsverbots waren aber die bis dahin anerkannten Grundpfeiler der Strafbarkeit keineswegs außer Kraft gesetzt. Die in der patriarchalischen Gesellschaftsstruktur wurzelnde vaterrechtliche Begründung hatte ebenso Bestand wie die mittlerweile säkularisierte, aber von christlichem Gedankengut sich herleitende Vorstellung von der Heiligkeit des Lebens.

Zutreffend wird man deshalb die Motivierung des strafbaren Schwangerschaftsabbruchs in der Moderne als eine dreifache zu bewerten haben, wobei bis heute vaterrechtliche, christlich-personale und bevölkerungspolitische Begründungen einander überlagern.

### Anmerkungen

1 Geringfügig veränderte und mit Zwischentiteln versehene Fassung der Schlußbetrachtung zu meinem mittlerweile vergriffenen Buch G. Jerouschek: *Lebensschutz und Lebensbeginn. Kulturgeschichte des Abtreibungsverbots.* Stuttgart 1989, Seite 276 ff.
2 2. Mos. 21, 22 – 25; Übersetzung nach Luther.
3 Corpus Juris Civilis D. 47, 11, 4.
4 Aristoteles: *Politik,* IV, 14.
5 Tertullian: *Apologeticus adversus gentes,* Cap. 9.
6 Caesarius von Arles: *Sermo* 1, 12.
7 Corpus Juris Canonici, Lieber Extra, 5,12,20.
8 Peinliche Gerichtsordnung Kaiser Karls V. von 1532, Art. 133.
9 Kursächsische Konstitutionen von 1572, Const. 4.
10 Friedrich Hoffmann: *Observationes Medicorvorences Selectae.* 1729.
11 Benedict Carpzov: *Practica Nova Imperialis Saxonica Rerum Criminalium,* q II, 18.
12 Cesare Beccaria: *Dei delitti e delle pene.* 1764; hier nach der Übersetzung von Karl Ferdinand Hommel: *Von Verbrechen und Strafen.* Presslau 1788, S. 159.
13 Christian Gottfried Flittner: *Gynäkologie.* 4. Auflage Stuttgart 1843, Bd. 3, S. 192.
14 Allgemeines Landrecht für die Preußischen Staaten, erlassen 1794.
15 Paul Johann Anselm von Feuerbach: *Lehrbuch des gemeinen in Deutschland gültigen Peinlichen Rechts.* 7. Auflage Gießen 1820, S. 350.
16 Strafgesetzbuch für den Norddeutschen Bund, 1870; Strafgesetzbuch für das Deutsche Reich 1871.

# »Ein falsch Gewächs, ein unzeitig Wesen, gestocktes Blut«.
# Zur Geschichte von Wahrnehmung und Sichtweise der Leibesfrucht

Barbara Duden

**Einleitung**

»Nicht alles, was aus den Geburtsteilen einer Frau hervorkommt, ist ein Mensch.« So schreibt 1788 der Gerichtsmediziner Wilhelm Gottfried von Ploucquet in seiner Abhandlung über den »Kindermord«. Er versucht dort, die Grenze zu bestimmen zwischen einer »wahren Schwangerschaft«, an deren Ende die Frau ein lebendiges Kind gebiert, und einer Empfängnis im Leib, die anderes hervorbringt: Wesen, die nicht zu einem Kinde geworden sind. Die Ärzte des späten 18. Jahrhunderts begucken diese Abgänge, erforschen sie mit dem Federmesser, legen sie in Weingeist, bevor sie sie wortreich beschreiben und klassifizieren. Durch die mentalen Brillen des 18. Jahrhunderts werden diese Abgänge nicht als vorkindliches, embryonales Stadium eines »Menschen« wahrgenommen. Was heute zu einer natürlichen Tatsache geronnen ist, der Fötus, der Embryo als jenes Objekt, das die Debatte um den Schwangerschaftsabbruch beherrscht, haben Ärzte vor 200 Jahren selbst bei sorgfältiger Inspektion nicht gesehen, geschweige, daß Frauen es erlebt hätten. Als Wahrnehmungsgeschichte bietet uns die Geschichte der Leibesfrucht zwei Seiten: auf der uns zugewandten Seite können wir die durch optische Techniken vermittelte Genese der fötalen Gestalt verfolgen; auf der historischen Rückseite, der uns abgewandten, untergehenden Seite, läßt sich der Schwund jener Gestalten ausmachen, die Frauen hervorbringen, deren monatliches Blut über einen, zwei und mehr »Termine« ausgeblieben war.

Der Beginn einer Schwangerschaft steht heute im Zeichen der Ontogenese und Technogenese des Fötus, also der technisch produzierten Wesensentstehung eines genetischen Programmes: Befruchtung eines Eies, Chromosomenverschmelzung, Zellteilung und Einnistung in der uterinen Schleimhaut sind zu Tatsachen in einem Prozeß geworden, der vom Augenblick der Zellverschmelzung bis zum Erlöschen der Hirnfunktion auf einem Zeitpfeil durchlaufen wird – »from sperm to worm«, wie Dr. Mendelsohn, der Medizinkritiker in Chicago, es nannte.[1] Die Kirchen, die in der Abtreibungsfrage ihre moralisch-religiösen Ermahnungen auf neueste Ergebnisse der embryologischen Forschung stützen und biologische Organisationsstadien zu einem allumfassenden Wert hochstilisieren, haben das ihre dazu beigetragen, das biologische Substrat, die befruchtete Zelle, einzigartig zum Ikon für »ein Leben« zu machen. Juristen und Politiker, Mediziner, Theologen und alle möglichen wohlmeinenden Menschen finden an dieser Vermischung von Wirklichkeitsbereichen aus der Welt des Labors und aus Ethik und Moral nichts Anstößiges. Schließlich glaubt auch die schwangere Frau, ob sie nun gewollt oder ungewollt schwanger wurde, an die Existenz eines Fötus in ihrem Bauch, sobald der Schwangerschaftstest eine Befruchtung verifiziert hat. Es scheint uns heute natürlich, daß eine Frau dann schwanger ist, wenn nach den Erkenntnissen der

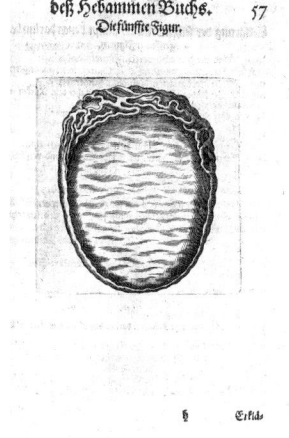

deß Hebammen Buchs. 57
Die fünffte Figur.

§ Erstlich

**Realistische Abbildung
eines Uterus und seiner
Kapillargefäße**
*Kupferstich, anonym.
Abb. aus: Louise Bourgeois:
Hebammenbuch,
Frankfurt a. M. 1626.
Herzog August Bibliothek,
Wolfenbüttel*

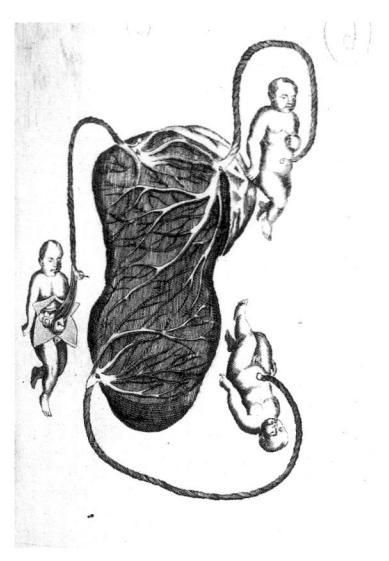

Drillinge tanzen wie
Staatsbeamte um einen
Mutterkuchen –
phantastischer Verweis auf
das kommende Kind
*Kupferstich, anonym.
Abb. aus: Kaspar Bartholin:
Anatomia. Neuverbesserte künst-
liche Zerlegung des menschlichen
Leibes, Nürnberg 1677.
Herzog August Bibliothek,
Wolfenbüttel*

Embryologie die Einnistung eines Embryos stattgefunden hat. Der medizinisch zugeschriebene Zustand wird selbstverständlich als Forderung an die Frau verstanden, sich schwanger zu wissen oder gar zu fühlen. Wir wissen aus Pro-Familia-Beratungsstellen, daß Frauen nach einem Abbruch in der Schale das blutige Gerinsel als einen Fötus oder gar als ein Baby »sehen«. Diese Identifikation von zugeschriebenem Zustand und Erlebnis macht es uns schwer, Frauen vor 200 Jahren zuzuhören, die sich erst dann wirklich schwanger fühlten, wenn sie die erste Regung des Kindes gespürt hatten. Bevor Schwangerschaftstests, Elektronenmikroskop und Ultraschall die uterinen Vorgänge als wissenschaftliche Tatsachen darstellten, und bevor die Medien in bunten Reportagen und pseudowissenschaftlichen Aufklärungsfilmen im Abendprogramm die »Fakten« aus dem Labor millionenfach verbreiteten und Frauen lernten, sie sich leibhaftig zuzuschreiben, war eine Frau nur dann sozial, seelisch und erlebnismäßig wirklich schwanger, wenn sie das Kind nach seiner ersten Regung in sich spürte. Bevor sie den Stoß gespürt hatte, der ihr das Dasein eines Kindes im Inneren offenbarte, erlebte die Frau, deren Blut nicht kam, sich selbst in einer zwieschlächtigen Situation: sie mochte schwanger sein, sie mochte aber auch an einer »Stockung« ihres monatlichen Blutes kranken. Das, was für unsereins ein Schwangerschaftsabbruch, der Abgang eines Fötus und zum mehr oder weniger traumatischen Erlebnis geworden ist, konnten Frauen im 18. und wohl auch im 19. Jahrhundert als Abgang eines Mondkindes erleben, als »Reinigung der Mutter«, als heilsame Verflüssigung nach einer Verstockung.

Ich will im folgenden die soziale Gestalt des Ungeborenen im 18. Jahrhundert aus zweierlei Perspektive angehen. Einmal soll die Vielfalt der »erlebten Abgänge« beschrieben werden, von denen die Frauen in einer Eisenacher Praxis um 1730 erzählten; zum anderen will ich die »Seh-Hemmungen« der Gelehrten erläutern, ihr optisches Vor-Urteil zugunsten eines Kindes.

## Von Blutstockung und falschen Früchten: Zum Erlebnis des frühen Schwangergehens

Woher wissen wir, wie Frauen im 18. Jahrhundert den Beginn einer Schwangerschaft erlebten? Wie können wir an die Fremdheit eines Erlebens herankommen, solange wir denken, daß Schwangergehen als körperlicher Zustand die immer gleichen somatischen Wahrnehmungsweisen hervorbringt? Um Frauen aus der Vergangenheit zuhören zu können, muß die Historikerin zunächst die eigenen, leibhaftigen Selbstverständlichkeiten als ein Produkt der Moderne verstehen lernen: die Befruchtung eines Eies, die Einnistung einer Blastula und die Entwicklung des Fötus durch weitere Zellteilungen. Der Glaube an die »Wirklichkeit« unsinnlicher biologischer »Tatsachen« ist so eine Selbstverständlichkeit, die bis in die körperliche Orientierung hinein reicht und eine Barriere zur Vergangenheit aufrichtet. Ist aber eine Distanz zur eignen somatischen »Natur« hergestellt, mag ein einziger Fall aus den Krankengeschichten eines praktischen Arztes zu Beginn des 18. Jahrhunderts genügen, um die Spanne zu ermessen, die heutiges und damaliges Erlebnis trennt.

Der Arzt ist Dr. Johann Storch, Stadtarzt und Leibmedicus in Eisenach.[2] Über 30 Jahre lang betrieb er eine Allgemeinpraxis in der protestantischen Residenzstadt und notierte dabei täglich, was ihm seine Patientinnen klagten; er übersetzte diese Klagen in biographisch angeordnete Fallgeschichten und publizierte sie am Ende seines Lebens zur Belehrung seiner jüngeren Kollegen. Aus dem vierten Band – die »Muttergewächse«, »falschen Früchte«, »Abort oder Mißfall« betreffend – will ich die Geschichte der 26jährigen Frau eines Zeugmachers herausgreifen.[3]

Sie »vermeynte den 11. April 1725, bey 16 Wochen schwanger zu seyn«. Vier Monate also hatte die Zeugmacherin etwas verspürt, das sie eine Schwangerschaft nicht ausschließen ließ. Den Arzt hatte sie bis dahin nicht bemüht.

Sie wird, so nehme ich aufgrund meiner Kenntnis ähnlicher Fälle an, sich ihren eignen Reim auf das Ausbleiben des Blutes gemacht haben. Sie und auch die anderen Frauen der Eisenacher Praxis wissen von einer Vielzahl von Zeichen zu erzählen, die eine »Empfängnis« andeuten: die lustvolle Ohnmacht im Beischlaf, ein Ziehen im Unterleib, Blässe und Erbrechen, aber auch Zahnweh, Halsschmerzen, Röte im Gesicht. Jede Frau kennt ihre eignen Anzeichen, um den Beginn einer Schwangerschaft zu vermuten. Mehr als Vermutung, Glauben, Furcht oder Hoffnung war es nicht. Bis in die Mitte des 19. Jahrhunderts überlebten die Klassifikationen, nach denen seit der Antike die Ärzte in einer vielschichtigen Kasuistik die Unsicherheit eines wirklichen Schwangerschaftsbeginns zu greifen versuchten: Die »Zeichen«, nach denen sie forschen, sind alles »Hinweise«, »indicia«, die einem Verdacht größere Wirklichkeit verleihen. Weder einzeln für sich noch alle zusammen hatten sie die Kraft, eine Gewißheit herzustellen. Schwangerschaft war in dieser Tradition eine Erwartung, die vor der Geburt nicht zur Tatsache werden konnte.

Nun, die Zeugmachers Frau bekam einen starken Blutfluß, »haemorrhagiam uteri«, den sie damit in Verbindung brachte, daß sie sich »vor etlichen Tagen im Gehen ermüdet«. Nicht des Blutes wegen, sondern weil sie dabei starke Kopfschmerzen hat, bemüht sie den Arzt, der ihr geriebene Koralle und ein Pulver für den Kopf verordnet. »Sie hatte dieser Pulver kaum zwei eingenommen, so excludirte sie eine ziemlich starcke Molam mit vielem Geblüte«, heißt es weiter. Danach flaut das Kopfweh ab, und auch der Blutfluß läßt nach: »doch klagte sie noch über Nachwehen, woraus denn noch Reliquien vermuthete.« Kein Wort der Besorgnis über den Abgang gerät in die Protokolle des Arztes. Keine Klage über eine »Fehl-Geburt«. Der Arzt ist allerdings besorgt, daß noch »Reste« in der Mutter stecken könnten, und so verschreibt er ihr Koralle und den Borax aus Venedig. Dies sind Mittel, die er in zögerlichen Geburten verordnet, wenn er die Gebärmutter zur Wehentätigkeit anregen will und die er auch verordnet gegen die Verstockung des monatlichen Blutes. Drei Tage später kommt die Meldung, daß »noch ein Stück wie eine große Welsche Nuß fort [ging], und war auf einer Seite gestaltet wie ein Schweins-Kopf«. Damit ist der Fall zu Ende, allein der Arzt will noch ein übriges tun: »um den Uterum und auch das Geblüt durch Ausdünstung zu reinigen, verschriebe noch Tinct. Bezoar. cum Tinct. Tartati zu 30 Tropfen Morgens und Abends davon zu nehmen.«[4]

Storch klassifiziert das nußgroße Ding der Zeugmachers Frau, das er mit dem venetianischen Borax hatte austreiben wollen, unter die »Molen« und zwar unter die besondere Gruppe der »molas figuratas«, der gestaltförmigen Molen also. 21 verschiedene Kriterien stellt er auf, »von dem Unterschied oder Differentia Molarum zu handeln« und weiß doch, daß er »die große Weitläufigkeit, die mich gewiß in Confusion setzen würde«, mit immer neuen Charakteristika nicht wirklich bändigen kann. Wahre und eigentliche Molen, echte und unechte, mit und ohne eine gewisse Gestalt, mit und ohne »würckliche kleine Kinder«, fleischigte, drüsigte, windigte, häutigte, bläsigte und viele andere mehr notiert er in seiner Liste und ergänzt sie mit Fällen aus der Eisenacher Praxis. Wie kommen solche Ein-Bildungen in der Gebärmutter zustande? Seit Aristoteles und dem römischen Arzt Galen, so weiß unser Zeuge, gehört es zum gelehrten Allgemeinplatz und zum Wissen der Hebammen, daß Frauen nicht nur Kinder konzipieren, sondern auch Mondkinder. Frauen empfangen etwas, das zu einem rechten Kind werden kann, aber sie empfangen auch, was nichts Rechtes wird. Storch beruft sich auf Aristoteles, den griechischen Naturforscher. Eine Mole, so zitiert der Praktiker in Eisenach, das ist »der Anfang zur Zubereitung eines Kindes, welches aber nicht [hat] zu seiner Gestalt gelangen können«. Nach dem Beischlaf und in den ersten Wochen gleichen sich die verschiedenen Konzeptionen fast ununterscheidbar: »so heisset eine Mola ein solch Gewächse, welches, nach dem Beyschlaff, an statt einer ordentlichen Frucht, in der Mutter gezeuget, durch die Zeugungs-Kraft genähret, und als ein unförmliches Wesen so lange erhalten wird, bis es die Natur, als etwas unnützes, durch eben solche Bewegungen, wie eine rechte Geburt auswirft.« Ein Mondkalb, eine Mole, eine Blutbürde sind also die Schatten-Geschwister einer wahren Empfängnis.

Schon die Zeugung kann schiefgehen, die erste Einbildung des Kindes verfehlen. Aus vielerlei Ursachen kann schon der erste Anfang in einer Miß-Geburt enden: Wenn der Same des Mannes »schwach und blöd« ist, das Blut der Frau zuviel, zu hitzig, zu stark, die Nachgeburt zu blutreich, so daß der schwache Keim an Überfülle der Feuchtigkeit erstickt wird. Trotz der neueren Ergebnisse der holländischen Anatomen, die die Bildung eines Kindes nicht mehr aus der Mischung von männlichen und weiblichen Samen hervorgehen ließen, sondern aus dem weiblichen Ei, blieben die alten Bilder haften. Storch schreibt dazu:

»Nun ist es möglich, daß auch entweder an sich selbst das ovulum eine untaugliche conformation oder consistenz hat, oder von der emotione ex ovario oder in der promotione Schaden erleidet, daß alsdenn dasselbe nicht fähig ist, zu einer förmlichen und rechten Frucht zu erwachsen, sondern in eine ungestalte massam degenerieren muß, die hernach zu einer mola und dergleichen Anlaß gibt ... welche in der Mutter sich lange Zeit, bald allein, bald nebst einem würcklichen Kinde, aufhalten, darinnen wachsen und zunehmen; wenn sie allein und ohne Kind da sind, eine ordentliche Schwangerschaft vorstellen können und endlich mit eben denen Schmerzen und Arbeit, wie eine ordentliche Geburt abgienge.«

Es handelt sich bei diesen Abgängen – in Storchs Worten – um unnütze Wesen, um Gestocktes, das die »Natur zum Leibe heraus treiben wolle«.

Was hier in Dutzenden von Geschichten konkreter Lebensumstände geschildert wird und was in unterschiedlicher Tonlage Gesprächsstoff zwischen Hunderten von Frauen und diesem Arzt ist, mutet uns fremd an. Nichts von all dem entspricht dem modernen Abgang eines Fötus, so wie ihn die Abtreibungsdebatte postuliert. In den Protokollen des Arztes heißt es:

»Abortus ist der gemeinste Terminus und wird ... gebraucht, wenn eine Schwangere aus den Geburtsgliedern oder Bärmutter etwas von sich lässet, ehe die rechte, bestimmte Zeit der Geburt herbeikommen, es sei nun ein lebendes oder todtes Kind, oder eine Mola oder andere Versammlung, und soll Abortus soviel heißen, als non- oder frustra-ortus, eine solche Geburt, die von einer ordentlichen abweichet.«

Es ist ohne Belang für unser Argument, wodurch der Abgang verursacht wurde, denn es ist fruchtlos, diese Geschichten mit unseren Standards zu klassifizieren. Ob die Zeugmacherin einen Spontanabortus hatte, ob sie heimlich zu den treibenden Mitteln gegriffen hatte, um eine beginnende Empfängnis zu verhindern, oder ob sie im besten Glauben versucht hatte, mit Hilfe der Hebamme die Verstockung ihres monatlichen Blutes wieder in Fluß zu bringen, ist aus dem Horizont der Zeit nicht zu trennen, solange der Beginn einer Schwangerschaft viele Gesichter hatte. Solange die »wahre und rechte Empfängnis eines Kindes« und die »öde, leere, unnütze Empfängnis, lateinisch falsum germen« zwei Stoffe des Erlebens waren, die sich erst schieden, wenn ein Kind sich regte oder wenn das Verborgene ans Licht kam, solange scheint es mir unsinnig, von der Gleichartigkeit des Erlebens eines Schwangerschaftsabbruches damals und heute auszugehen. Für die Frauen wie für den Arzt war das Ungeborene ein »Noch nicht« und damit immer ein Ungewisses. Während heute ein Schwangerschaftsabbruch die Entfernung eines Testergebnisses ist, die als Beseitigung »eines Lebens« erlebt werden soll, und der Konflikt darum geht, das Erlebnis der Schwangeren mit der herrschenden Ideologie darüber, worin dieses bestehen soll, in Einklang zu bringen, gehörte damals der Austrieb einer unzeitigen Bürde zum Wesen der Fruchtbarkeit der Frauen.

**Im blinden Winkel der Anatomen: Zur Geschichte der Unmöglichkeit, die embryonale Form zu »sehen«**

Im Jahre 1799 bringt Samuel Thomas Soemmerring, damals einer der anerkannten Anatomen der Zeit und Arzt in Frankfurt/Main, ein schmales Tafelwerk im Elephantenfolio heraus: die »Icones embryonum humanorum«, die Abbildungen menschlicher Embryonen. Auf zwei Tafeln ist eine Serie von Aufrissen männlicher und weiblicher Föten zu sehen, die nach Größe und Alter angeordnet sind. In der Einleitung kommentiert Soemmering seine Vorgänger in der Abbildung der Ungeborenen und schreibt:

*»Beim Blättern in den Werken dieser hochberühmten Männer, habe ich eingesehen, daß es bisher noch keine Bilder von menschlichen Embryonen gibt, die nicht nur eine vollständige, sondern auch eine so geordnete Serie abgeben, daß man aus ihrer Betrachtung sowohl das Wachsen, wie die Metamorphose des menschlichen Körpers von ungefähr der dritten Woche nach ihrem Entstehen bis zum fünften oder sechsten Monat verfolgen kann; und so habe ich mich entschlossen, eben solche Bilder herzustellen.«[5]*

Der Anatom hat recht mit seiner Behauptung, als erster eine Serie von Abbildungen vorkindlichen, also embryonalen Wachstums vorgelegt zu haben. Eine Durchsicht der anatomischen Abbildungen des Ungeborenen offenbart die kulturgeschichtliche Unmöglichkeit, einen Fötus oder Embryo abzubilden.

Dieser Anspruch Soemmerrings auf ein Primat in der Geschichte der Sichtbarmachung des Ungeborenen ist um so überraschender, weil in gelehrten anatomischen Werken und in volkstümlichen Einblattdrucken gynäkologisches Tafelwerk seit dem 16. Jahrhundert in Umlauf gekommen war. Dort gab es nicht nur die »Geburtsglieder eines jeden Weibsbilds [zu sehen], wie solche innerlich gestalt und gelegen seyen«[6], sondern oft auch eine Illustration, »wie das Kind rastet und ruhet im Mutterleib«. Doch hat der Frankfurter Anatom recht: »nascituri« waren zu sehen, Kinder, die sich zur Geburt anschicken, niemals aber das, was er zeigen wollte, die vorkindliche, die embryonale Form. Der Inhalt der schwangeren Gebärmutter blieb durchweg ein Emblem.

Dank der Kunst des Zergliederns und Präparierens, dank den Regeln von Perspektive und Schraffur sowie dank dem Zuwachs an Plastik und taktiler Qualität im Übergang vom Holzschnitt zum Kupferstich kam es gerade in diesem Zeitraum zu immer realistischeren Abbildungen von Eingeweiden und zartesten Geweben. Die Bläschen auf der Oberfläche von Epithelien und die Kapillaren in durchsichtigen Häutchen am Uterus wurden seit der Mitte des 17. Jahrhunderts mit verblüffender Treue, meist nach dem Präparat gestochen. Und doch, über eine Periode von 300 Jahren blieb, trotz der Verfügbarkeit dieser graphischen Mittel, die Gestalt unsichtbar, die sich dann im Lehrbuch des 19. Jahrhunderts und heute, vom Ultraschall-Bildschirm vermittelt, in den Köpfen der Schwangeren als ein Faktum angesiedelt hat.

Die Graphik zeigt bis zu Soemmerring das »kommende Kind«. Sie bildet nicht ab, sondern sie verweist symbolisch, emblematisch, phantastisch und gelegentlich auch makaber. Beim dänischen Anatomen Kaspar Bartholin tanzen Drillinge mit dem Gesichtsausdruck und dem Gebaren von Staatsbeamten an ihren Nabelschnüren um einen aus dem Leib entfernten Mutterkuchen. Der holländische Taxidermist Frederick Ruysch sammelt mit Besessenheit Abgegangenes aus der Frau, verschließt es in Gläser und füllt damit sein Amsterdamer Haus. Er baut Ensembles für sein Museum, stellt das Fötenskelett auf einen Hügel von Gallensteinen und läßt es mit dem Finger auf ein »memento mori« aus mumifizierten Leichenteilen zeigen.

31

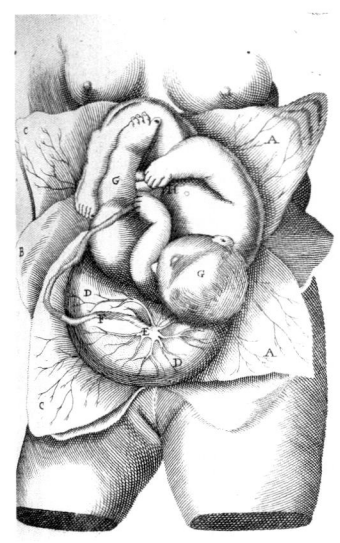

**Säugling wird zurück in den Mutterleib versetzt**
*Kupferstich von Leonardo da Vinci.
Abb. aus: Kaspar Bartholin:
Anatomia. Neuverbesserte künstliche Zerlegung des menschlichen
Leibes, Nürnberg 1677.
Herzog August Bibliothek,
Wolfenbüttel*

Das Ungeborene wird als ein Knäblein, als ein aus seinen Hüllen ausgewickeltes Bündelchen, als ein Knochenmännlein abgebildet. Aber dann, wenn im Text etwas »beschrieben« wird, das uns als einigermaßen fötal anmutet, so wird es als großköpfiges Schmerl, als Mondkalb oder als ein Mißgewächs interpretiert.

Leonardo da Vinci versetzt in seinen Zeichnungen Ende des 14. Jahrhunderts einen kauernden Säugling zurück in den Mutterleib, macht ihn zum Ikon des Mikrokosmos und stellt ihn in das Zentrum der sphärenartigen Schalen der »matrix«. Bei Fabrizius ab Aquapendente, einem Schüler des Fallopius und Nachfolger des Vesal auf dem Lehrstuhl in Padua, ist das optische Vor-Urteil zugunsten des Kindes noch aufschlußreicher. Sein »De formato foetu«, Venedig 1604, enthält nämlich eine Reihe von Kupferstichen, auf denen die Föten von Maus, Hund, Schaf und Pferd, oft in die »matrix« geschmiegt, so überzeugend abgebildet sind, daß sie heute noch jeden Zoologen bestechen. Aber derselbe Fabrizius, wenn er auf der dritten Tafel zum Kern der schwangeren Mutter vorgedrungen ist, zeigt uns ein strampelndes Barockkindlein in einem lotusartigen Kelch. Die Legende erläutert, daß es »ein Foetus, zwei Monate nach der Empfängnis« sei. Der Buchstabe »c« zeigt den Schweiß, in dem es schwimmt – »sudor cui innatat foetus« – und der Buchstabe »b« die in der deutschen Umgangssprache damals sogenannte Bauchwurzel. Um eine Abbildung, die mit der seiner Tierembryonen vergleichbar wäre, handelt es sich ganz sicher nicht, sondern eher um eine Prophetie. So kommentiert Fabrizius auch in der Vorrede: »Une in haec erumpit propheta« (So bricht es aus dem Propheten hervor, Herrgott bin ich wundersam gestaltet). In der Vorrede sagt Fabrizius, daß der Mensch als ein zartes und gebrechliches Embryo im Mutterleib entsteht, ohne Sinneswahrnehmung, ohne Bewegung, Vernunft, Einsicht, Luft und Licht, und trotzdem wächst es. Was er darstellt, sich selbst und anderen in seinem Tafelwerk sichtbar macht, ist wohl das einzige, was er sich als kommenden Menschen vorstellen kann: die Idee des Kindes.

**Barockkindlein in seinem lotusartigen Kelch**
*Kupferstich, anonym.
Abb. aus: Fabrizius ab
Aquapendente: Tratatus IV,
Frankfurt a. M. 1624.
Herzog August Bibliothek,
Wolfenbüttel*

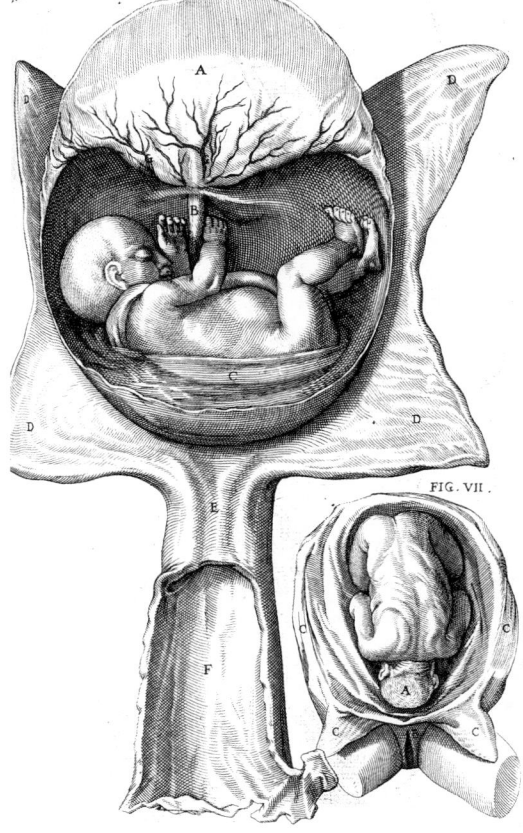

FIG. VII.

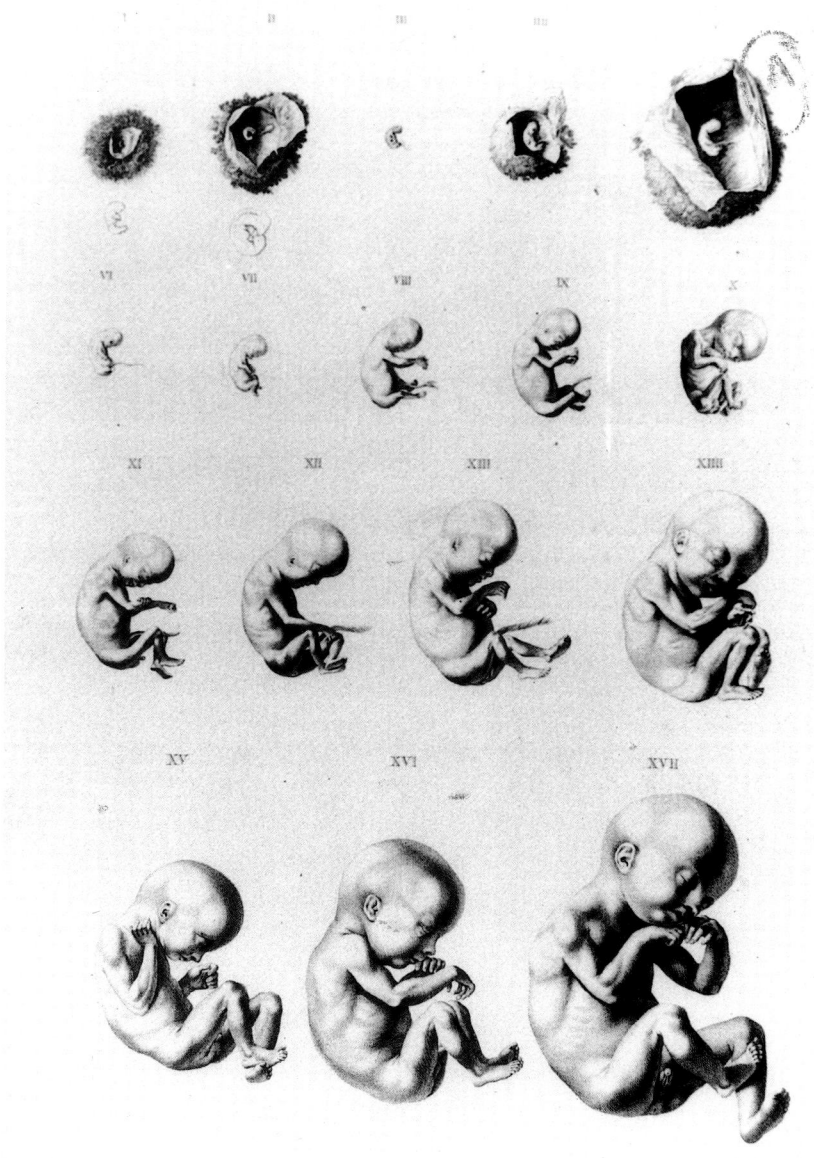

**Beginn der Geschichte des modernen Fötus**
*Kupferstich, anonym.*
*Embryonenreihe*
*nach Soemmerring, 1. Tafel.*
*Abb. aus: Samuelis Thomae*
*Soemmerring: Icones Embryonum*
*Humanorum,*
*Frankfurt a. M. 1799.*
*Senckenbergische Bibliothek,*
*Frankfurt a. M.*

Selbst William Hunter, der Geburtshelfer am englischen Hof und Autor des einmaligen Pracht-Atlasses »Anatomia uteri gravidi« (Anatomie des graviden Uterus), London 1774, auf dessen letzter Tafel Würmlein in hautigen Säcken zu sehen sind, thematisiert den Fötus nur insoweit, als er ein Objekt ist, das die Form der Gebärmutter in aufeinanderfolgenden Stadien prägt. Bis in das späte 18. Jahrhundert wird also das Ungeborene nicht als fötale Form abgebildet. Trotz der vielen Schleier, die in dieser langen Epoche dank subtilerer Präparierungs- und immer genaueren Abbildungstechniken die Neugier lüftet, kann vor 1799 von einer »Abbildung« eines embryonalen Stadiums des Menschen nicht gesprochen werden. Wie schon seit der Antike wird graphisch auf das Ungeborene verwiesen, aber als Objekt der Abbildungstechnik liegt es in einem blinden Fleck. Das Ungeborene bleibt auch in der klassischen Periode der Anatomie das paradigmatisch Unsichtbare.

Soemmerring, der sich daran macht, »die Metamorphose des menschlichen Körpers von ungefähr der dritten Woche nach ihrem Entstehen bis zum fünften oder sechsten Monat« in einer »geordneten Serie« abzubilden, fragt nach den Vorurteilen gegen das Sehen der embryonalen Form: Von weiß Gott wel-

33

chen Altweibergeschichten verführt, so schreibt er in der Einleitung seines Tafelwerks, sind es nicht nur die Laien, sondern auch die Künstler, die die Form des menschlichen Embryos für abstoßend, ja unerträglich oder monströs halten. Das ist ein erster Grund, warum bisher »das im Mutterleib Versteckte« aus der anatomischen Darstellung ausgeklammert blieb. Soemmerring nennt die altüberkommene Scheu, die »forma substantialis« des Menschen in vorkindlichen Stadien wahrzunehmen. Er kennt die Bereitschaft, zwar alles Mögliche und Überraschende aus der Gebärmutter zu erwarten, es aber für ein Monster zu halten, wenn es nicht wie ein Kind aussieht. Und schließlich nennt er noch einen vierten Grund, der bisher das »Sehen« erschwert hatte: »das gewollte Absehen«. Was Hebammen brachten, was in Wunderkammern aufbewahrt wird, und was in Weingeist verblichen ist, kann schwerlich Bewunderung hervorrufen: »Sie wollen ja nicht sehen – intueri – was der Ordnung der Natur, sondern was ihrer Meinung entspricht. So verachten sie nicht nur die verfaulten und verdorbenen Früchte, derer sie habhaft werden können, sondern sogar diejenigen, die ihrem Alter entsprechend am vollkommensten sind.«[7]

Soemmerring eröffnet den modernen Diskurs über die vorkindliche Gestalt mit einer Kritik an dieser bei Laien, Künstlern und Hebammen verankerten falschen Ästhetik. Er setzt sich argumentativ für die Möglichkeit ein, daß ein Wesen zu unterschiedlichen Momenten morphologisch verschieden und doch in voller Schönheit erscheinen kann. Die Wahl der Exemplare, die er aus einer Kasseler Embryonensammlung und als Geschenke aus dem In- und Ausland sammelte, wird durch die Wahrnehmung ihrer Schönheit geleitet. Bewußt gängelt der Anatom die Aufmerksamkeit des Zeichners, die Stellung der fötalen Gliedmaßen wird weitgehend so belassen, »wie mir die homunculi überlassen worden sind«. Aber in keiner Weise werden servil und lächerlich die Runzeln, Schwellungen und Entstellungen wiedergegeben, die durch die Aufbewahrung in Weingeist entstanden sind. Nur das, was der Anatom als das Bedeutsame erkennt, soll vom Zeichner anvisiert und auf das Blatt gebracht werden. Soemmerring will »effigies«, also Portraits, aber nicht auf Kosten von Nebensachen. Ferner soll aber auch ein »Archetypus« dargestellt werden: »...ich habe sie alle so gestellt, daß das Licht auf sie in einem Winkel von 40 Grad fällt.« Mit diesen Vorkehrungen will der Anatom eine paradoxe Kombination: die Genauigkeit eines einmaligen Portraits und die Darstellung eines Typus.

Um diese paradoxe Kombination von Individualität und Typus zu verwirklichen, muß er, drei Jahrzehnte vor der ersten Photographie, das Auge bei der Herstellung wissenschaftlicher Abbildung ausschalten. Er bricht mit der anatomischen Renaissance-Tradition, die nach den Regeln der Zentralperspektive ein Bild des Körpers vermitteln wollte, das dem Auge des Betrachters denselben Eindruck bietet, als ob das Objektum vor ihm läge. Inspiriert durch einen Meinungsaustausch zwischen dem Leidener Anatomen Bernhard Siegfried Albinus und seinem Freund Petrus Camper betrachtet Soemmerring »Perspektive« als die Form, in der Sinnestrug ins Bild gebracht wird. Der von ihm ausgebildete Zeichner soll nicht wiedergeben, was sein Auge sieht, sondern er soll nach architektonisch-geometrischer Vermessung einen »Aufriß« des Fötus herstellen. Soemmerring will das Objekt nicht so darstellen, wie er oder der Zeichner es sehen, sondern er will das Objekt vermessen lassen und den Meßresultaten graphischen Ausdruck geben. Der Zeichner muß jede Einzelheit des Objektes anvisieren und so zeichnen, als sähe er sie im rechten Winkel aus großer Ferne. Dadurch kann das Objekt so dargestellt werden, wie es »in sich selbst ist«, da es nicht mehr perspektivisch auf das Auge des Betrachters bezogen ist. Soemmerring will ein Simulakrum des Objektes und nicht ein Faksimilie des Augenscheins. Er will nicht das Abbild, sondern ein Konstrukt. Er weiß, daß die

Gestalten, die er für seine Tafel stechen läßt, vom nackten Auge so nie gesehen werden. Das Simulakrum stellt eine neue Art der Objektivität her: eine gewaltsam distanzierte An-Sicht der Objekte. Nur durch diesen Willen zur un-sinnlichen Ent-Zerrung scheint mir die vorkindliche Menschenserie des Soemmerring von 1799 verständlich.

Die erste systematische Abbildung der vorkindlichen Form in aufeinanderfolgenden Stadien ist wohl nur im Zusammenhang mit dem Ausschluß des Blickes aus der Herstellung des Bildes verständlich. Die Metamorphose des ungeborenen Kindes in einen Fötus beginnt mit der planimetrisch-architektonischen Zeichenmethode, die Soemmerring anwendet. Hier beginnt die Geschichte des modernen Fötus. Von diesem Moment an bleibt die Abbildung des Fötus technogen bestimmt, soweit ich sie durch das 19. und 20. Jahrhundert verfolgen kann. Die visuelle Vorstellung vom Ungeborenen als einem vorkindlichen Wesen kann seit Soemmerrings Embryonen, später dann der Mikro-Photographie und Röntgens Durchleuchtungen bis zum Ultraschall-Bildschirm nur verstanden werden, wenn man sie als eine Geschichte der Interpretation von mechanisch hergestellten »records« begreift.

Mit der Sichtbarmachung des prä-infantilen Menschen 1799 entsteht etwas wie die von Tycho Brahe 1572 im Sternbild Cassiopeia gesehene »nova«. Nachdem Tycho einen nie dagewesenen Stern auf dem Heimweg erspäht hatte, rief er erst Hausgenossen, dann Bauern vom Markt und bat sie zu gucken, ob er nicht doch einer Täuschung unterlegen war. Denn nicht ein neues Sternbild, sondern ein neuer Kosmos mußte erdacht werden, wenn auf Gottes abgezähltem Himmelszelt ein ganz neuer Stern aufleuchten sollte. Der Fötus ist in diesem Sinne wie eine »nova«: nicht im Himmel, sondern im Leib der Frauen. Mutterschaft, Schwangerschaft und Geburt beziehen sich nicht mehr auf das erhoffte Kind, sondern auf die ersten Stadien des werdenden Menschen. Ich verstehe die »Icones embryonum humanorum« als »Icones embryonis nostri temporis«: als Vorboten einer heute erst selbstverständlich gewordenen Re-Definition von Sichtweise und Erlebnis des schwangeren Frauenleibes.

### Anmerkungen

1 Zur sozialen und technischen Verwandlung des Ungeborenen in den »öffentlichen Fötus«, siehe Barbara Duden: *Der Frauenleib als öffentlicher Ort. Vom Mißbrauch des Begriffs Leben.* Hamburg 1991.

2 In: Barbara Duden: *Geschichte unter der Haut. Ein Eisenacher Arzt und seine Patientinnen um 1730.* Stuttgart 1991, habe ich die »praxisanleitenden Vorstellungen« dieses Arztes und der von ihm behandelten Frauen untersucht.

3 Johann Storch: *Von Weiber-Kranckheiten, 1. Theil, darinnen vornehmlich solche casus, welche Molas oder Mutter-Gewächse und falsche Früchte betreffen.* Gotha 1749, S. 118.

4 Zur medizinischen Wahrnehmung von Empfängnis, Schwangerschaft und Mole zwischen 16. und frühem 19. Jahrhundert, siehe Esther Fischer-Hombergers dichte und genaue Studie: *Medizin vor Gericht. Gerichtsmedizin von der Renaissance bis zur Aufklärung.* Bern 1983, S. 222 – 292.

5 Samuel Thomas Soemmerring: *Icones embryonum humanorum.* Frankfurt a.M. 1799.

6 Jakob Ruff: *Hebammen Buch, daraus man alle Heimligkeiten des weiblichen Geschlechts erlehrnen, welcherley Gestalt der Mensch in Mutter Leib empfangen, zunimpt und geboren wird…* Frankfurt a.M. 1580.

7 Samuel Thomas Soemmerring: *Icones embryonum humanum,* a.a.O., S. 2.

# »§ 218 – streichen, nicht ändern!« Abtreibung und Geburtenregelung in der Weimarer Republik

Kristine von Soden

**Demonstration des Rote-Frauen-Mädchen-Bundes (Frauenorganisation der KPD) gegen die §§ 218 und 219 in Bremen 1928**
*Foto, 1928.*
*Stiftung Archiv der Parteien und Massenorganisationen der DDR im Bundesarchiv, Berlin*

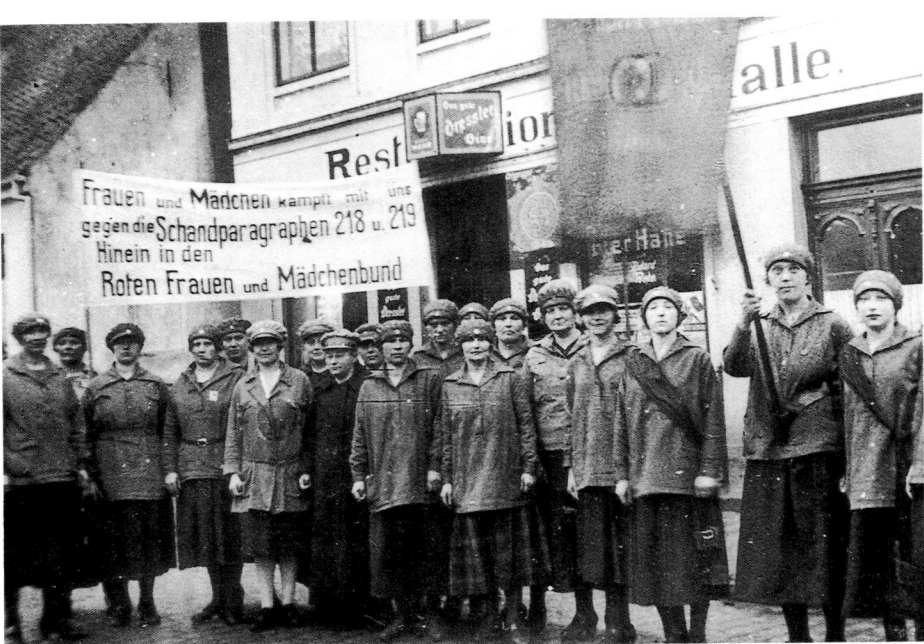

Revolutionäre Unruhen, Kulturpessimismus, Inflation – damit begannen die Jahre der Weimarer Republik. Kriegsgewinnler, Spießer und Schieber richteten sich nach der gescheiterten Revolution behaglich ein; Sozialisten und Kommunisten probten den Aufstand der Massen für ein »Neues Deutschland«. Wer gehofft hatte, daß in den Materialschlachten des Ersten Weltkrieges mit seinen unerhörten Menschenverlusten der Glaube an die Kraft der Technik verglüht sei, wurde eines anderen belehrt. Oswald Spengler etwa, der Philosoph zwischen Bürgertum und Bohème, feierte rhapsodisch den Sieg der Zivilisation über die Kultur.

**Der »neue Mensch«**

Sollte die gerade geschaffene Demokratie von Dauer sein, mußte der »neue Mensch« reibungslos funktionieren. Daher priesen die Theoretiker des Pragmatismus und Tatsachenkults auch ein neues Gesundheitsbewußtsein. »Ernähre Dich gesund! Treibe Sport! Achte auf Körperhygiene!« Unter diesem Motto setzte sich eine breite Bewegung aus Ärzten, Naturheilkundlern und Hygienikern für eine veränderte Lebensführung ein, die an die Licht-Luft-Sonne-Enthusiasten der Jahrhundertwende anknüpfte. Anders aber als diese, die am Lagerfeuer vom flachen Lande schwärmten und von der idyllischen

Provinz, galt Natur in den 20er Jahren nicht mehr als Ort für romantische Stimmungen. Man hielt sich aus gesundheitlichen Gründen an der frischen Luft auf, man wanderte, erholte sich, trieb Sport. Natur wurde planvoll in Dienst genommen. Man wollte sie in die Großstadt, den Inbegriff des Fortschritts, durch Grüngürtel und Parkanlagen integrieren. Es gab städtebauliche Konzepte zur Reform proletarischer Wohnungen. Sahen doch die alten Mietskasernen und Hinterhöfe der wilhelminischen Ära trostlos aus:

*»Jährlich sterben in den Sommermonaten tausende Säuglinge als Opfer der schlimmsten Wohnverhältnisse. Im Dachgeschoß staut sich die Wärme infolge des Auftriebs der warmen Luft, im Erdgeschoß infolge der Rückstrahlung von Pflaster und Asphalt. Durch viele Messungen in Arbeiterwohnungen wurde festgestellt, daß im Sommer dort tagelang selbst bei offenem Fenster Temperaturen von 30 bis 36 Grad Celsius herrschen können, Temperaturen, die selbst die Außenwärme bei Tag um 10 Grad übertrafen! In diesem Treibhausklima, ohne Dachgärten, bei engen Straßen und Höfen, gehen zahlreiche Säuglinge an Wärmestauung und Brechdurchfällen zugrunde. Die entgegengesetzten Wohnungsschäden sind die Dunkelkrankheiten: die Rachitis und die Tuberkulose. ›Wo die Sonne nicht hinkommt, kommt der Arzt hin!‹«[1]*

Die Mehrheit der unbemittelten Bevölkerungsschichten mußte sich mit kläglichen Wohnverhältnissen bescheiden – Anlaß speziell für proletarische Organisationen, zur Pflege der Gesundheit Sport zu treiben. Viele Arbeitersportvereine (über 17000 wurden bis Ende der 20er Jahre gezählt) waren schon unter Kaiser Wilhelm entstanden und dienten neben der körperlichen Ertüchtigung auch der Stärkung der Solidarität. Sport wurde freilich nicht nur in der Arbeiterschaft großgeschrieben. Auch in bürgerlichen Kreisen, den gehobenen allemal, die sich schon immer mit Polo, Reiten und Tennis vergnügten, kehrte unter dem Einfluß der Weimarer Gesundheitsreformer ein neues Körperbewußtsein ein. Hygiene lautete die Zauberformel, die von gesunder Ernährung über gesunde Kleidung bis hin zu gesunden Möbelstücken reichte und einen regelrechten Boom in der Ratgeberliteratur auslöste.

## »Aufklärung statt Abtreibung«

Es gab noch einen Bereich in der Gesundheitsdiskussion, der wichtig war und im Zuge gerade auch der aufkommenden Sexualreformbewegung immer mehr Bedeutung gewann: die hygienische Geschlechtsaufklärung der Jugend. Alles Wissenswerte über Liebe und Sexualität sollte »sachlich« korrekt, ohne Scham und Tabus vermittelt werden mit dem Ziel einer »Rationalisierung der Sexualität«, wie es in Fachpublikationen hieß – einer Rationalisierung, die ähnlich der minutiös geplanten Arbeitsabläufe im Betrieb nach amerikanischem Muster auch im Geschlechtsleben einkehren sollte. Weit verbreitet in Eheratgebern waren z. B. »wissenschaftliche Orgasmuskurven« zum Nachweis unterschiedlicher Triebstärken bei Mann und Frau, Klapptafeln über die menschlichen Fortpflanzungsorgane, Tabellen und Umfragen über Geschlechtsverkehr.

Der wohl bekannteste Sexualaufklärer der Weimarer Republik war der Berliner Stadtarzt Max Hodann, dessen Buch »Bub und Mädel. Gespräche unter Kameraden über die Geschlechterfrage« 1926 erschien – mit einer Startauflage von 10000 Exemplaren. Besonders die proletarische Jugend, der Hodann sein Buch gewidmet hatte, zeigte sich begeistert. Und auch Hodann selbst, der in zahlreichen Städten Informationsabende über »Sexualhygiene« leitete, genoß viel Sympathien. »Die Menschen hingen an seinen Lippen und wollten alles Neue, alles Moderne hören«, erinnert sich eine ehemalige Fürsorgerin. »Die Auseinandersetzung über ›Bub und Mädel‹, kann man einen Jungen und ein Mädchen zusammen baden, sich nackt zeigen lassen – solche Fragen interessierten uns sehr.«[2]

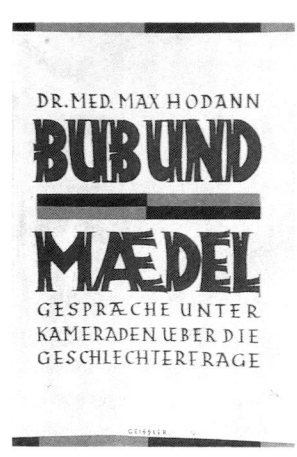

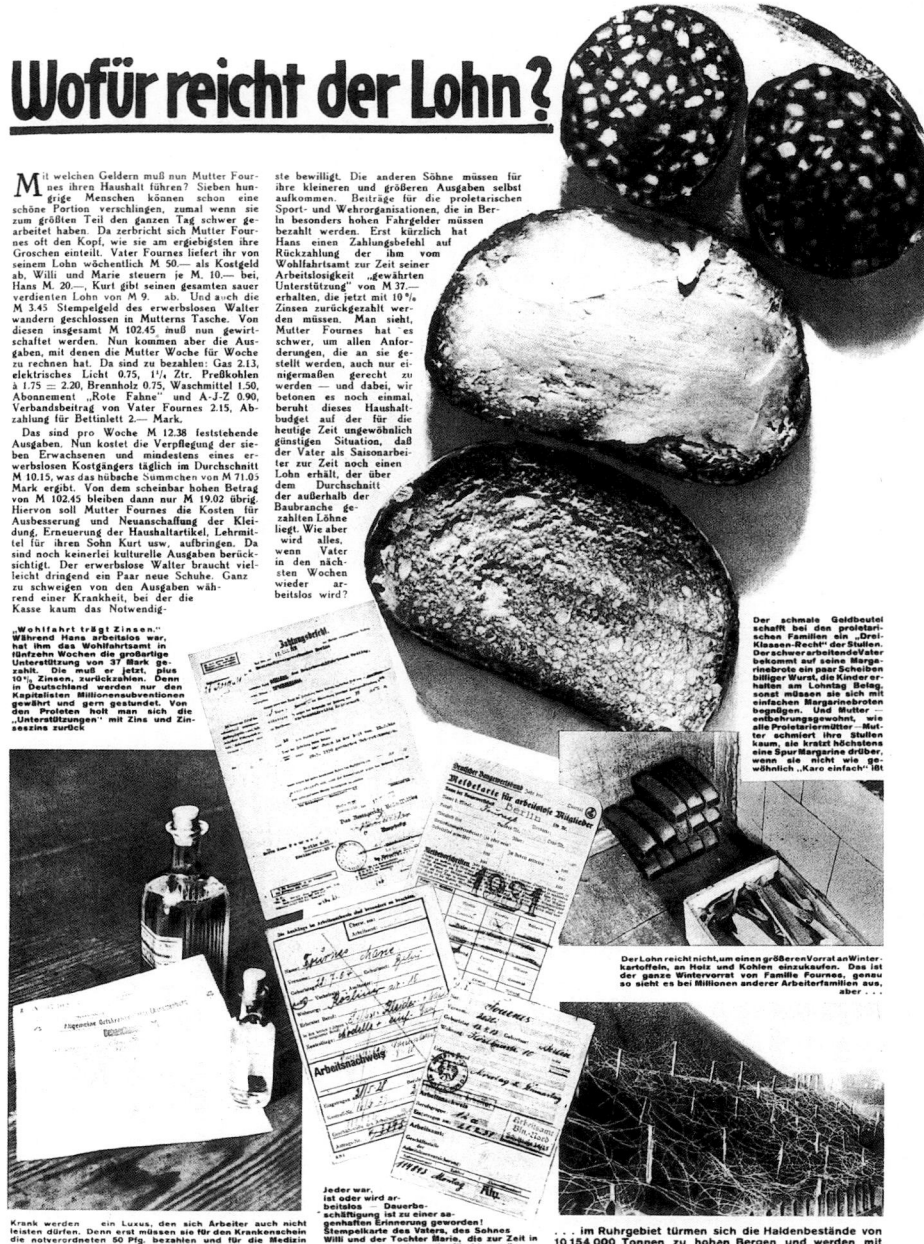

Wofür reicht der Lohn?

**Wofür reicht der Lohn?**
*Artikel aus: Arbeiter-
Illustrierte-Zeitung,
Nr. 48, 1931.*
*Foto: Kristine von Soden*

In der Weimarer Republik
fanden nach zeitgenössischen
Einschätzungen jährlich
800 000 bis 1 000 000 illegale
Abtreibungen statt. Es waren
vor allem verheiratete Arbeiterfrauen mit Kindern, die aus
sozialer Not eine Schwangerschaftsunterbrechung vornah-
men. Die steigenden Abtreibungszahlen bei gleichzeitig
sinkender Geburtenzahl führten erstmals in der Geschichte
zu einer in der breiten
Öffentlichkeit äußerst kontro-
vers geführten Diskussion um
das Problem Abtreibung.

Desgleichen alle Fragen, die sich um die Schwangerschaftsverhütung dreh-
ten – ein damals heikles Thema, das immer auch die verbotene Abtreibung
berührte. Und die stand nach § 218 seit 1871 unter Strafe. Mit gnadenloser
Härte bestimmte der aus Kaiser Wilhelms Zeiten stammende Gesetzestext:

»*Eine Schwangere, welche ihre Frucht vorsätzlich abtreibt oder im Mutterleib tötet, wird mit
Zuchthaus bis zu fünf Jahren bestraft. Sind mildernde Umstände vorhanden, so tritt
Gefängnisstrafe nicht unter sechs Monaten ein. Dieselben Strafvorschriften finden auf denjenigen Anwendung, welcher mit Einwilligung der Schwangeren die Mittel zur Abtreibung
oder Tötung bei ihr angewendet oder ihr beigebracht hat.*«

Trotz dieser hohen Strafen ließen Frauen Abtreibungen machen. Die Dunkelziffer lag nach Schätzungen des Deutschen Ärztetages jährlich bei über einer
Million. Nur ein Teil der illegalen Abtreibungen gelangte jedoch ans Tages-

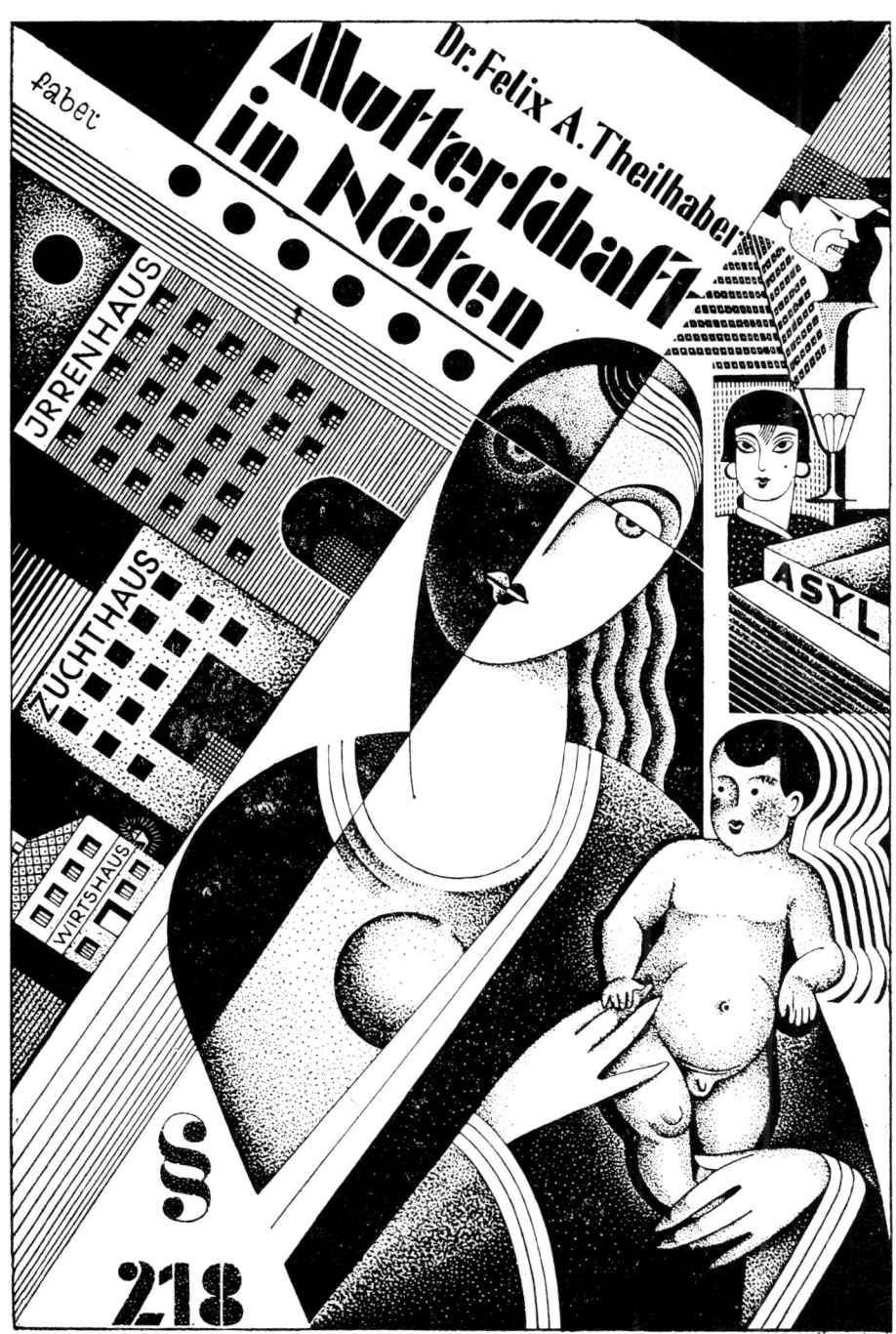

**Dr. Felix A. Theilhaber:
Mutterschaft
in Nöten – § 218**
*aus: Zeitschrift für Sexual-
Hygiene, 1928–1929.
Foto: Kristine von Soden*

licht. 7800 Frauen wurden allein 1926 wegen »Vergehens gegen § 218« ange-
klagt. Die meisten von ihnen stammten aus der Arbeiterschaft. So gab denn
auch der erste Justizminister der Weimarer Republik, Gustav Radbruch, zu
bedenken: »Es hat noch nie eine reiche Frau wegen § 218 vor dem Kadi
gestanden!« Frauen aus unteren Sozialschichten hingegen mußten Rede und
Antwort vor Gerichten stehen. Dabei wurden sie selten einzeln, sondern oft
zu 20, zu 50 oder zu noch mehr vorgeladen und verurteilt. Solche Prozesse
sollten abschreckend wirken und Frauen zur Räson bringen, ebenso Polizeiraz-
zien. 1923 kritisierte eine proletarische Frauenorganisation:

*»Herdenweise treibt man Frauen und Mädchen auf die Polizeiwachen, fragt sie schamlos
aus und setzt sie entweder auf lange Monate in Untersuchungshaft oder läßt sie zunächst
laufen mit der Drohung, sie irgendwann wieder zu belangen, sie vor Gericht zu schleppen
und einer entehrenden Strafe zu unterziehen.«[3]*

In einer württembergischen Kleinstadt wurden 2000 Patientinnen eines Frauenarztes aus ihren Wohnungen zur Vernehmung ins Rathaus geholt: »Jeder Frau wird von der Polizei auf den Kopf zugesagt, sie sei wegen einer Abtreibung in der Praxis gewesen. Mädchen werden lauthals des Geschlechtsverkehrs beschuldigt«, so in einem Lokalblatt der Kommentar. 60 000 Frauen wurden zwischen 1919 und 1933 wegen Abtreibung verurteilt. Hunderte mußten für ihre Verzweiflungstat im Zuchthaus büßen. Tausende saßen monatelang im Gefängnis. Die Angst vor dem Zugriff des Gesetzes und die Schwierigkeit, ärztliche Hilfe für einen Schwangerschaftsabbruch zu finden, zwang zahllose Frauen zu Selbstabtreibungen, z.B. mit heißen Sitzbädern und heißen Umschlägen um den Leib. Besonders gefährlich waren Eingriffe mit spitzen Gegenständen, alkoholischen Mixturen, Gift und mit der Mutterspritze. Trotzdem benutzten Frauen dieses mörderische Instrument, oft sogar mehrmals in ihrem Leben. 1926 notierte eine Berliner Ärztin in ihrem Tagebuch:

*»Als ich zum ersten Male nach meiner Ausbildung einen Arzt in einem Arbeiterviertel vertrat, wurde ich zu einer schwerkranken Frau gerufen. Sie hatte hohes Fieber und heftige Leibschmerzen mit Blutungen, lag in einem schmutzigen, ärmlichen Bett und stöhnte. Der Leib war stark aufgetrieben, der Puls ging schnell, die Zunge war dick belegt. Fünf Kinder hielten sich im Zimmer auf. Leider wollte die Frau gar nichts über die Entstehung ihrer Krankheit sagen. Der Mann machte ein böses Gesicht und sagte, ich könne sie ja untersuchen. Da ich das allein nicht ausführen konnte, holte ich mir den nächsten Frauenarzt zu Hilfe. Der sah sich den Zustand einen Augenblick an, sah der Frau fest ins Gesicht und sagte: ›Womit haben Sie gespritzt?‹ Die Frau wimmerte: ›Im Tischkasten…‹ Da fand ich denn tatsächlich im Tischkasten zwischen Brot und alten Lappen eine Spritze mit einem rostigen Metallansatz. Also mit diesem unsauberen, von Krankheitskeimen wimmelnden Instrument hatte sich die Frau eine Verletzung der Gebärmutter beigebracht. Durch das Loch der Gebärmutter war Schmutz in die Bauchhöhle eingedrungen, nun hatte sie Bauchfellentzündung und war rettungslos verloren. Der Frauenarzt wagte auch nicht mehr zu untersuchen und schickte sie sofort ins Krankenhaus. Da begriff ich zum ersten Male mit Entsetzen, was man auf der Universität nicht lernt: viel verbreiteter als Typhus, als Darmverschlingung und als Blinddarmentzündung ist in Proletariergegenden eine Seuche, die so selbstverständlich ist, daß jeder Kenner der Verhältnisse sie ohne Worte, ohne Untersuchung feststellen kann: das sind die schweren, langwierigen, oft tödlichen Nachkrankheiten nach pfuscherhaft eingeleiteten Fehlgeburten.«[4]*

Die Folgen waren tatsächlich furchtbar: Jahr für Jahr wurden 125 000 Frauen mit hohem Fieber in Kliniken und Krankenhäuser eingeliefert; Jahr für Jahr trugen 40 000 Frauen bleibende Gesundheitsschäden davon; Jahr für Jahr gingen 50 000 Frauen an laienhaften Eingriffen zugrunde – Opfer eines Gesetzes, dessen Sinn doch die Erhaltung des Lebens sein sollte.

Am 30.12.1930 wurde eine »Enzyklika« von Papst Pius XI. herausgegeben, die die unbedingte Ablehnung von Verhütung und Abtreibung betonte. Dieser Papstbrief löste heftige Proteste aus – u.a. beim Bund Proletarischer Freidenker. Als Reaktion publizierte der Bund eine Broschüre, in der er sich eindeutig gegen den § 218 aussprach.

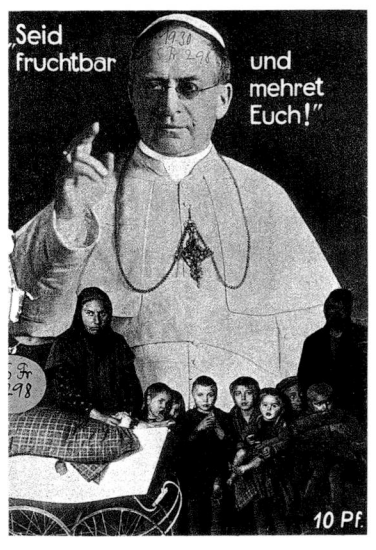

### Der »Wille zur Mutterschaft«

So fortschrittlich und streitbar die Ärztinnen einerseits waren, so wenig konnten sie sich andererseits vom traditionellen Leitbild der Frau lösen. Fast alle sprachen vom weiblichen »Naturinstinkt«, Kinder zu gebären, und vom angeborenen »Willen zur Mutterschaft«. Für fast alle lag der eigentliche Sinn weiblichen Daseins in der Ehe und Familie. Speziell für die proletarische Frau, deren Wohlergehen den Ärztinnen besonders am Herzen lag, versprach das häusliche Leben jedoch kaum Glück. Und das um so weniger, je größer der Kinderreichtum und je geringer das Verhütungswissen sowie die Möglichkeit, Verhütungsmittel zu kaufen, war. Beratung und Aufklärung für proletarische Ratsuchende diente neben der wichtigen Einzelfallhilfe hinaus daher immer auch dem allgemeinen Ziel, die proletarische Ehe zu stabilisieren, die Gesund-

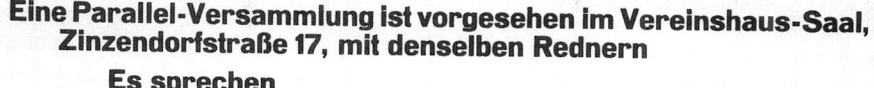
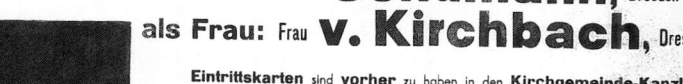
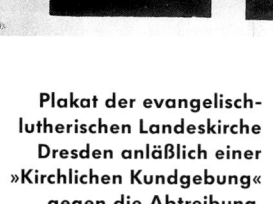

**Plakat der evangelisch-lutherischen Landeskirche Dresden anläßlich einer »Kirchlichen Kundgebung« gegen die Abtreibung, Dresden 1931**
*Deutsches Historisches Museum, Berlin*

Die Befürworter des § 218 waren in der Öffentlichkeit der Weimarer Republik nicht so präsent und dominant wie seine Gegner. Die evangelische Kirche lehnte zwar Abtreibung und Empfängnisverhütung ab, doch nicht so rigide wie die katholische Kirche. Grundsätzlich aber stellte auch sie sich gegen eine Reform des § 218, vor allem aus sittlich-moralischen Gründen. Auf der Kundgebung in Dresden wurde eine Entschließung angenommen, die sich deutlich für die Beibehaltung des Paragraphen als »wirksamen gesetzlichen Schutz« für das werdende Leben ausprach.

heit der Frau durch Geburtenregelung zu schützen und damit den »Willen zur Mutterschaft« auf ein solides Fundament zu stellen. Nur vereinzelt wurde die Ehe als Institution der bürgerlichen Gesellschaft von den Ärztinnen in Frage gestellt und Ärztinnen traten auch für die Abgabe von Verhütungsmitteln ein, um Frauen ein unbeschwerteres und lustvolles Sexualleben zu gewähren. Meist wurden Verhütungsmittel nur als Übergangslösung für noch nicht verheiratete Frauen akzeptiert. Ehefrauen verschrieb man solche lediglich bei bestimmten Indikationen – dieser Begriff wurde schon 1910 von dem Berliner Gynäkologen Dr. Max Hirsch geprägt. Die Praxis der Sexualberatungsstellen, ob von Ärztinnen oder Ärzten geführt, zeigt 1928 ganz typisch eine Auswertung von Dr. Kurt Bendix, Chefarzt der Berliner Ambulatorien:

*»Bei den Besucherinnen, die wegen Verhütung der Empfängnis kamen, also bei dem Gros, wurde versucht, festzustellen, ob eine wirtschaftliche, eugenische oder medizinische Indikation vorlag. War dies nicht der Fall, so wurde zunächst versucht, die Frau zu überreden, von Verhütungsmaßnahmen Abstand zu nehmen.«[5]*

Das ungebrochene Festhalten am Mutterschaftswillen und an der Mutterschaftspflicht fand seinen indirekten Niederschlag auch in der Auseinandersetzung mit dem § 218. Keineswegs nämlich – und das gilt besonders für Sozialisten und Kommunisten – wurde um das Selbstbestimmungsrecht der Frau grundsätzlich und für alle Zeiten gekämpft. Diese Forderung blieb vielmehr an die Klassengesellschaft mit ihrer Klassenjustiz gebunden. 1922 schreibt die KPD: Nur solange die Gesellschaft die Versorgung der Mutter und die Pflege der Kinder nicht übernehmen will, sollte den Frauen das Recht zugestanden werden, selbst zu urteilen, ob sie imstande sind, ein Kind großzuziehen. Grundlegend anders gestalten sich die Verhältnisse im Sozialismus. Dieser wird umfassenden gesetzlichen Mutterschutz gewähren und genügend Kinderversorgungseinrichtungen zur Verfügung stellen. Der »Arbeiterstaat« wird, so

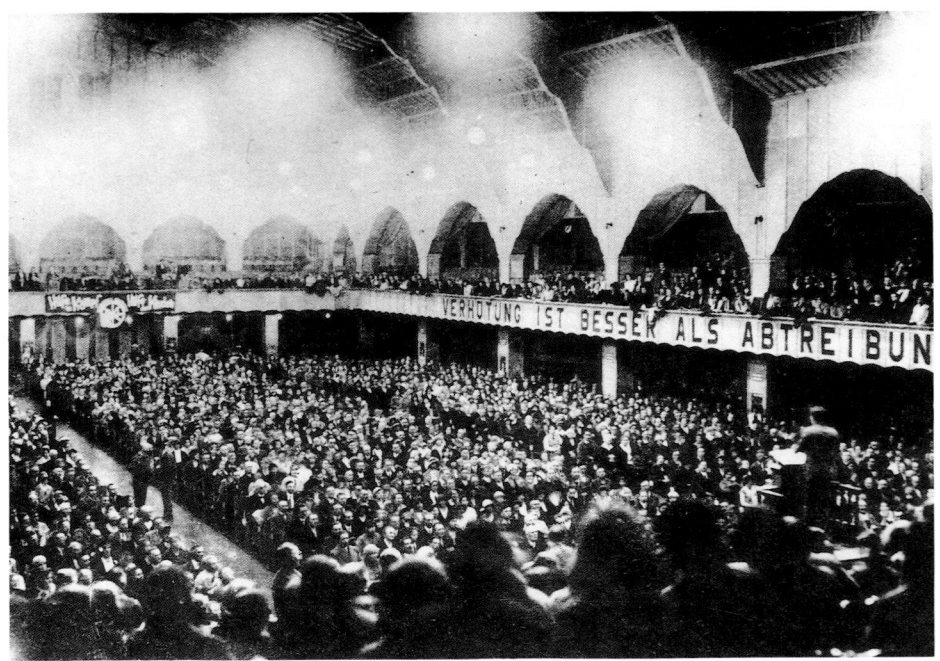

Ende der 20er Jahre, als die Abtreibungszahlen in der Weimarer Republik auf jährlich eine Million geschätzt wurden, fanden viele Veranstaltungen gegen das Abtreibungsverbot statt. Nach Erscheinen der »Enzyklika« (1930) des Papstes und nach der Verhaftung des Arztes Friedrich Wolf und der Ärztin Else Kienle kam es in vielen Städten und Orten Deutschlands zu massenhaften Kundgebungen und Demonstrationen gegen den § 218.

auch die kommunistische Ärztin Dr. Martha Ruben-Wolf in ihrer Schrift »Abtreibung oder Verhütung?« (1931), die »proletarische Auffassung« verwirklichen, daß die Mutterschaft die »soziale Funktion« der Frau bildet. Nicht länger müssen Frauen dann unter dem »Unsegen der schrankenlosen Fortpflanzung« leiden und zur Abtreibung greifen, weil jede Schwangerschaft in das »Glück der gewollten Mutterschaft« verwandelt wird.[6]

## Der Kampf gegen den § 218

Vor dem Hintergrund des Abtreibungselends setzten sich schon in den ersten Jahren der Weimarer Republik unterschiedlichste Frauen für die Abschaffung des § 218 ein: proletarische Frauen, Frauen aus dem radikalen Flügel der bürgerlichen Frauenbewegung, viele Ärztinnen, darunter Dr. Else Kienle. Sie wurde zusammen mit ihrem Stuttgarter Kollegen Friedrich Wolf, Verfasser des bekannten § 218-Dramas »Cyankali«, wegen »gewerbsmäßiger Abtreibung« 1931 denunziert und verbrachte daraufhin mehrere Monate in Einzelhaft, wo sie ihr Buch »Frauen«, eine Streitschrift gegen den § 218, schrieb. Namhafte Mitstreiterinnen waren die Berliner Ärztinnen Dr. Lilly Ehrenfried und Dr. Käthe Frankenthal. Dr. Lilly Ehrenfried leitete damals eine Sexualberatungsstelle im Berliner Arbeiterviertel Prenzlauer Berg und klärte Frauen über Möglichkeiten des Empfängnisschutzes auf. Die Sozialistin Dr. Käthe Frankenthal setzte sich als Stadtärztin für die kostenlose Verteilung von Verhütungsmitteln in den neu geschaffenen Beratungsstellen ein und veröffentlichte 1931 die Broschüre »§ 218 streichen – nicht ändern!« Noch im selben Jahr ging von ihr dann auch die Initiative jener 356 Berliner Ärztinnen aus, die eine Petition zur Abschaffung des § 218 an den Deutschen Reichstag richteten: Der »staatliche Gebärzwang« sei mit der Würde der Frau nicht zu vereinbaren und widerspreche obendrein ihrer neuen gesellschaftlichen Stellung – immerhin habe die Weimarer Reichsverfassung gerade die Gleichberechtigung der Frau eingeführt.

Der Kampf gegen den § 218 wurde mit großem Engagement unterstützt von Wissenschaftlern, Literaten, Künstlern, darunter Käthe Kollwitz, Albert Einstein, Sigmund Freud, Alice Lex-Nerlinger, Helene Stöcker, Lion Feuchtwanger und Erich Kästner. Erste Filme, etwa der Erfolgsstreifen »Kreuzzug des Weibes« (1926), brachten das Abtreibungselend auf die Leinwand. Kioske ver-

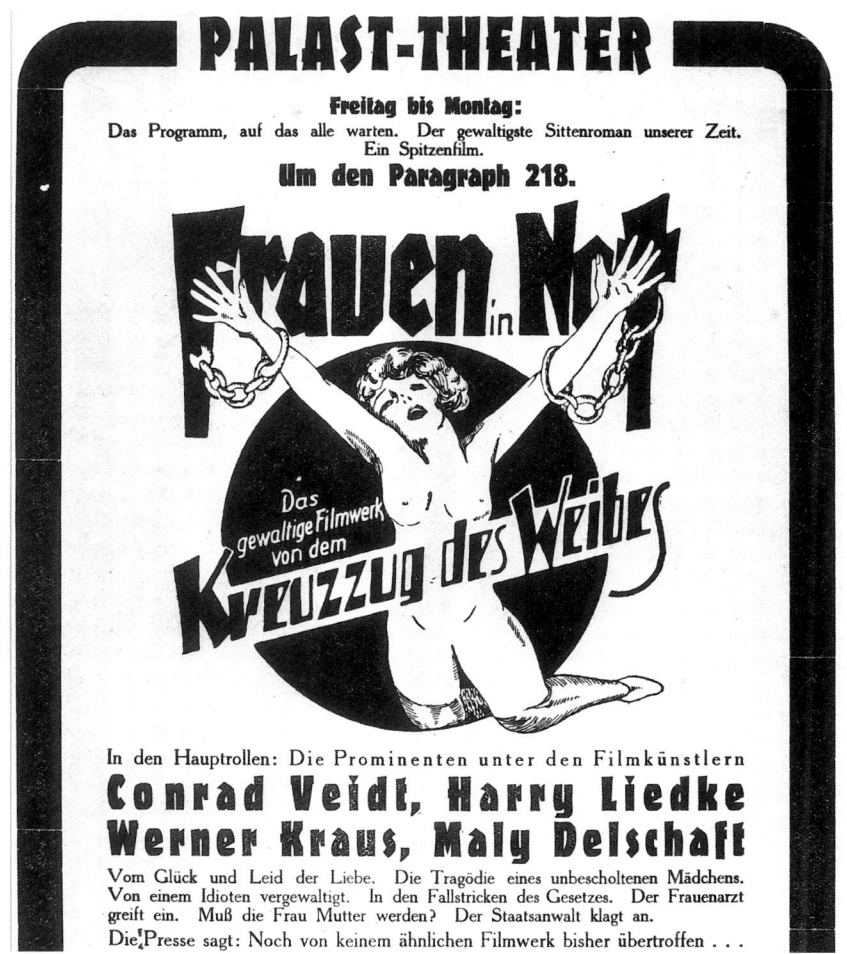

**PALAST-THEATER**

**Freitag bis Montag:**
Das Programm, auf das alle warten. Der gewaltigste Sittenroman unserer Zeit.
Ein Spitzenfilm.
**Um den Paragraph 218.**

*Frauen in Not*

*Das gewaltige Filmwerk von dem Kreuzzug des Weibes*

In den Hauptrollen: Die Prominenten unter den Filmkünstlern
**Conrad Veidt, Harry Liedke
Werner Kraus, Maly Delschaft**

Vom Glück und Leid der Liebe. Die Tragödie eines unbescholtenen Mädchens.
Von einem Idioten vergewaltigt. In den Fallstricken des Gesetzes. Der Frauenarzt
greift ein. Muß die Frau Mutter werden? Der Staatsanwalt klagt an.
Die Presse sagt: Noch von keinem ähnlichen Filmwerk bisher übertroffen . . .

**Kreuzzug des Weibes**
*Filmplakat von 1926
(Regie: Martin Berger).
Bundesarchiv-Filmarchiv,
Außenstelle Berlin*

Der »Kreuzzug des Weibes«
war einer der bekanntesten
Filme gegen den § 218 in der
Weimarer Republik. Die Vergewaltigung als Legitimation
für eine Abtreibung spielt in
dem Film eine wichtige Rolle
im Plädoyer gegen den § 218.

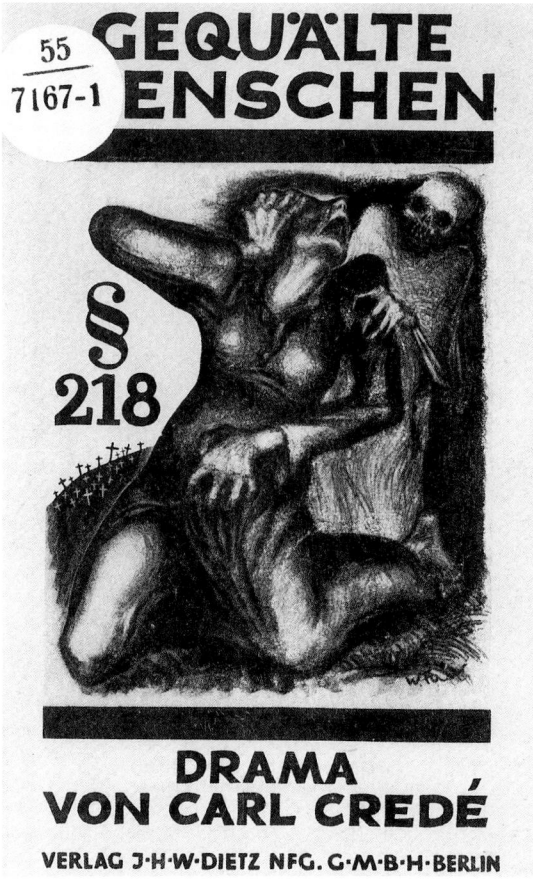

55
7167-1

**GEQUÄLTE
MENSCHEN**

§ 218

**DRAMA
VON CARL CREDÉ**
VERLAG J·H·W·DIETZ NFG. G·M·B·H·BERLIN

**Carl Credé:
Gequälte Menschen.
§ 218 (Drama), Berlin 1929**
*Stiftung Archiv der Parteien und
Massenorganisationen der DDR
im Bundesarchiv, Berlin*

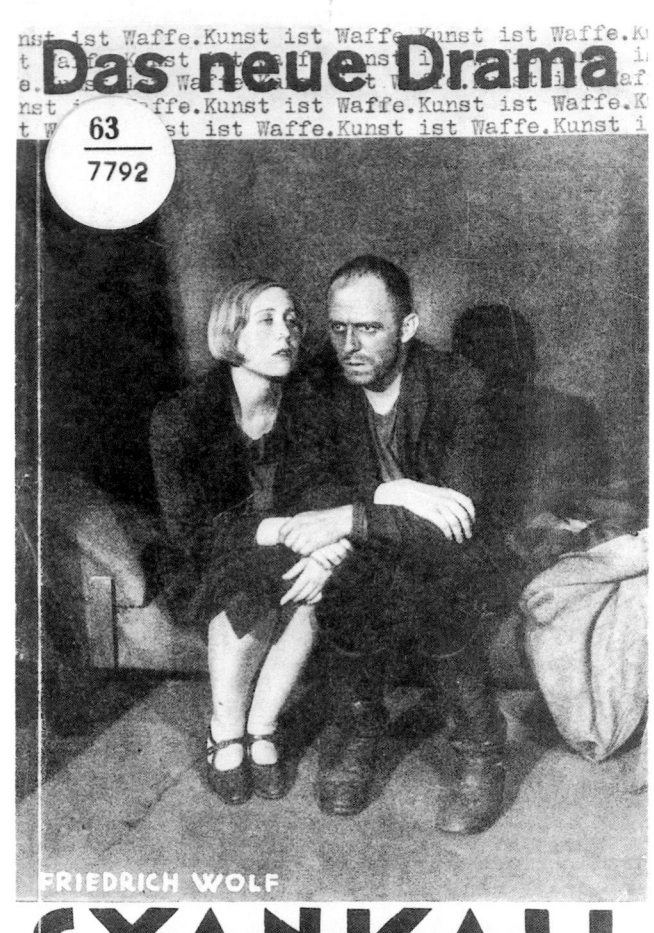

kauften den Roten-Eine-Mark-Roman »Maria und der Paragraph«. Die große
Berliner Kunstausstellung »Frauen in Not« machte Tausende auf den »Mordparagraphen« aufmerksam.

Zu den bürgerlich-konservativen Befürwortern des Abtreibungsverbots
gehörten auch große Teile der Ärzteschaft. Andererseits gab es gerade in dieser
Berufsgruppe viele, die den strikten Paragraphen mit seinen verheerenden Aus-
wirkungen ablehnten, mehr und mehr in Zweifel zogen und – trotz drohender
Strafen – Frauen in Notsituationen halfen. Einer von ihnen: Dr. Carl Credé,
Mitglied im Verein Sozialistischer Ärzte. Er wurde 1926 deswegen verhaftet.
Im Gefängnis zeichnete er seine Erfahrungen auf:

*»Die Arbeiterfrauen sind heute noch in einem meist sehr elenden Zustande, ihre Entwick-
lungszeit haben sie während des Krieges und der auf diesen folgenden Teuerungsjahre durch-
gemacht, dadurch ist ihr Körper zurückgeblieben. Sie kränkeln an Bleichsucht, an leichten
tuberkulösen Erscheinungen, an allgemeiner Schwäche und haben es schon im nichtschwan-
geren Zustand oft schwer genug, auf den Beinen zu bleiben. Kommt dann für sie noch –
über Nacht – die Aufgabe hinzu, in ihrem welken Leibe, der seinen eigenen Körperhaus-
halt kaum decken kann, ein neues Lebewesen aufzubauen, so geht das über ihre Kraft. Der
denkende Arzt, geschweige denn der mitfühlende Mensch, kann an so etwas nicht vorüber-
gehen! Ich habe zahlreiche Frauen vor Siechtum und Tod retten können. Dennoch wurde
ich zugleich mit zwei befreundeten Ärzten verurteilt, obwohl wir alle unsere Unschuld
beteuerten und unbescholten waren. Wir hatten aus ärztlichen Gründen Schwangerschaften
unterbrochen, immer im festen Glauben, dazu berechtigt, ja verpflichtet zu sein.«*[7]

Hans Lehfeldt gehörte als
Arzt der »Gesellschaft für
Sexualreform« (Gesex) an.
Die Gesex war eine von vielen Organisationen der
Sexualreformbewegung in der
Weimarer Republik. Diese
Reformbewegung propagierte
u. a. in Ehebüchern ein neues
geschlechtliches Verhältnis
von Mann und Frau. Zu diesem neuen Verhältnis gehörte
auch die Rationalisierung der
Sexualität durch Verhütungsmittel. Es wurde eine große
Anzahl von Verhütungsmit-
teln in dieser Zeit angeboten,
doch waren sie häufig wir-
kunglos – dafür allerdings
teuer – oder aber hochgradig
gesundheitsgefährdend. Die
am weitesten verbreitete
Verhütungsmethode blieb
der Koitus Interruptus.

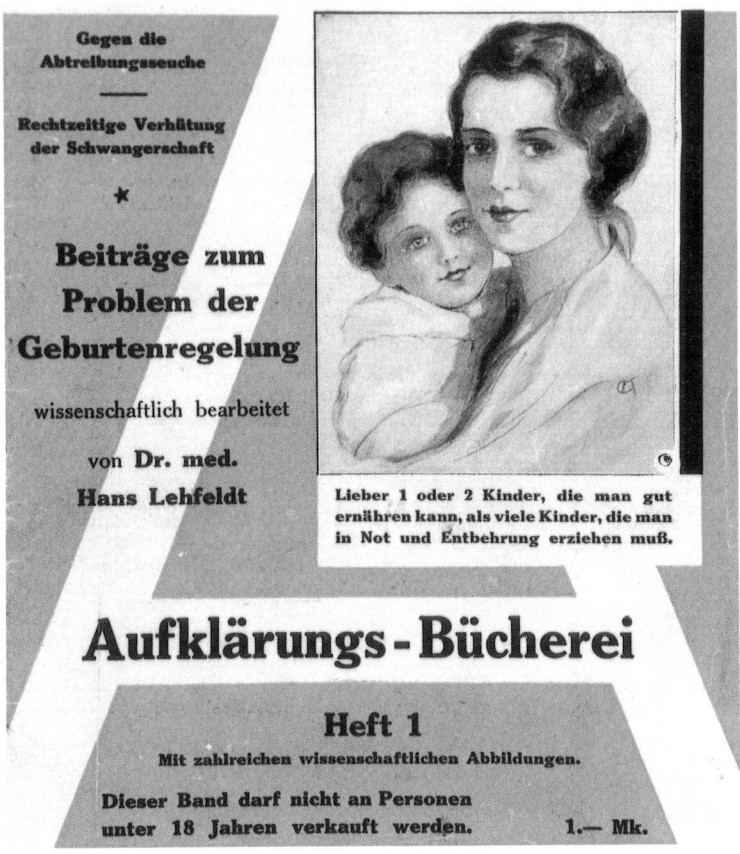

**Das Dilemma mit
der Verhütung**

Bessere wirtschaftliche und soziale Verhältnisse waren wahrlich vonnöten.
Denn die Mehrheit der proletarischen Familien fristete in den 20er Jahren ein
trostloses Dasein: Ihre Wohnungen waren eng, dunkel, feucht – Brutstätten
der Tuberkulose. Beim Essen reichte es meist nur für Brot, Mehlspeisen, Malz-
kaffee und Kartoffeln. Viele Kinder waren chronisch unterernährt. Groß war
die Belastung im Hungerwinter 1923/24 durch die Inflation. Der von
Existenzsorgen geprägte Alltag in den Arbeiterfamilien wurde durch rasch auf-
einanderfolgende Schwangerschaften dramatisch verschlimmert. 1928 heißt es
in einer proletarischen Frauenzeitschrift:

*»Wenn das zweite und dritte Kind kommt, dann beginnt das Elend. Der Lohn reicht nicht
mehr aus, all die Münder zu füllen, die Leiber zu bekleiden, die Füße zu beschuhen. In der
Wohnung kann man sich kaum noch umdrehen; man schläft zu zweit und zu dritt in
einem Bett. Vor allem leidet die Frau unter den häufigen Geburten. Überarbeitung und
Unterernährung während der Schwangerschaft, keine Schonung nach der Entbindung,
immer steigende Belastung durch Haushalts- und Erwerbssorgen. Und die Kinder? Bereits
im Mutterleib hungert der kleine Proletarier. Luft und Licht, Sauberkeit und Pflege fehlen
dem Säugling; blutarm und rachitisch wächst er auf – wenn er überhaupt aufwächst. Denn
die Säuglingssterblichkeit ist ungeheuer in den Proletarierviertel, drei- bis fünfmal so groß
wie in den Wohnbezirken der Wohlhabenden. Bei diesen Verhältnissen ist es begreiflich
genug, daß auch das Proletariat daran geht, die Familie klein zu halten.«[8]*

Doch das war leichter gesagt als getan. Denn auf dem Weg zur Geburtenregelung gab es eine Menge Hindernisse zu überwinden: Die mangelhafte Sexualaufklärung besonders unter Frauen, den vielfach rohen sexuellen Umgang und schließlich den dürftigen Empfängnisschutz, der reine Frauensache war. Der Preis von Kondomen betrug zwischen 30 und 70 Reichspfennigen pro Stück. Das entsprach dem durchschnittlichen Stundenlohn eines Facharbeiters, nur gelegentlich konnten sich deshalb Männer aus weniger bemittelten Schichten Kondome leisten.

Und was machten die Frauen? Welchen Schutz bot ihnen die pharmazeutische Industrie? In Hülle und Fülle ebenso kostspielige wie zweifelhafte Zäpfchen, Tabletten, Pulvermischungen und klebrige Salben. Manche legten sich einen in essigsaure Tonerde getränkten Wattebausch ein. Auf dieses Verfahren, das auch in Hausbüchern empfohlen wurde, war natürlich kein Verlaß. Denn wenn sich ein solcher Bausch zu einem dicken Ballen zusammenknäulte und nicht mehr schützend vor dem Muttermund lag, was leicht passierte, nützte er gar nichts. Andere Frauen versuchten, wenn es »soweit« war, die inneren Geschlechtsteile willkürlich zusammenzuziehen, um so das Eindringen des Samens in die Gebärmutter zu verhindern. Immer wieder steckten sich Frauen Stifte, Pilze und andere Gegenstände aus Hartgummi und Silber in den Gebärmutterhals, obwohl auch gerade die Sexualberatungsstellen vor solchen Prozeduren warnten. Nicht schädlich, statt dessen aber recht umständlich waren Ausspülungen mit lauwarmem Wasser und einem desinfizierenden Zusatz aus essigsaurer Tonerde oder flüssiger Seife. Die Gebrauchsanweisung eines Spülapparates empfiehlt:

*»Der einfachste und billigste Ausspülapparat ist der Irrigator. Er ist ein zwei bis drei Liter fassendes Gefäß aus Blech, Emaille, Porzellan, Glas oder Gummi. Am unteren Ende befindet sich ein Ausfluß, an dem ein 1,50 bis zwei Meter langer Gummischlauch angebracht wird, der in ein Röhrchen mit erbsengroßen Öffnungen ausläuft. Der Behälter ist mit lauwarmem Wasser und einem Zusatz aus Zitronensäure, Clorzink, Holzessig, Lysoform, Kalipermanganat oder Formol zu füllen. Am besten wechselt man mit den besten Zusätzen*

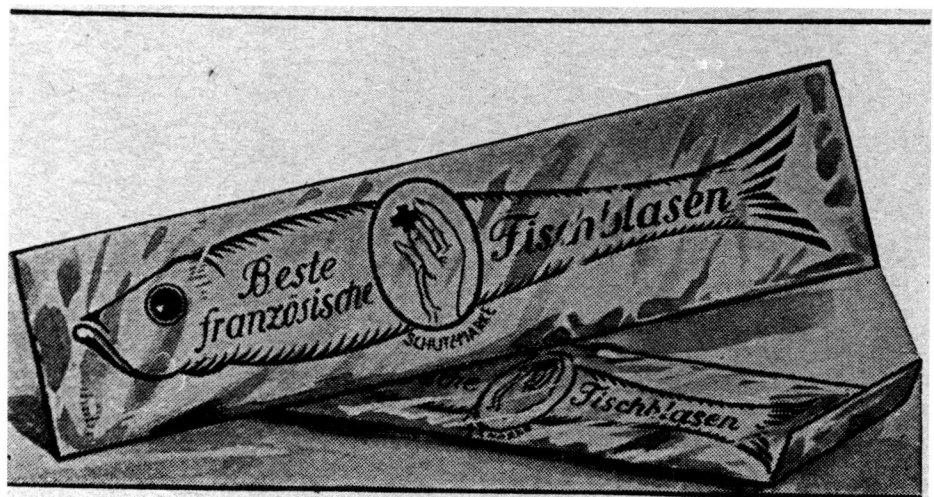

Fischblasen, das beste französische Fabrikat, in hygienischer Cellophan-Umhüllung.

*Condome aus Fischblasen.*

Die Mutterdusche und der
Irrigator wurden von vielen
Frauen in der Weimarer Republik zur Verhütung, aber
auch zur Abtreibung benutzt.
Mit den Instrumenten konnte
eine Seifenlauge in die Gebärmutter gespritzt werden, die
die Abtötung der Leibes-
frucht zur Folge hatte. Sie
galten als Hygieneartikel
und waren deshalb auf
Krankenschein erhältlich.

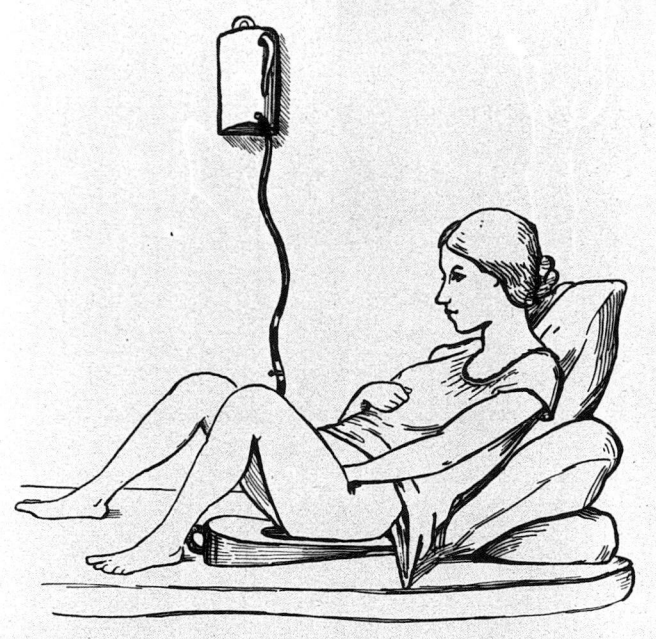

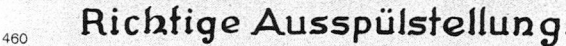

460   **Richtige Ausspülstellung.**

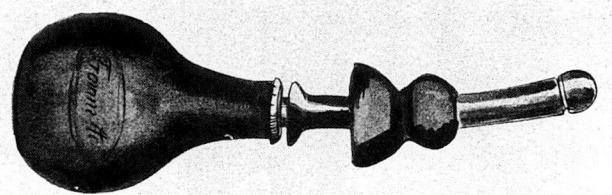

461   **Mutterdusche.**

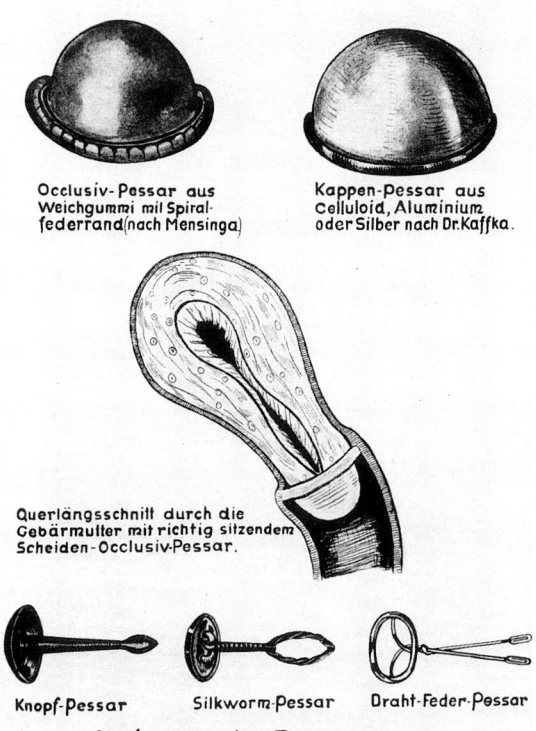

Occlusiv-Pessar aus
Weichgummi mit Spiral-
federrand (nach Mensinga).

Kappen-Pessar aus
Celluloid, Aluminium
oder Silber nach Dr. Kaffka.

Querlängsschnitt durch die
Gebärmutter mit richtig sitzendem
Scheiden-Occlusiv-Pessar.

Knopf-Pessar    Silkworm-Pessar    Draht-Feder-Pessar

**Intrauterin-Pessare.**

In den 20er Jahren bot der
Handel 80 patentierte Pessare
als Verhütungsmittel an. Von
den meisten Ärzten wurden
vor allem die Intrauterin-
Pessare abgelehnt, da sie aufgrund ihrer Anwendungs-
weise (Einlegen in die Gebärmutter) auch als Abtreibungs-
mittel galten. Außerdem
konnten die Intrauterin-Pessare den natürlichen Infek-
tionsschutz der inneren weiblichen Genitalien zerstören, so
daß ihre Verwendung nicht
selten schwere Infektionen
zur Folge hatte. Aus diesem
Grund wurde von verschiedenen Ärzten das Einlegen dieser Pessare als »fahrlässige
Handlung« bezeichnet.

47

*monatlich. Formollösung aber gilt als das beste samentötende Mittel. Gummischlauch und Röhre bleiben im Irrigator liegen. Dann hängt man diesen 1,50 Meter hoch an die Wand oder stellt ihn in gleicher Höhe auf einen Tisch oder ein Konsolbrett. Nun preßt man den Gummischlauch am unteren Ende um, so daß das Wasser nicht auslaufen kann, setzt sich auf ein Becken, zieht die Knie an, daß die Füße flach aufliegen und lehnt sich mit dem Rücken an die Wand. Jetzt lockert man den Schlauch, läßt ein wenig Wasser in das Becken einlaufen, um die Luft aus dem Schlauch zu entfernen und führt das Röhrchen so tief in die Scheide, bis es auf Widerstand stößt. Dann geht man ein wenig zurück, damit das Wasser frei eindringen kann. Dann spreizt man die Beine und läßt das Wasser abfließen. Wenn dieser Vorgang mehrere Male wiederholt wird, so wird der Samen völlig weggespült.«[9]*

**Die Sexual-beratungsstellen**

Ungewollte Schwangerschaften waren in der Weimarer Republik ein Massenproblem. Auf jede Geburt rechnete man in Fachkreisen eine illegale Abtreibung. Deren Zahl nahm während der Weltwirtschaftskrise Ende der 20er Jahre noch einmal sprunghaft zu. Hier Abhilfe zu schaffen, das hatten sich unterdessen die Sexualberatungsstellen zum Ziel gesetzt. Bis 1932 waren 400 solcher Stellen entstanden. Vor allem in Berlin, Hamburg und Bremen, im Ruhrgebiet, in Dresden und Frankfurt. Im süddeutschen Raum war es eher spärlich um Beratungsangebote bestellt. Der eigentliche Funke sexuellen Reformeifers ging von den Stellen mit freier Trägerschaft aus. Dazu gehörten Verbände und Vereine von Frauen, der Arbeiterschaft und der Sexualreformbewegung, z.B. der »Bund für Mutterschutz«, mitgegründet von Helene Stöcker, der »Reichsverband für Geburtenregelung«, die »Liga für Mutterschutz« und die schon seit 1913 bestehende »Gesellschaft für Sexualreform«, abgekürzt »Gesex«.

Der konservativen Ärzteschaft waren die Sexualberatungsstellen von Anbeginn an ein Dorn im Auge. Vor allem, weil sie Verhütungsmittel kostenlos ver-

**Anzeigen für Sexualberatungsstellen**
*aus: Zeitschrift für Sexual-Hygiene, 1928–1929. Foto: Kristine von Soden*

Ehe- und Sexualberatungsstellen der 20er Jahre hatten sich dem Kampf gegen die sogenannte Sexualnot verschrieben. Sie leisteten individuelle Sexualaufklärung, informierten über Möglichkeiten der Empfängnisverhütung und propagierten zum Teil die Geburtenregelung nach bevölkerungspolitischen Gesichtspunkten. Sexualreformer, wie die Ärzte Max Hodann und Hans Lehfeldt, leiteten solche Institutionen.

Ortsgruppen in und um Berlin.
**Sexualberatungsstelle**
des Reichsverbandes für Geburtenregelung E. V.
Leiter: Stadtarzt Dr. M. Hodann.
Sprechstunden: Mittwochs von 6½-8 Uhr.
BERLIN, Chausseestrasse 115
in den Räumen von Dr. med. Köbke.

**Sexualberatungsstelle der Gesex** Kleine Präsidentenstr. 3
Leitung: Dr. med. H. Lehfeld  Dr- med. F. E. Hirsch
Sprechstunden: Mittwoch u. Freitag von 18½ — 20 Uhr

**Sexualberatungsstelle**
der Freien Gewerkschaften Eisenbergs
(Volkshaus, I. Stock).
(Geöffnet jeden Mittwoch von 4—½6 Uhr)
Verteilungsstunden: Jeden Mittwoch.
Aerztliche Beratung: Jeden 1. Mittwoch im Monat.
Psychologische und rechtliche Beratung: Jeden 3. Mittwoch im Monat.
☞ Verbandsbücher mitbringen. ☜

teilten und damit den Frauen ein Stück weit das Selbstbestimmungsrecht über den eigenen Körper (trotz strengen Abtreibungsverbots) einräumten. Voller Entrüstung äußerte ein Vertreter der Deutschen Gesellschaft für Gynäkologie:

*»Öffentliche Präventivmittelstellen schießen in allen Groß- und Mittelstädten wie Pilze aus der Erde. Als Ramschleistung gleichsam wie im Warenhausbetrieb werden ohne Eingehen auf die Persönlichkeit, auf bloßen Wunsch hin unentgeltlich, politisch einseitig finanziert und orientiert, Schutzmittel an Frauen und Mädchen, ja Virgines verabfolgt. Ist das noch als ärztliche Tätigkeit zu bezeichnen?«[10]*

Noch weniger wurden Abtreibungen als ärztliche Tätigkeit akzeptiert. Allerdings nahmen auch solche Ärzte, die das Verbot durchaus befürworteten, Abtreibungen vor: gegen gute Bezahlung, bei Frauen, die sich das leisten konnten, und unter dem Mantel der Verschwiegenheit. In den Beratungsstellen allerdings fanden Abtreibungen grundsätzlich nicht statt. Auch nicht, nachdem 1927 die medizinische Indikation Gesetz wurde.

**Der Bruch 1933**  Gegen Ende der Weimarer Republik wurden die Stimmen immer lauter, die den Weimarer Gesundheits- und Sexualreformern ein Ende bereiten und »gebärwillige« Frauen mit Mutterkreuzen locken wollten. »Das neue Deutschland wird die Frau an jene Pflicht zurückführen, die ihrem Wesen entspricht: Der Familie, dem Volk, der Rasse Kinder zu schenken.« Geburtenregelung galt fortan als »undeutsch«. Der Verkauf von Verhütungsmitteln wurde verboten. Und nachdem die Protestbewegung gegen den § 218 zerbrochen war, machten die Nationalsozialisten mit den Sexualberatungsstellen kurzen Prozeß: Ihr erstes Opfer wurde das berühmte Institut für Sexualwissenschaft, das die erste Sexualberatungsstelle in Deutschland eröffnet hatte. Frühmorgens am 6. 5. 1933 wurde es von 100 Sportstudenten gestürmt: Sie schlugen die Türen ein, verwüsteten die Einrichtung, transportierten zehn Lastwagen voller Bücher aus der Institutsbibliothek ab, um sie am 10. Mai – dem Tag der öffentlichen Bücherverbrennung auf dem Berliner Opernplatz – zu vernichten. In den kommenden Wochen und Monaten wurden die anderen Sexualberatungsstellen zerstört: Noch brauchbare Möbel schleppten die Nationalsozialisten in ihre Büros, sichergestellte Kondome verteilten sie unter ihren Leuten. Sie beschlagnahmten Patientenkarteien, um »Abtreiberinnen« zu beschatten. Sie verfolgten ehemalige Beratungsstellenleiter – nicht wenige kamen in Konzentrationslagern um. Zu den Verfolgten gehörte z. B. die Jüdin Dr. Lilly Ehrenfried. Sie verließ Hitlerdeutschland und emigrierte über die Schweiz nach Paris.

Auch andere, meist jüdische Ärztinnen und Ärzte, die in der Weimarer Republik für die Abschaffung des § 218 gekämpft und in den Sexualberatungsstellen gearbeitet hatten, verließen das Land. Einer der ersten war der Gründer des Instituts für Sexualwissenschaft, Magnus Hirschfeld. Von seiner Weltreise im Winter 1929 kehrte er nicht mehr zurück. Als Jude, Sexualwissenschaftler und Sozialist war er vor den Nationalsozialisten nicht mehr sicher. Für immer blieb er im Exil, zuletzt in Nizza. In Frankreich hielt sich zunächst auch Dr. Else Kienle auf, nachdem sie 1932 ihre Stuttgarter Praxis geschlossen hatte. Später emigrierte sie in die USA, wo sie bis zu ihrem Tod 1970 als Gynäkologin praktizierte. Zur gleichen Zeit war auch Friedrich Wolf emigriert, zuerst nach Österreich, von dort weiter nach Paris. Max Hodann beteiligte sich 1937/38 an den Internationalen Brigaden im Spanischen Bürgerkrieg gegen das Franco-Regime. 1946 starb er in Stockholm, seinem letzten Exil. Und Dr. Käthe Frankenthal? Sie emigrierte 1933 nach Prag und ging nach Zwischenstationen in der Schweiz und Paris nach New York, wo sie 1976 starb.

Im Deutschland der Mutterkreuze hatte sich unterdessen seit 1933 vieles verändert: Die NS-Medizin betrieb Rassenhygiene zur »Aufartung« und »Auslese« – ein gesunder »Volkskörper« mit hochwertigem Nachwuchs war gefragt zur Durchsetzung bevölkerungspolitischer Zuchtprogramme. »Arischen« Frauen, die ungewollte Schwangerschaften abbrechen ließen, drohten hohe Freiheitsstrafen; »erbkranke« und »minderwertige« Frauen mußten zwangsabtreiben, wurden zwangssterilisiert. Bei »rasseschänderischem Verkehr« gestattete ab 1940 ein Geheimerlaß, die »Leibesfrucht auch gegen den Willen der Schwangeren« zu vernichten. Die Entscheidung über all solche Eingriffe besorgten »Erbgesundheitsgerichte« und spezielle »Gutachterstellen«. Zuarbeit leisteten ihnen Beratungsstellen für »Erb- und Rassenpflege«, so das neue Etikett jener Sexualberatungsstellen, die die Nationalsozialisten in den Dienst ihrer Ideologie stellten.

Die meisten Menschen, die Zeugen der Weimarer Zeit und ihres Endes waren, sind tot. Um so wichtiger ist es, die Erinnerungen der noch Lebenden aufzuzeichnen, die dazu beitragen, dieses Kapitel deutscher Alltagsgeschichte zu bewahren.

**Anmerkungen**

1 *Wohnen im Hinterhof.* Berlin 1928, S. 57.
2 Persönliches Gespräch mit Thea A. (Jg. 1898) am 26.4.1985 in Hamburg.
3 Zitiert nach *Nieder mit dem Abtreibungsverbot!* o.O. 1926, S. 4.
4 Zitiert nach *Sexual-Hygiene* H. 4/1931, S. 17 f.
5 Kurt Bendix: *Die Praxis der Berliner Beratungsstellen für Geburtenregelung.* Berlin 1928, S. 47.
6 Vgl. Martha Ruben-Wolf: *Abtreibung oder Verhütung?* Berlin 1931, S. 15.
7 Carl Credé: *Volk in Not. Das Unheil des Abtreibungsparagraphen.* Dresden 1927, Vorwort.
8 *Die Kämpferin* H. 10/1920.
9 *Hygienischer Ratgeber für Frauen.* Berlin 1931, S. 29 f.
10 Zitiert nach *Archiv für Gynäkologie.* Berlin 1931, Bd. 144, S. 308.

# Das Volksmuseum für Frauenkunde (1929–1933) in Berlin. Eine Position zur Abtreibungsfrage in der Weimarer Republik

Monika von Oertzen

**Gründung des Volksmuseums für Frauenkunde in Berlin 1929**

Im Berlin der 20er Jahre gab es für eine kurze Zeitspanne eine bemerkenswerte frauenmedizinische Einrichtung: das Deutsche Institut für Frauenkunde. Hier wurde nicht nur geforscht und behandelt, sondern auch durch das seit 1929 dem Institut angeschlossene Volksmuseum für Frauenkunde mit dem Mittel der Ausstellung auf die besonderen sozialen und medizinischen Probleme und Fragen der Frau aufmerksam gemacht.

1925 vom Hauptverband der Deutschen Krankenkassen gegründet, war das Institut für Frauenkunde ein Teil des sozialhygienischen Konzeptes der Kassen, zu dem auch die zahlreichen Ambulatorien sowie die Ehe- und Sexualberatungsstellen gehörten. Die Erwerbstätigkeit der Frauen hatte seit dem Ersten Weltkrieg enorm zugenommen. 1924 wurde von den Kassen die Familienversicherung eingeführt. Dadurch stieg der Anteil der weiblichen Mitglieder. Die Kassen versprachen sich von einer gesundheitlichen und hygienischen Belehrung und Aufklärung langfristig eine Abnahme des weiblichen Krankenstandes, der erheblich höher als der männliche war. Das Institut für Frauenkunde sollte diesem Ziel dienen.

Wilhelm Liepmann (1878–1939), einer der führenden Vertreter der sich seit Beginn des 20. Jahrhunderts entwickelnden sozialen Gynäkologie, wurde der Leiter dieses einzigartigen Projektes. Im Mittelpunkt der sozialen Gynäkologie, einem Zweig der sozialen Medizin, stand eine gesellschaftsbezogene

**»Gesundheit – des Lebens höchstes Gut, Mütterlichkeit – des Lebens Krone«**
*Wandgemälde im Vortragsraum des Volksmuseums für Frauenkunde (1929–1933) in Berlin. Abb. aus: Das Volksmuseum für Frauenkunde Berlin, herausgegeben vom Deutschen Institut für Frauenkunde, Berlin-Charlottenburg 1929. Deutsches Hygiene-Museum (Bibliothek), Dresden*

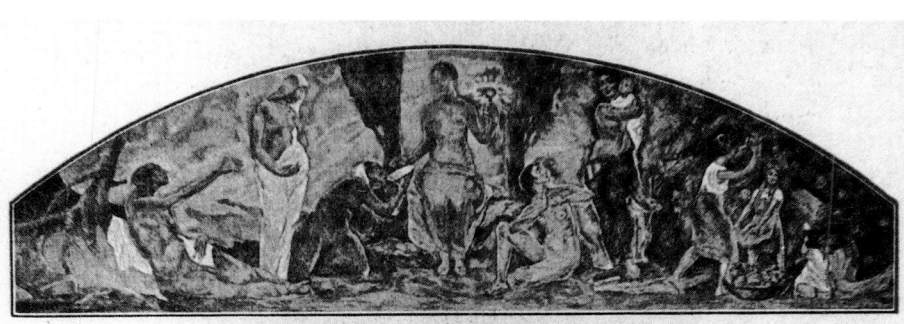

„Gesundheit — des Lebens höchstes Gut,
Mütterlichkeit — des Lebens Krone."
Wandgemälde im großen Vortragssaal v. R. Fuhry - Stiftung Temmler.

FÜHRER DURCH DAS MUSEUM

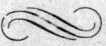

Betrachtungsweise bei der Beurteilung der Entstehung von Krankheiten. Untersuchungsgegenstand waren die Wechselbeziehungen zwischen den Lebensumständen der Frauen und den Ursachen ihrer Krankheiten. Liepmann bezeichnete die soziale Gynäkologie auch als Frauenkunde. Durch die Gründung des Deutschen Instituts für Frauenkunde wurde ein wesentlicher Schritt zur Institutionalisierung der sozialen Gynäkologie in Deutschland erreicht.

Liepmann plante von Anfang an ein Museum für Frauenkunde als Ergänzung zur Arbeit des Instituts:

*»Wir Frauenärzte müssen immer wieder die erschreckende Beobachtung machen, wie außerordentlich wenig die Frauen von ihrem Körper wissen. Wie viele sind über die Vorgänge der monatlichen Blutung und notwendigen Maßnahmen während dieser Zeit nicht unterrichtet! Wie wenige Frauen, die acht Stunden täglich an der Maschine stehen, kennen die Schäden der Fabrikarbeit, besonders wenn sie noch durch Schwangerschaft, Kinderaufzucht und häusliche Arbeiten belastet werden! Tausende Frauen sterben in Deutschland jährlich am Abort, tausende am Kindbettfieber, tausende an Krebs ...«*[1]

Immer wieder betonte er die Notwendigkeit der Gründung eines Frauenkunde-Museums:

*»So vorbildlich und glänzend das Hygiene-Museum in Dresden ausgestattet ist, über die spezielle Einstellung der Frau in den großen Gang der Hygiene, über Menstruation, über Keimentwicklung, Entwicklungsjahre, ... findet man in allgemeinen Hygiene-Ausstellungen außerordentlich wenig.«*[2]

1929 konnte das Volksmuseum für Frauenkunde in Berlin eröffnet werden.

### »Die Mütterlichkeit ist der Frau, was dem Manne sein Werk«

Liepmann hatte wie viele Ärzte der Weimarer Zeit traditionelle Vorstellungen von der Lebensgestaltung der Frau. Er definierte sie in erster Linie über ihre mögliche Rolle als Mutter. In seinen Schriften und Vorlesungen – er hatte den ersten Lehrauftrag für soziale Gynäkologie an der Friedrich-Wilhelm-Universität in Berlin – betonte er stark die Polarität der Geschlechter. Sein auf den Theorien des 19. Jahrhunderts fußender biologistischer Ansatz konstruierte eine Polarität der Geschlechter, die dem vernunftbetonten, produktiven Mann die vom »Mutterinstinkt«[3] und »Fortpflanzungstrieb«[4] geleitete Frau gegenüberstellte:

**Schwangere Frau**
*Elfenbeinfigürchen aus dem 17. Jahrhundert, Ausstellungsexponat des Volksmuseums für Frauenkunde (1929–1933) in Berlin. Abb. aus: Das Volksmuseum für Frauenkunde Berlin, herausgegeben vom Deutschen Institut für Frauenkunde, Berlin-Charlottenburg 1929. Deutsches Hygiene-Museum (Bibliothek), Dresden*

Im Zentrum der Ausstellung des Volksmuseums für Frauenkunde (1929–1933) stand die Frau im Zustand der Schwangerschaft und ihre Rolle als Mutter. Hier wurden auch, wie in fast allen Abteilungen, historische Exponate gezeigt.

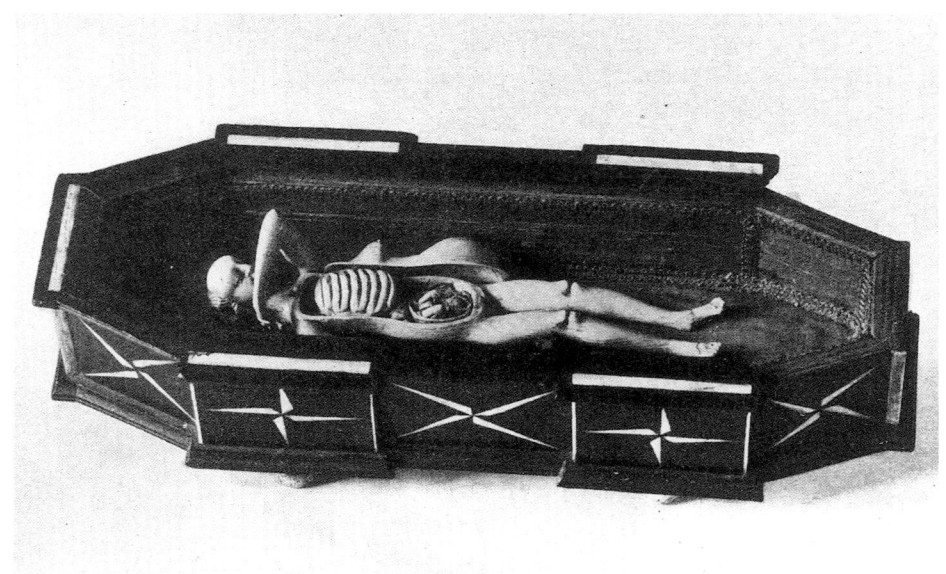

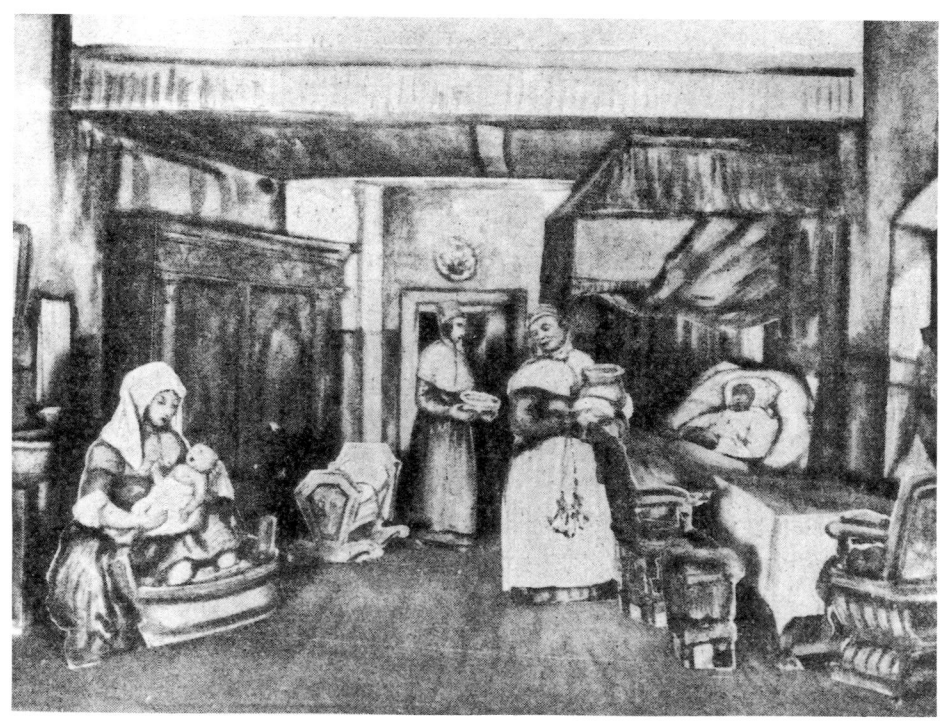

**Geburtsszene um 1500**
*Ausstellungsexponat im Volksmuseum für Frauenkunde (1929–1933) in Berlin. Abb. aus: Das Volksmuseum für Frauenkunde Berlin, herausgegeben vom Deutschen Institut für Frauenkunde, Berlin-Charlottenburg 1929. Deutsches Hygiene-Museum (Bibliothek), Dresden*

In sieben bühnenmäßig eingerichteten und mit Lichteffekten versehenen Dioramen wurde die Geschichte der Geburtshilfe erzählt: Entbindungsszenen aus alter und neuer Zeit, vom alten Ägypten bis zu den 20er Jahren in einer modernen Klinik konnten betrachtet werden.

*»Das mangelnde Abstraktionsgefühl läßt die Frau niemals in der Wissenschaft heimisch werden; die Wissenschaft, dem Manne der Ausfluß seines zeugenden produktiven Prinzips, ist ihr nur ein Surrogat für das nährende Prinzip der Mütterlichkeit, und die ganze Frau hängt den Doktorhut an den Nagel, wenn es gilt, die Wiege zu schaukeln.«*[5]

An anderer Stelle wies er daraufhin: »Der Seelentrieb der normalen Frau ist die Mütterlichkeit, die sie ebenso unbewußt zum Puppenspiele wie zum Manne treibt, bis sie schließlich im Kinde den Gipfelpunkt ihres Seins erlebt. Die Mütterlichkeit ist der Frau, was dem Manne sein Werk.«[6] Die Berufstätigkeit der Frau akzeptierte Liepmann nur, wenn sie vorübergehend war, quasi als Intermezzo vor der Ehe. »Keine verheiratete Frau gehört in den Betrieb«, sagte er in einer Rede zum Thema Frauenarbeit.[7]

**Konzeption des Volksmuseums für Frauenkunde**

Schon 1928 war das Volksmuseum für Frauenkunde mit einer kleinen Ausstellung zum Thema »Mutter und Kind in der Kunst« an die Öffentlichkeit getreten. Das Thema dieser ersten Ausstellung war programmatisch für das Museumskonzept. Entsprechend Liepmanns Frauenbild hatte die Dauerausstellung des dann 1929 eröffneten Museums vorrangig die Funktion, die Frau in ihrer Mutterrolle zu bestärken. Einige Zeitungsberichterstatter bezeichneten es darum auch als ein »Mutterschafts-Museum«.

Das Entré war dem Hauptthema »Mutterliebe« gewidmet. Künstlerische Darstellungen von Mutter-Kind-Beziehungen stimmten den Besucher und die Besucherin auf das zentrale Thema und die wichtigste Aussage der Dauerausstellung ein: Die eigentliche Bestimmung der Frau ist die Mutterschaft. Mit einem Spaziergang durch die Entwicklungsgeschichte des Lebens, angefangen von den niederen Pflanzentieren, den schwimmenden und kriechenden Eidechsen, zu den Vögeln und Affen, den Menschenaffen und dem Menschen, war das Hauptthema Mutterschaft in einen größeren Rahmen gesetzt und sollte das »Wunder des Lebens« vermitteln. In zahlreichen Schaukästen zeigten Präparate und Wachsmodelle das »Wunderwerk des weiblichen Körpers«, die Organe der Frau im normalen Zustand und während der Schwangerschaft, die Entwicklung des Eies bis zum Embryo und die verschiedenen Lagen des

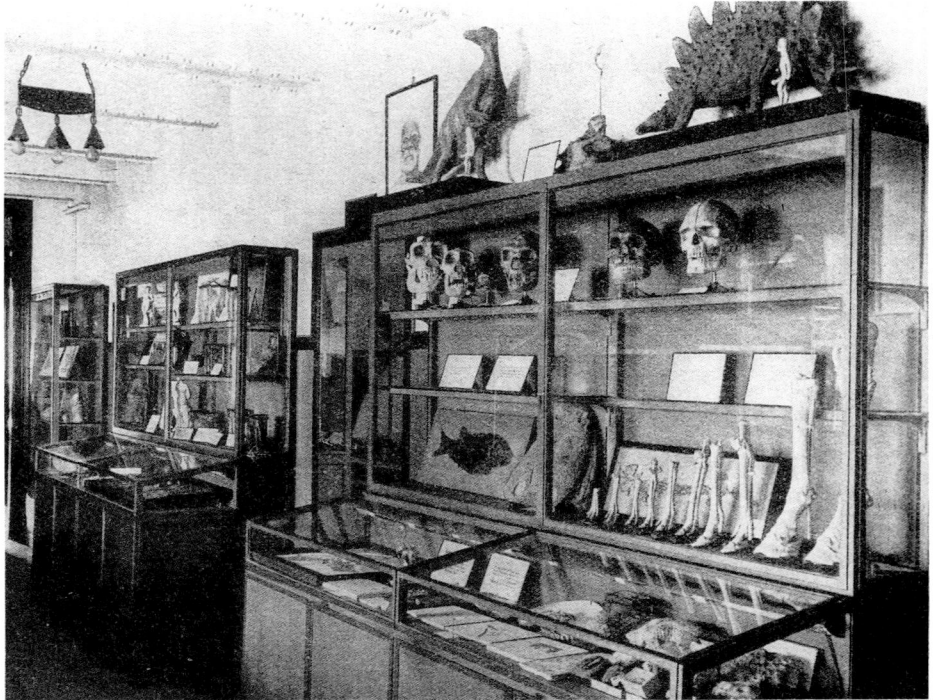

Kindes im Mutterleib.[8] Eine Schau der Geschichte der Geburtshilfe, des
Schönheitsideals der Frau in verschiedenen Kulturen und Zeiten, der »Modetorheiten« sowie Zeichnungen von Käthe Kollwitz, die die Not der Proletarier-
frauen zeigten, Fotografien aus Fabriken und Werkstätten, die die gesundheits-
schädigende Arbeit der Frauen anklagten, waren weitere Themen der Ausstellung.

Eine Abteilung des Museums behandelte das brisante Thema Abtreibung.
Liepmann wollte besonders die Gefahren des künstlichen Aborts drastisch vor
Augen führen:

*»So zeigen uns die ausgestellten Präparate Durchbohrung der Blase bei der Abtreibung mit
einer Stricknadel, Verletzung der Vorderwand der Gebärmutter durch ein Mutterrohr,
Durchbohrung des Halskanals der Gebärmutter durch ein unbekanntes Instrument, seit-
liches Abreißen des Halskanals durch eine Zange, Durchbohrung des Gebärmuttergrundes
durch ein Schabeinstrument, Durchbohrung des Gebärmuttergrundes und Herausziehen
von Darmschlingen. Ein besonders interessantes Präparat zeigt uns einen Pfriem, der zu
Abtreibungszwecken in die Gebärmutter eingeführt wurde und dort schwere Entzündungen
hervorrief.«[9]*

Eine Rezensentin berichtete auch sichtlich beeindruckt: »Es ist das ernsteste,
das für die Frauenwelt bedeutsamste Kapitel des Museums. Und wenn man
bedenkt, daß bis heute Millionen Frauen das an ihrem Körper und mit ihrem
Körper taten, daß immer noch neue Millionen es mit ihrem Körper tun
werden …«[10]

Doch die Konzeption des Museums wollte nicht primär die Frau in ihrer
Rolle als individuelle Mutter, sondern deren Funktion als Gebärerin und Erhal-
terin von Staat und Gesellschaft darstellen. Die zahlreichen Leitsprüche des
Instituts und des Museums wie »Gesunde Mütter, gesundes Volk«, »Wer der
Hygiene der Frau nützt, fördert Volkstum und Staat« lassen eine volkswirt-
schaftliche und bevölkerungspolitische Position zur Frau und Mutterschaft
erkennen.

Ganz deutlich wird sie auch in der Rede Wilhelm Liepmanns zur Eröffnung des Museums: »…daß bei allen Völkern und in allen Ländern und zu

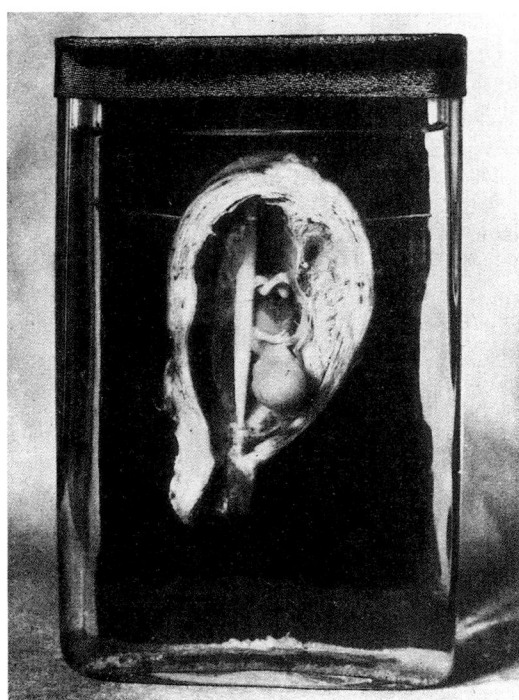

**Präparat einer Gebärmutter mit Embryo, verletzt bei einem Selbstabtreibungsversuch durch Einführung eines Häkelpfriems (Häkelnadel)**
*Ausstellungsexponat im Volksmuseum für Frauenkunde (1929–1933) in Berlin. Abb. aus: Das Volksmuseum für Frauenkunde Berlin, herausgegeben vom Deutschen Institut für Frauenkunde, Berlin-Charlottenburg 1929. Deutsches Hygiene-Museum (Bibliothek), Dresden*

allen Zeiten die Frau wichtigstes Kapital aller Staaten ist«. Weg und Ziel des Museums sei es daher, »... dieses wertvolle Kapital gesund und lebensfrisch zu erhalten und bevölkerungspolitisch dahin zu wirken, daß die Zukunft besser ist als die Gegenwart«.[11]

**Kontroversen um die Abtreibung**

Das Thema Abtreibung und der § 218 erhitzten die Gemüter zur damaligen Zeit quer durch alle Parteien, gesellschaftlichen Gruppen und Medien. Vor dem Hintergrund sinkender Geburtenziffern und steigender Abtreibungszahlen polarisierten sich die Standpunkte. Die Gegner des Abtreibungsparagraphen kämpften gegen den »Klassen-, Schand- und Mordparagraphen«. Die Befürworter des § 218 sprachen dramatisch von der »Abtreibungsseuche«, die als »eine schwere Krankheit unseres Volkskörpers«[12] bezeichnet wurde.

Viele der ärztlichen Abtreibungsgegner hatten wie Liepmann äußerst konservative Vorstellungen von der Rolle der Frau. Sie unterstellten Frauen, die nicht Mutter werden wollten, Oberflächlichkeit, Egoismus und Genußsucht. Diesen Ärzten galt die Abtreibung »als Ausdruck einer seelischen Erkrankung«.[13] Ein Berliner Gynäkologe sprach für viele, wenn er sagte:

*»Bei vielen Frauen von heute führt ein innerlich öder, überaus geschäftiger Geselligkeitstrieb, ein wahrer Wettbewerb in Modetorheiten immer mehr und mehr zu einer Entfremdung von den natürlichen Pflichten der Frau als Mutter. Die Sorge um die ›Figur‹, für die Schönheit der Körperformen, die durch häufiges Gebären beeinträchtigt werden könnte, kommt hinzu.«[14]*

In der zunehmenden sportlichen Betätigung der Frauen sah Liepmann einen weiteren Grund für die häufigen Abtreibungen: »Es mehren sich die Fälle, wo Frauen, die ihren Körper in weiblichen Sportvereinen stählen, die Schwangerschaft als eine lästige Unterbrechung ihrer sportlichen Betätigung empfinden und nun gerade durch die Sportleidenschaft zur Abtreibung gelangen.«[15] Er sprach von einem »defekten Fortpflanzungswillen«[16] und führte das Beispiel einer jungen, schönen Frau an, die kein Kind haben wollte, weil es die Nachtruhe und die Sommerreise störe.[17]

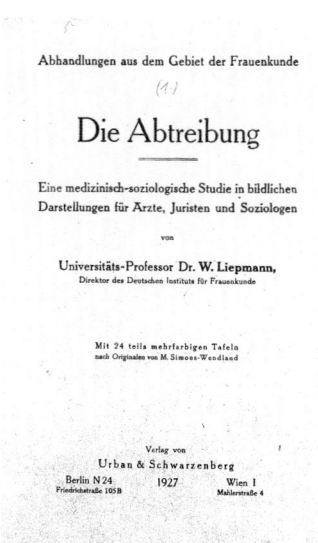

Wilhelm Liepmann:
**Die Abtreibung. Eine
medizinisch-soziologische
Studie in bildlichen
Darstellungen für Ärzte,
Juristen und Soziologen,
Berlin/Wien 1927**
*Staatsbibliothek Berlin
Preußischer Kulturbesitz*

Drei Gründe führten die Abtreibungsgegner für die Beibehaltung des § 218 an: 1. Die Leibesfrucht sei von Anfang an ein selbständiges Lebewesen, das Rechtsschutz verlangen könne. 2. Wegen des Geburtenrückganges müsse aus bevölkerungspoltitischen Gründen der § 218 beibehalten werden. Die Strafandrohung hätte immerhin abschreckende Wirkung – hauptsächlich in den »höheren Schichten«. 3. »Bei Freigabe würde eine ganz ungeheuerliche Verwilderung und Hemmungslosigkeit des Geschlechtsverkehrs eintreten und die Zahl derjenigen Mädchen, die noch unberührt in die Ehe gehen, würde erschreckend sinken.«[18] Bevölkerungspolitische und moralische Argumente gegen die Abtreibung standen im Mittelpunkt der Debatte. Die ethische Frage nach dem Lebensrecht des Fötus stand – im Gegensatz zu heute – nicht im Mittelpunkt der öffentlichen Auseinandersetzung. Von vielen Ärzten wurde noch ein weiterer Grund gegen die Abtreibung ins »Feld geführt«: Die Gefährdung von Leben und Gesundheit der Frau durch eine Abtreibung.

Wilhelm Liepmann sprach in seinem 1927 erschienenen Buch »Die Abtreibung« vom »Gespenst der Abtreibung«, das »in dieser wetterschwangeren Atmosphäre seine unheimliche Straße zieht«.[19] Es »mordet Mütter und Kinder, läßt langsam aber unaufhaltsam in den Seelen unserer Frauen den heiligsten Wunsch zur Mutterschaft erlöschen, tötet um den vergänglichen Wert besseren Erdenlebens höchsten Zukunftsgedanken, mordet Familie und Staat«.[20]

In dem Buch »Die Abtreibung«, das ungefähr zeitgleich zum Museumskonzept entstand, zeigte er ebenfalls vor allem die Gefahren der Abtreibungen auf. Zwei Thesen vertrat Liepmann: Die Abtreibung – auch die legale – sei in jedem Falle ein lebensbedrohlicher Eingriff, und sie müsse in jedem Fall in einer Klinik unter aseptischen Verhältnissen durchgeführt werden. Zahlreiche Bildtafeln wurden gezeigt, die Verletzungen nach unsachgemäßen Abbrüchen demonstrierten. Er dokumentierte authentische Fälle, die in der Klinik des Instituts für Frauenkunde nach einem verpfuschten Abort behandelt wurden. Ein Teil der Frauen konnte gerettet werden, andere starben. Das Buch richtete sich anders als die Dauerausstellung des Museums vor allem an ein Fachpublikum: an Ärzte, Juristen und Soziologen. Das Fehlen einer Stellungnahme zum § 218 bei einem Experten wie Liepmann rief auch Verwunderung hervor. Ein Rezensent seines Buches bemerkte: »Der Leser vermißt die gegebene Abrundung: Zusammenhänge zwischen Aborterfahrung und Regelung des § 218.«[21] Auf die Frage eines Journalisten, in welchen Fällen der Schwangerschaftsabbruch berechtigt sei, antwortete Liepmann:

*»In allen Fällen, in denen eine schwere Gefahr für Leben und Gesundheit der Mutter besteht, also in allen Fällen der medizinisch-sozialen Indikation. Das ist auch durch die Reichsgerichtsentscheidungen als durchaus zulässig anerkannt* (1927 legalisierte das Reichsgericht den Schwangerschaftsabbruch aus medizinischen Gründen, der bis zu diesem Zeitpunkt auch strafbar war, M.v.O.). *Selbstverständlich muß heute jeder Arzt auch die sozialen Verhältnisse mit in Betracht ziehen, wenn er drohende Gesundheitsschädigungen und Lebensgefahr bei seiner Patientin durch die Austragung der Kinder befürchten muß.«[22]*

Liepmann sprach sich also für die medizinisch-soziale Indikation aus und schloß sich damit einer Entscheidung der Berliner Ärztekammer an. Diese hatte einen Antrag, die soziale Indikation solle unabhängig von der medizinischen für den Schwangerschaftsabbruch Geltung haben, abgelehnt. Dagegen wurde der Antrag, die sozialen Verhältnisse sollten bei Stellung der gesundheitlichen Indikation mitberücksichtigt werden, angenommen. Liepmann, der auch Sachverständiger in vielen Abtreibungsprozessen war, warnte seine Kollegen, aus anderen denn aus medizinischen Gründen einen Abbruch vorzunehmen: »Unterbrechungen der Schwangerschaft ohne diese Prämisse (die medizinische Indikation, M.v.O.) gelten nach dem heutigen Strafgesetzbuch und sicher auch nach dem kommenden als ›Abtreibungen‹.«[23]

Es wäre sicher falsch, Wilhelm Liepmann den radikalen Befürwortern des § 218 zuzuordnen. Er sah die Abtreibung vor allem als ein medizinisches und weniger als ein politisches Problem an. Sein »Beschwören« der Gefahren der Abtreibung sowie sein konservatives Frauenbild und seine Vorstellung von der »Heiligkeit« der Mutterschaft verhinderten ein Eintreten für die Reformierung oder Aufhebung des Abtreibungsparagraphen.

Das Volksmuseum für Frauenkunde war ganz den traditionellen Werten verhaftet. Es präsentierte nur einen ausschnitthaften Blick auf die Frau. Die Liberalisierungstendenzen der Weimarer Zeit, die Emanzipationsbestrebungen der Frauen und andere Lebensentwürfe als die der Mutterschaft, wurden nicht wahrgenommen. Die »Neue Ethik« einer Helene Stöcker (Mitbegründerin des Bundes für Mutterschutz und Sexualreform), die die Gleichberechtigung der Frau in ökonomischer, sozialer und sexueller Hinsicht forderte und schon 1908 sagte: »Die Bestimmung der Frau ist in erster Linie einmal – Selbstbestimmung«[24], und die »Neue Frau«, die diese Gleichberechtigung ansatzweise schon lebte, kamen in der Dauerausstellung nicht vor. Auch in der Behandlung der Abtreibungsfrage spiegelte sich diese Haltung wider.

Das Volksmuseum für Frauenkunde wurde – wie Besucherlisten zeigen – von vielen Frauengruppen besucht. Sie kamen häufig aus dem gewerkschaftlichen und sozialdemokratischen Spektrum. Viele waren berufstätig. Es wäre sicher interessant zu erfahren, wie diese Frauen das Museum aufnahmen, ob sie sich in dem Gezeigten wiederfanden. Waren sie einverstanden, daß es eher ein Mutter- denn ein Frauen-Museum war?

Im April 1933 wurde das Deutsche Institut für Frauenkunde und sein Museum aufgelöst. Wilhelm Liepmann, der Jude war, mußte emigrieren. Seine Mutterideolgie blieb und wurde vom nationalsozialistischen Staat vereinnahmt und funktionalisiert.

### Anmerkungen

1 Wilhelm Liepmann: Ein Volksmuseum für Frauenkunde, in: *Gesundheit* H.1/1930, S. 9.
2 ders.: Aufgabe und Zweck eines Volksmuseums für Frauenkunde, in: *Jahrbuch der Ambulatorien des Verbandes der Krankenkassen*. Berlin 1928/29, S. 54.
3 ders.: *Psychologie der Frau*. Berlin/Wien 1920, S. 128.
4 ebd., S. 165 f.
5 ebd., S. 217.
6 ders./Peter Gornick: *Die Gegenwartsfragen der Frauenkunde*. Leipzig 1933, S. 30.
7 Rede Liepmanns auf der Jahreshauptversammlung der Deutschen Gesellschaft für Gewerbehygiene, zitiert nach: *Proletarische Sozialpolitik* H. 6/1928, S. 182 f.
8 *Das Volksmuseum für Frauenkunde*. Hg. vom Deutschen Institut für Frauenkunde. Berlin-Charlottenburg 1929, S. 46.
9 ebd., S. 28.
10 Lina Rosenberg: Das neue Museum der Mutterschaft, in: *Schwäbischer Merkur*, 24.4.1929.
11 *4. Jahresbericht des Deutschen Instituts für Frauenkunde*. Berlin-Charlottenburg 1929, S. 17.
12 Sanitätsrat Vollmann: *Die Fruchtabtreibung als Volkskrankheit*. Leipzig 1925, S. 6.
13 Cornelia Usborne: Abtreibung, Mord, Therapie oder weibliches Selbstbestimmungsrecht? Der § 218 im medizinischen Diskurs der Weimarer Republik, in: Geyer-Kordesch/Kuhn (Hg.): *Frauenkörper, Medizin, Sexualität*. Düsseldorf 1986, S. 202.
14 Sanitätsrat Vollmann: *Die Fruchtabtreibung als Volkskrankheit*, a.a.O., S. 33.
15 Wilhelm Liepmann: *Die Abtreibung*. Berlin/Wien 1927, S. 21.
16 ders.: *Psychologie der Frau*, a.a.O., S. 167.
17 ebd., S. 168.
18 Dr. Ebermayer Oberreichsstaatsanwalt a.D. in der Berliner Volkzeitung vom 8.3.1931, zitiert nach: *Proletarische Sozialpolitik* H. 4/1931, S. 103 f.
19 Wilhelm Liepmann: *Die Abtreibung*, a.a.O., S. 1.
20 ebd.
21 *Arbeiterwohlfahrt* H. 17/1928, S. 543.
22 *Proletarische Sozialpolitik* H. 4/1931, S. 103.
23 Wilhelm Liepmann: Arzt und § 218, in: *Medizinische Klinik* H. 3/1930, S. 77.
24 Helene Stöcker: *Die Liebe und die Frauen*. Minden 1908, S. 63.

# Frauen als Mütter der »Rasse«. Abtreibungsverfolgung und Zwangseingriff im Nationalsozialismus

Gabriele Czarnowski

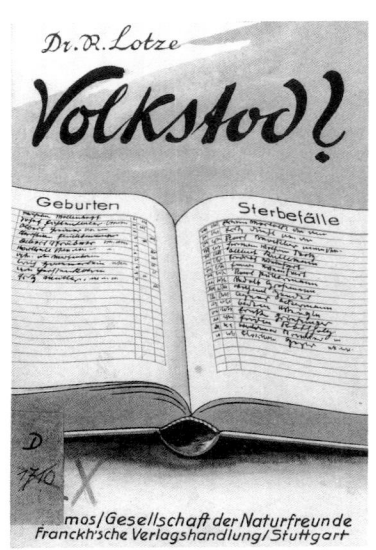

**R. Lotze: Volkstod, Stuttgart 1932**
*Deutsches Hygiene-Museum (Bibliothek), Dresden*

Ausgelöst durch den Geburtenrückgang Ende des 19. Jahrhunderts entzündeten sich große bevölkerungspolitische Debatten um die Frage, wie dem »Volkstod« entgegenzuwirken sei. In den Diskussionen wurde zunehmend die Frage nach der »Qualität« und der »Quantität« von Bevölkerung aufgeworfen. Vermehrt traten deutsche Politiker und Experten für eugenische Strategien ein, die darauf angelegt waren, die Zahl der »tüchtigen Elemente« des deutschen Volkes zu erhöhen, die Anzahl der »Untüchtigen« dagegen zu eliminieren. »Tüchtigkeit« wurde als gesellschaftliche und kulturelle Leistungsfähigkeit definiert.

Zwangsmutterschaft – dieser Kampfbegriff aus der Protestbewegung gegen den § 218 in der Weimarer Zeit wird heute gern zur Charakterisierung der nationalsozialistischen Frauenpolitik verwendet. Es wird immer noch häufig behauptet, der Nationalsozialismus habe alle Frauen zu Müttern machen wollen und deshalb den § 218 Strafgesetzbuch verschärft. Abgesehen von der Wiedereinführung der §§ 219 und 220 blieb der § 218 bis 1943 unverändert bestehen, während 1935 – erstmalig in der deutschen Rechtsgeschichte – durch ein Gesetz die medizinische und die eugenische Indikation für Schwangerschaftsabbrüche eingeführt wurde.

Trotz zahlreicher Anläufe und Debatten in der Weimarer Republik und bereits in der Kaiserzeit war eine Reform des § 218, außer einer Gesetzesänderung von 1926, die für abtreibende Frauen die Zuchthausstrafe durch die mildere Gefängnisstrafe ersetzte, wegen der Stimmenverhältnisse im Reichstag nicht durchsetzbar gewesen.[1] Ein Urteil des Reichsgerichts hatte 1927 den künstlichen Abort bei drohender Gefahr für Leben und Gesundheit der Mutter aus »übergesetzlichem Notstand« für straffrei erklärt; damit war die medizinische Indikation de jure anerkannt. Die gesetzliche Regelung blieb dem Nationalsozialismus vorbehalten.

Was auf den ersten Blick liberal erscheinen mag, ist es nicht. Der politisch völlig andere Stellenwert läßt sich anhand der Plazierung des Abtreibungsparagraphen in den Entwürfen für ein neues nationalsozialistisches Strafgesetzbuch verdeutlichen. Abtreibung rangierte dort nicht mehr wie im Strafrecht von 1871 unter »Verbrechen und Vergehen wider das Leben«, sondern stand im Abschnitt »Angriffe auf Rasse und Erbgut« zusammen mit Bestimmungen über »ärztlich gebotene Schwangerschaftsabbrechungen«. Das Charakteristische der nationalsozialistischen Frauenpolitik war nicht der Gebärzwang, sondern der staatlich organisierte Zugriff auf die weibliche Gebärfähigkeit von zwei Seiten.

Mutterschaft war von »Wert« allein in Hinblick auf Überindividuelles, »Höheres«: Volk, Rasse, Erbgut. Als »erbgesund« und »rassisch hochstehend« klassifizierte deutsche Frauen sollten, so hatten es Bevölkerungsstatistiker berechnet, mindestens vier Kinder »zur Bestanderhaltung des Volkes« gebären; doch ausgerechnet diese Frauen waren die Trägerinnen des Geburtenrückgangs und neigten dazu, ihre Familien kleinzuhalten, nicht zuletzt durch Abtreibungen. Schwangerschaften genetisch für »minderwertig« erklärter Frauen hingegen – die sich nach Ansicht von Eugenikern und Rassenhygienikern »hemmungslos vermehrten« – bedeuteten im Gegensatz dazu eine »Gefahr für den Volkskörper«, Schwangerschaften »fremdvölkischer« Frauen während des Krieges eine »volkstumspolitische Gefahr«. Sie mußten im Interesse der »Rassenverbesserung« möglichst verhindert werden. In diesem Zusammenhang wurde Abtreibung zu einem Mittel der nationalsozialistischen Rassen- und Bevölkerungspolitik: Abtreibungsverbot und direkter oder indirekter Zwang zur Abtreibung existierten nebeneinander. Die Leibesfrucht wurde erstmalig in jede Richtung staatlich verfügbar, unabhängig von der schwangeren Frau. In diesem Beitrag sollen einige Grundlinien dieser Abtreibungspolitik skizziert werden.

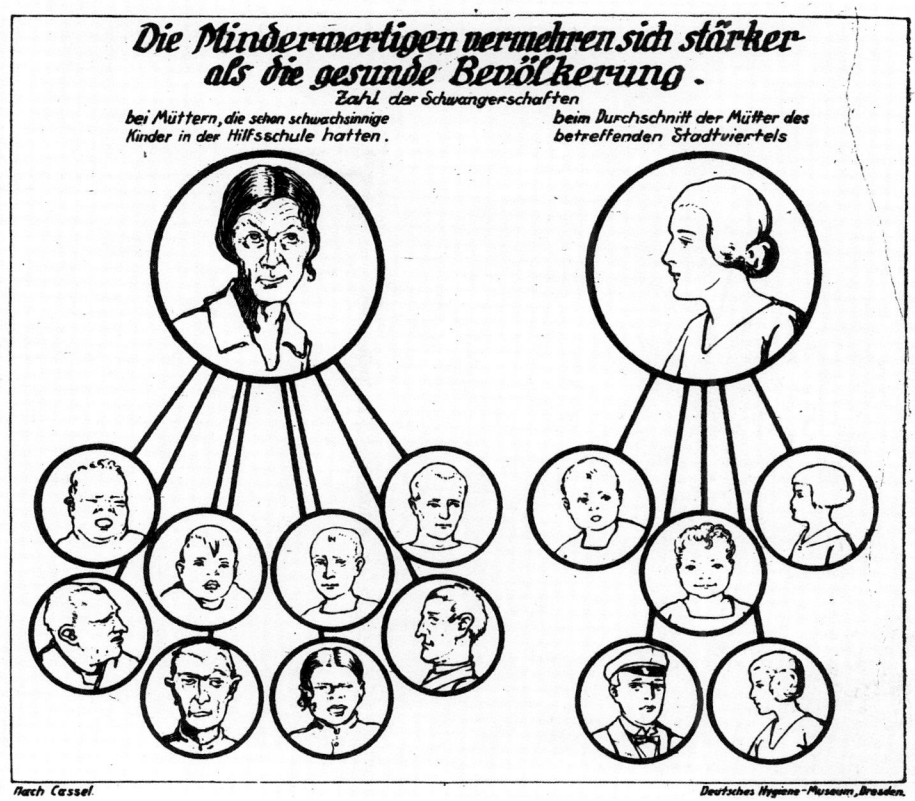

**Die Minderwertigen vermehren sich stärker als die gesunde Bevölkerung**
*Abb. aus: Rainer Fetscher: Grundzüge der Eugenik, Dresden 1929. Deutsches Hygiene-Museum (Bibliothek), Dresden*

**»Ärztlich gebotene Unterbrechungen der Schwangerschaft«**

Im Mai 1933, zwei Monate vor dem Erlaß des »Gesetzes zu Verhütung erbkranken Nachwuchses«, das die Zwangssterilisation in Deutschland erlaubte, wurden mit Wiedereinführung der §§ 219 und 220 in das StGB erste Weichenstellungen des nationalsozialistischen Staates in Sachen Abtreibung vorgenommen. Das Deutsche Ärzteblatt kommentierte wie folgt:

*»Hiermit wird eine Lücke geschlossen, die sich beim Kampf gegen die Abtreibung häufig störend bemerkbar machte. Während die Abtreibung selbst durch den § 218 unter Strafe gestellt ist, war die öffentliche Ankündigung von Abtreibungsmitteln und auch das öffentliche Anerbieten von Diensten bei der Abtreibung im Strafgesetz nicht verboten. Gewisse Zeitungsanzeigen, in denen in mehr oder weniger verschleierter Form ›Hebammen‹ ihre Hilfe anboten und sich ihrer Verbindung mit ›tüchtigem Frauenarzt‹ rühmen konnten, werden also in Zukunft nicht mehr zulässig sein.«[2]*

Ausdrücklich von der Bestrafung ausgenommen war das Ankündigen und Anpreisen von »Mitteln, Gegenständen oder Verfahren, die zu ärztlich gebotenen Unterbrechungen der Schwangerschaft dienen« an Ärzte oder an »Personen, die mit solchen Mitteln oder Gegenständen erlaubterweise Handel treiben oder in ärztlichen oder pharmazeutischen Fachzeitschriften«. Diese Ergänzung des Strafrechts schrieb erstmals die rechtliche Unterscheidung zwischen straffreier »ärztlich gebotener Unterbrechung« und »Abtreibung« als

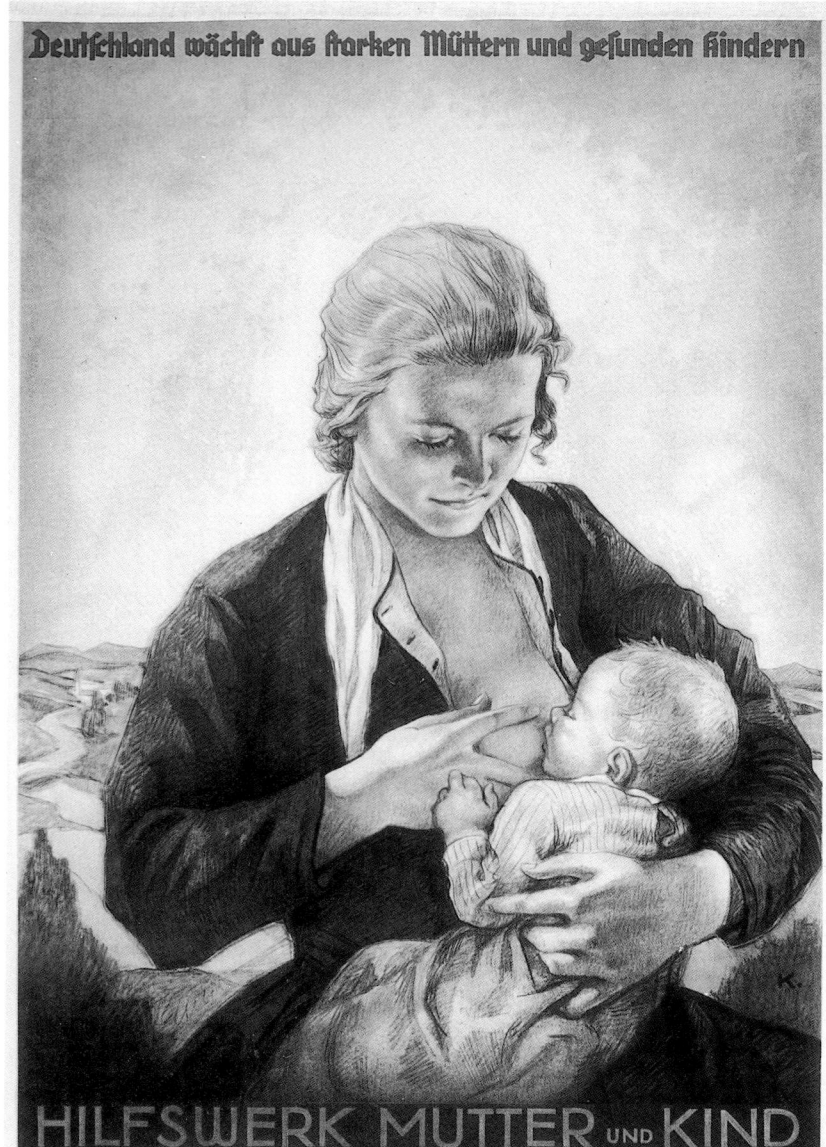

**Deutschland wächst aus starken Müttern und gesunden Kindern**
*Plakat für das NS-Hilfswerk »Mutter und Kind«, um 1935. Münchner Stadtmuseum*

Das NS-Hilfswerk »Mutter und Kind« war eine der zur nationalsozialistischen Volkswohlfahrt gehörenden Organisationen, deren Hilfeleistungen und Beratungen nur »politisch zuverlässigen, erbgesunden Volksgenossen« zuteil werden sollten. Selektiv richteten sich Sozialarbeit und Geldzuwendungen an Familienmütter, Kinder und Jugendliche sowie »wertvolle« uneheliche Schwangere und Mütter.

krimineller Handlung fest – eine Bestimmung von »grundsätzlicher Bedeutung«, wie es das »Deutsche Ärzteblatt« weiter würdigte, »denn der § 218 [mache] bekanntlich keinen Unterschied zwischen ärztlich gebotener und sonstiger Schwangerschaftsunterbrechung«.

Wie wenig allerdings »ärztlich gebotene Unterbrechungen« als solche Rücksichtnahme auf die Gesundheit und die Wünsche von Frauen als Patientinnen bedeuteten, sondern ganz im Gegenteil einen Pakt zwischen Staat und Medizin gegen Frauen begründeten, der in erster Linie den Ärzten die lange geforderte Rechtssicherheit für Körpereingriffe verlieh, soll in den folgenden Ausführungen zur medizinischen und eugenischen Indikation kurz beleuchtet werden.

**Medizinische Indikation**

Die gesetzliche Zulassung der medizinischen Indikation 1935 bedeutete für Frauen einen erschwerten Zugang zu einem legalen ärztlichen Abbruch auf eigenen Wunsch, ganz abgesehen davon, daß offenbar die Mehrzahl aller Abtreibungen nicht von Ärzten und Ärztinnen, sondern von Hebammen, Heilpraktikern, Masseusen, »weisen Frauen«, Kurpfuschern und anderen »Laienabtreibern« vorgenommen wurde.

Zusammen mit dem Änderungsgesetz des Sterilisationsgesetzes wurde ein bestimmtes Gutachterverfahren vorgeschrieben, nach dem künftig über jeden Schwangerschaftsabbruch aus gesundheitlichen Gründen entschieden wurde. Gegenüber der Weimarer Zeit bedeutete das neue Verfahren eine Einschränkung für Abtreibungen im privaten Arzt-Patientinnen-Verhältnis, eine Entmachtung der niedergelassenen Frauen- und Hausärzte gegenüber den Klinikern und eine Verwissenschaftlichung der Indikationsstellung wie gleichzeitig eine umfassendere Bürokratisierung. Hatte zuvor die medizinische Indikation bei freier Arztwahl aufgrund einer standespolitischen Vereinbarung auf den Gutachten zweier Ärzte beruht, die in ihrer Entscheidung nur an ihr professionelles Wissen gebunden waren, wurde jetzt reichsweit ein System von »Gutachterstellen für Schwangerschaftsunterbrechung und Unfruchtbarmachung aus gesundheitlichen Gründen bei der Reichsärztekammer« errichtet. Sie waren jeweils für ein bestimmtes Gebiet zuständig, die freie Arztwahl für Frauen fiel weg.

Das neue Verfahren erforderte einen erheblich größeren Aufwand an Bürokratie, Personen und Zeit. Im einfachsten Fall wurden fünf Wege für die Frau nötig, bis eine Entscheidung herbeigeführt war. Außer dem antragstellenden (Haus-)Arzt waren der Leiter der Gutachterstelle, zwei Gutachter und – bei unterschiedlichen Ergebnissen – ein Obergutachter in das Verfahren eingeschaltet. Wurde ein Obergutachten nötig, bedeutete dies zumeist einen Tag Klinikaufenthalt für die schwangere Frauen mit umfangreichen Untersuchungen und Therapieversuchen, an deren Ende sie oft genug entlassen wurde mit dem Hinweis, sich für eine Haushaltshilfe oder eine Erholungskur an die NSV zu wenden und bis zur Geburt unter ständiger ärztlicher Überwachung zu bleiben – ganz im Sinn der nationalsozialistischen sozialpolitischen Maßnahmen zur »Abtreibungsvorbeugung« für »erbgesunde« deutsche Frauen. War ein Abbruch indiziert, mußte der Eingriff in einem Krankenhaus stattfinden.

Alle begutachtenden Ärzte wurden vom Leiter der Gutachterstelle nach einem Turnus oder entsprechend ihres Fachgebietes ausgewählt und hatten ihren Entscheidungen die 1936 von der Reichsärztekammer herausgegebenen »Richtlinien für Schwangerschaftsunterbrechung und Unfruchtbarmachung aus gesundheitlichen Gründen« zugrundezulegen.[3] Die »Richtlinien« waren ein Sammelwerk mit Beiträgen klinischer Spezialisten über den Zusammenhang bestimmter Krankheiten mit Schwangerschaft und Abort. Sie schränkten die Indikationen außerordentlich ein, vor allem für das Gebiet der Herz-, Lungen- und psychiatrischen Krankheiten, die während der 20er Jahre die Hauptgründe für medizinisch indizierte Abtreibungen abgegeben hatten. Als Motto war dem Buch ein Spruch Hitlers vorangestellt: »Der völkische Staat hat das Kind zum kostbarsten Gut eines Volkes zu erklären. Er muß sich als oberster Schirmherr dieses köstlichen Segens fühlen.«

Ein Abbruch aus medizinischer Indikation wurde praktisch nur noch durchgeführt, wenn die Frauen schwer krank waren. Bei »infauster Prognose«, d. h., wenn der Tod mit oder ohne Unterbrechung abzusehen war, wurde die Abtreibung verweigert. Der Wunsch der Frau wurde nur in folgendem Fall respektiert: »Die Frau soll selbst entscheiden, ob sie sich zugunsten des werdenden gesunden Kindes der Gefahr für ihr Leben oder ihre Gesundheit aussetzen will.«[4]

**Zwangssterilisation und eugenische Abtreibung**

Die Legalisierung der eugenischen Indikation für Abtreibung ergab sich als Nebeneffekt »praktischer Probleme« bei der Durchführung der Zwangssterilisationen. Als Anfang 1934 die Verfahren vor den Erbgesundheitsgerichten und die ersten Operationen in den Krankenhäusern begannen, erwies sich, daß Frauen, die sterilisiert werden sollten, schwanger waren. »Es gehen eine Reihe

Nur noch Verbrecher
vermehren sich heute im
deutschen Volke wirklich
*Abb. aus: Otto Helmut: Volk in
Gefahr. Der Geburtenrückgang
und seine Folgen für Deutschlands
Zukunft, München 1934.
Staatsbibliothek Berlin
Preußischer Kulturbesitz*

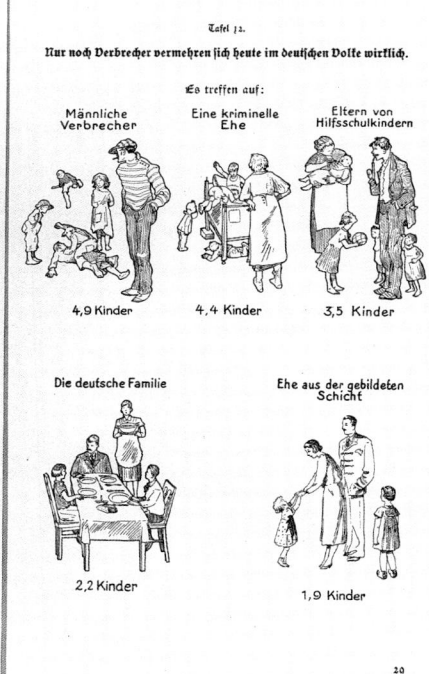

Die Sterilisation von Menschen, die als »minderwertig« oder »kriminell« galten, war schon vor 1933 häufig gefordert worden. Das »Gesetz zur Verhütung erbkranken Nachwuchses« von 1933 stellte die rechtliche Umsetzung dieser Forderungen dar. Es ermöglichte Zwangssterilisationen und Abtreibungen aus eugenischen Gründen. Erbgesundheitsgerichte, besetzt mit einem Juristen und zwei Ärzten, entschieden über die Anträge. Zwischen 1934 und 1944 wurden etwa 400 000 Frauen und Männer zwangssterilisiert.

von Anträgen ein, bei denen von approbierten Ärzten und auch Amtsärzten Beschleunigung gefordert wird, weil eine Schwangerschaft bei den unfruchtbar zu machenden Antragstellerinnen besteht«, schrieb der Vorsitzende des Erbgesundheitsgerichts Lübeck bereits im Februar 1934 an das Reichsinnenministerium. »Die Ärzte sind der Auffassung, daß beide Eingriffe miteinander verbunden werden müßten bzw. könnten… Es wird damit zu rechnen sein, daß viele Ärzte die angeordnete Unfruchtbarmachung dazu benutzen, gleichzeitig die Schwangerschaft zu unterbrechen.«[5] Dem Drängen von ärztlicher Seite, die Verfahren zu beschleunigen, um die »unerwünschten« Geburten zu verhindern, folgten interne Auseinandersetzungen über den Gesetzesentwurf. Sie entzündeten sich an der Frage der Einwilligung der Frau zur eugenischen Abtreibung.

Schon vor den Verhandlungen hatte der »Reichsärzteführer« Dr. Wagner, Leiter der gleichgeschalteten Kassenärztlichen Vereinigung, des NSD-Ärztebundes und des Amts für Volksgesundheit der NSDAP, in einem »Vertraulichen Rundschreiben Betr. Schwangerschaftsunterbrechung aus eugenischen Gründen« vom September 1934 an die Ämter für Volksgesundheit und die Bezirksstellen der Kassenärztlichen Vereinigung dazu aufgerufen, die im Sterilisationsgesetz klaffende »Lücke« durch eugenische Abtreibungen zu schließen:

*»Solange nicht alle Erbkranken sterilisiert sind, wird der Sinn des Gesetzes, erbkranken Nachwuchs nicht zur Welt kommen zu lassen, nur erreicht, wenn man neben der Sterilisierung auch die Schwangerschaftsunterbrechung aus eugenischen Gründen zuläßt.«[6]*

Dafür sicherte er den operierenden Ärzten ohne Wissen der Justiz, aber mit Rückendeckung Hitlers, Straffreiheit zu, trotz fehlender gesetzlicher Grundlage. In den überlieferten Akten finden sich Hinweise, daß diese Eingriffe auch praktiziert wurden, häufig erst gegen Ende der Schwangerschaft, im siebten oder gar achten Monat. Einige führten zum Tod von Mutter und Kind. Spätere Ermittlungsverfahren wurden auf Weisung des Reichsjustizministeriums eingestellt. In den Verhandlungen mit den Ministerien über die gesetzliche Rege-

»Der Körper – ein Staats-
wesen« war eine Ausstellungs-
tafel der Ausstellung »Das
Leben«, die vom Deutschen
Hygiene-Museum Dresden
erarbeitet worden und in vielen Abteilungen mit der Ausstellung »Der Mensch« iden-
tisch war. Von 1935 bis 1944
wurde die Ausstellung »Das
Leben« in verschiedenen
Orten im In- und Ausland
gezeigt. Nach Kriegsbeginn
schickte man sie in die von
Deutschland besetzten
Gebiete in Osteuropa.

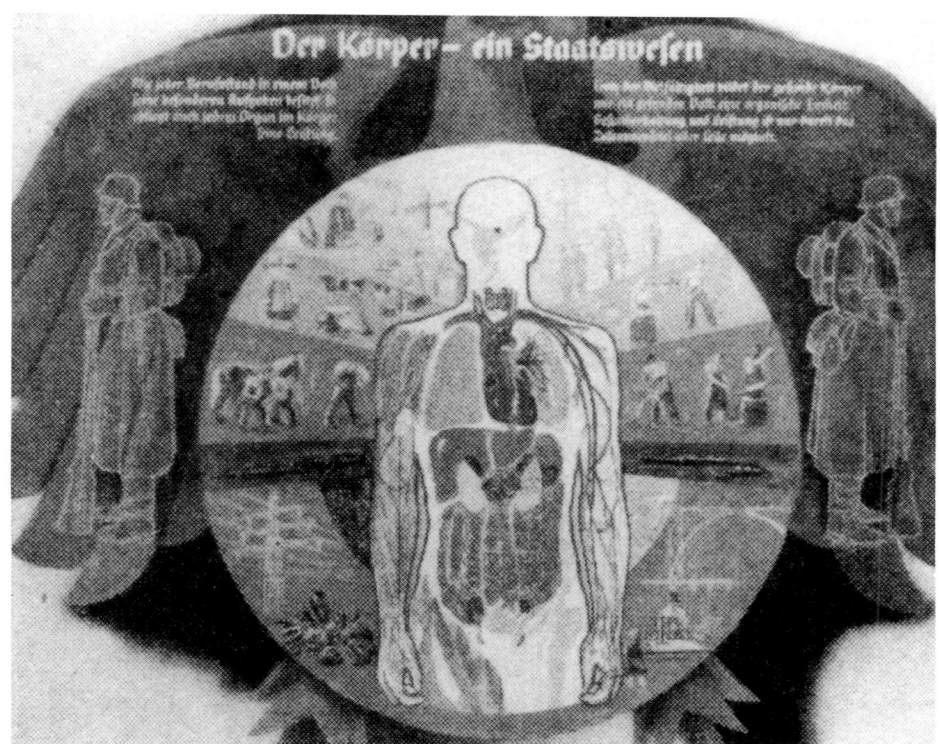

lung forcierte Wagner die Legalisierung der Zwangsabtreibung, auch bei »erb-
krankem Erzeuger« und ohne im Gesetz zu verankernde zeitliche Beschränkung. Er hielt Schwangerschaftsabbrüche mit Einwilligung der Frau »nicht für
ausreichend«. Falls gegen die Einführung des Zwangs »zur Zeit« politische Bedenken bestünden, solle von einer gesetzlichen Regelung überhaupt abgesehen
werden, »damit die Ärzte unter stillschweigender Duldung der Behörden
Schwangerschaftsunterbrechungen aus eugenischer Indikation vornehmen
können«. Auch hierfür habe er »die Zustimmung des Führers« gefunden.[7]

Die Einführung der eugenischen Indikation im »Änderungsgesetz des
Gesetzes zur Verhütung erbkranken Nachwuchses« vom 26. 6. 1935 beendete
den Streit. Ein Schwangerschaftsabbruch aus eugenischen Gründen war für die
betroffene Frau nun an den Beschluß eines Erbgesundheitsgerichts über ihre
»Unfruchtbarmachung« gebunden, d. h. ohne Zwangssterilisation keine Abtreibung, letztere war jedoch nach dem Wortlaut des Gesetzes nur »mit Einwilligung zulässig«. Ob eugenische Zwangsabtreibungen zusammen mit der
Zwangssterilisation in den Krankenhäusern tatsächlich gestoppt wurden, ist
schwer zu beurteilen. Daß die Einwilligungen mehr oder weniger unter Druck
zustande kamen, läßt sich daraus schließen, daß sie von einigen Frauen offensichtlich wieder zurückgenommen wurden – was in einer neuen Durch-
führungsverordnung über die Unwiderruflichkeit der Einwilligung »geregelt«
werden sollte. Ein Vermerk aus dem Reichsjustizministerium dazu:

*»Meines Erachtens ist es für den Staat unerträglich, einen Widerruf der Einwilligung zuzu-
lassen… Hat die zu sterilisierende Frau sich dem zuständigen Amtsarzt vorgestellt, hierbei
auf ihre Schwangerschaft hingewiesen und ihre Einwilligung erklärt, so muss es bei dieser
Einwilligung bleiben. Es geht nicht an, dass sie, wenn sie für einen der nächsten Tage zu
Vornahme der Operation bestellt wird und alles für die Operation zugerüstet ist, nunmehr
ihre Einwilligung zurückzieht. Das ist mit einem geordneten Krankenhausbetrieb unvereinbar und widerspricht vor allem den Zielen des Gesetzes.«[8]*

Im September 1940 wurden dann praktisch alle »Indikationen«, die bereits
1934/35 diskutiert worden waren, unter eng umgrenzten Bedingungen zuge-

lassen. Grundlage war ein Geheimerlaß des »Reichsgesundheitsführers«
Dr. Conti, der die Gesundheitsführung von Partei und Staat seit 1939/40 auf
sich vereinigte. In dringenden, begründeten, bisher gesetzlich nicht geregelten
Fällen, in denen aus erbpflegerischen, rassischen und ethischen Gründen »eine
Schwangerschaftsunterbrechung… geboten« erscheine, sei auf Grund »einer
besonderen Ermächtigung« eine entsprechende Regelung herbeizuführen.[9] Die
Entscheidung für oder gegen den Eingriff traf über die Abteilung Volksgesundheit im Reichsministerium des Innern der »Reichsausschuß zur wissenschaftlichen Erfassung anlagebedingter und schwerer Leiden« – dasselbe Gremium,
das auch über die Ermordung behinderter und jüdischer Kinder und Jugend-
licher im Rahmen der »Kindereuthanasie« gutachterlich entschied. Der Eingriff erfolgte auf Antrag der Amtsärzte auf Basis von Einzelurkunden.

Warum kamen diese Indikationen per Geheimerlaß heraus und nicht durch
ein »ordentliches Gesetz«? Eine Erklärung finden wir in einem Schreiben des
RMdI vom 11.2.1941 an den Sächsischen Minister des Innern, er möge dem
Generalstaatsanwalt beim Oberlandesgericht Dresden folgendes mitteilen:

*»Der Herr Reichsminister hält es nicht für zweckdienlich, Ihnen den erbetenen RdErlaß…
zu übermitteln… Der Erlaß ist absichtlich geheimgehalten, damit nicht der Eindruck
erweckt wird, als ob damit eine Erweiterung des Rechts auf Schwangerschaftsunterbrechung
beabsichtigt sei… Der Herr Reichsminister wünscht… nicht, daß in ein Untersuchungsver-
fahren verwickelte Personen [sich] anmaßen, ihr Handeln auf den angezogenen Erlaß zu
stützen und daß dieser Erlaß bei der Prüfung der Frage herangezogen wird, ob eine vorgenommene Schwangerschaftsunterbrechung strafbar ist oder nicht. Wer ohne eine besondere,
für den Einzelfall erteilte Ermächtigung eine Schwangerschaft unterbricht, hat sich des Verbrechens der Abtreibung schuldig gemacht, es sei denn daß er im Rahmen der bestehenden Gesetze gehandelt hat.«[10]*

**Die Verfolgung**
**»krimineller**
**Abtreibungen«**

Die Verfolgung der von Frauen eigenmächtig vorgenommenen Abtreibungen
geschah zum einen über den Versuch einer möglichst vollständigen Buchfüh-
rung bei den Gesundheitsämtern über schwangere Frauen, die zur unrechten
Zeit geboren hatten, zum anderen über die Intensivierung polizeilicher Ermittlungen durch die Gründung einer »Reichszentrale zur Bekämpfung der Homosexualität und Abtreibung« bei der obersten staatlichen Polizeibehörde.

Zusammen mit der Legalisierung der medizinischen und eugenischen Indikation für Abtreibungen wurde die Meldepflicht für »Schwangerschaftsunterbrechung, Fehlgeburt und Frühgeburt« eingeführt. Jeder Abbruch einer
Schwangerschaft, jeder vorzeitige Abgang der Frucht mußte innerhalb einer
Woche beim zuständigen Gesundheitsamt angezeigt werden. Zur Meldung
verpflichtet waren der von der Frau zur Hilfeleistung aufgesuchte Arzt oder
die Hebamme und jede andere zur Hilfe herbeigerufene Person, ausgenommen
waren Familienmitglieder und Haushaltsangehörige. Für diese Anzeigen gab es
reichsweit vorgeschriebene Formulare.[11] Auch die nach dem Genehmigungs-
verfahren bei den Gutachterstellen der Ärztekammern durchgeführten Abtreibungen wurden gemeldet. Einige Gutachterstellen teilten den Gesundheitsämtern außerdem die abgelehnten Anträge mit; andere verfolgten durch nament-
liche Anfragen einige Zeit später, ob und wann die Frauen bei Ablehnung des
Antrags auf medizinische Indikation geboren hatten. Dahinter stand zum
einen die Frage nach einer möglichen illegalen Abtreibung, zum andern eine
Art »Erfolgskontrolle«.

Die Amtsärzte sammelten die Anzeigen. Neben der monatlichen Bericht-
erstattung an das Reichsministerium des Innern – zusammen mit Zahlenanga-
ben über Zwangssterilisationen, Entmannungen sowie gesundheitlichen, eugenischen und »rassischen« Eheverboten – hatten sie die Anzeigen für den

**Meldeformular zur Anzeige »einer Unterbrechung der Schwangerschaft«, Gesundheitsamt Luckau, 1945**
*Brandenburgisches Landeshauptarchiv Potsdam*

Bereich des Amtes auszuwerten. Dies gehörte zu den Aufgaben der »Erb- und Rassenpflege einschließlich Eheberatung« der Gesundheitsämter.[12] In der Auswertung der eingegangenen Fehlgeburtsmeldungen arbeiteten Amtsärzte und Kriminalpolizei »streng vertraulich« zusammen, um illegalen Abtreibungen auf die Spur zu kommen.

Dies wurde auch durch organisatorische Neuerungen seitens der Polizei unterstützt: Mit einem Geheimerlaß Himmlers wurde im Dezember 1936 die »Reichszentrale zur Bekämpfung der Homosexualität und Abtreibung« geschaffen, in Personalunion verbunden mit dem Leiter eines neu eingerichteten Gestaporeferats für dieselbe Aufgabe. Kriminalpolizeistellen und Gendarmerien waren angehalten, ebenso wie Staatsanwaltschaften über das Reichsjustizministerium, Meldungen über Abtreibungsfälle zu erstatten, insbesondere bei »gewerblicher Abtreibung«. Bis 1940 hatte die Berliner »Reichszentrale« in ihrer Kartei 8000 »Lohnabtreiber« erfaßt – in nur vier Jahren. Außerdem waren im Lauf der Zeit neun Einsatzkommandos unterwegs, um jeweils mit der örtlichen Kripo zusammen Abtreibungsfälle aufzuspüren.

Die Auswertung der Anzeigen bei den Gesundheitsämtern, die Ermittlungstätigkeit der polizeilichen Einsatzkommandos aus dem Reichssicherheitshauptamt vor Ort und die Rechtsprechung lassen folgende Tendenz erkennen: Relativ geringen Strafen für Frauen, die eine Abtreibung an sich vornehmen ließen, manchmal sogar Straffreiheit als Kronzeuginnen erhielten, stand eine wachsende Fahndungsintensität und eine schärfere Bestrafung von »Lohnabtreiber/innen« gegenüber. Großes Interesse bestand vor allem an der Aufdeckung illegaler Netze von »Abtreibern und Zutreibern«, besonders Hebammen sowie Ärzten, die außerhalb der vorgeschriebenen neuen Verfahren handelten. Es ging also primär um die Aufdeckung und Zerschlagung von Strukturen, die es Frauen ermöglicht hatten und bis zu einem gewissen Grad noch während der Zeit des Nationalsozialismus ermöglichten, eine ungewollte Leibesfrucht abtreiben zu lassen. Eine Folge des immer enger werdenden Zugangs zu Abtreibungen durch Dritte war die Zunahme der Selbstabtreibungen, aber auch »Abtreibungstourismus«, aus Sachsen z. B. in die Tschechoslowakei.

**Die »Aushöhlung« des § 218 und Einführung der Todesstrafe 1943**

Der Einbruch des § 218 in »rassischer« Hinsicht begann von Seiten der ordentlichen Gerichte nach der Verkündung des »Blutschutzgesetzes«[13] mit der Frage, ob Abtreibung bei jüdischen Frauen strafbar sei. So sprach das Schöffengericht Lüneburg 1938 eine jüdische Hausangestellte wegen versuchter Abtreibung frei. Das Rassenpolitische Amt der NSDAP kommentierte das Urteil zustimmend: »§ 218 gilt nicht für Juden.«[14] Das Schwurgericht Hannover hingegen bestrafte 1939 zwei jüdische Frauen aus folgenden Gründen:

*»Die gänzlich freie und ungeregelte Zulassung der Abtreibung kann den in Deutschland lebenden Personen jüdischer Rassenzugehörigkeit, so unerwünscht der Nachwuchs vom völkischen Standpunkt aus sein mag, nicht zugestanden werden. ... Es würde ... die unbeschränkte und gesetzlich ungeregelte Zulassung der Abtreibung bei jüdischen Frauen eine unabsehbare Gefahrenquelle gerade für den deutschen Nachwuchs bedeuten, ganz abgesehen von dem verderblichen Einfluß, den das Beispiel der Abtreibung bei Jüdinnen auf die Seele der deutschen Frauen haben müßte.«*

Die befürchtete »Gefahrenquelle« bestand vor allem in der mit einer Zulassung der Abtreibung verbundenen »Hochzüchtung eines gewerbsmäßigen Abtreibertums«. »Deutsche Frauen, bei denen der Wille zum Kind trotz aller Aufklärungsarbeit noch nicht genügend gestärkt sein könnte«, so argumentierte das Gericht, »würden allzu leicht den Weg zu solchen jüdischen Abtreibern finden, die durch die freie Ausübung dieses Gewerbes unter ihren Rassegenossen eine gewisse Fertigkeit sich aneignen würden.« Schließlich wies das Urteil auf »die Heimlichkeit, mit der Abtreibungen überhaupt vorgenommen werden«, hin, was diesen Zugang nur erleichtern würde.[15]

In einer Besprechung zwischen den Staatssekretären für Volksgesundheit, Conti, und der Justiz, Freisler, im März 1940 war die »Frage der Zweckmäßigkeit der Schwangerschaftsunterbrechung bei Jüdinnen auf eigenen Wunsch« Thema. Die Aktennotiz hält fest, »daß diese Frage noch zurückgestellt werden soll, bis die Entwicklung des Judenproblems im Altreich genauer übersehen werden kann.«[16] Die Deportation und Ermordung der Juden »löste« diese Frage auf andere Weise; was blieb, waren Diskussionen über Sterilisation und Abtreibung bei »Mischlingen«.

Die Entscheidung des Hannoverschen Gerichts zeigt die Richtung an, die während des Krieges in radikalisierter Form die Abtreibungspolitik in den besetzten Gebieten Polens und der Sowjetunion bestimmen sollte: einerseits Aufhebung der Strafverfolgung bei einheimischen »fremdvölkischen« Frauen, sofern nicht deutsche oder »volksdeutsche« durch die Tätigkeit »gewerblicher

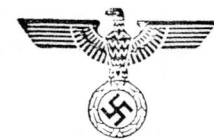

# Bekanntmachung

Das Sondergericht Hohensalza hat zum Tode verurteilt am 5. März 1943

## Ludwika Wawrzyniak, geb. Brzurska, aus Golina, Kreis Konin,

wegen gewerbsmäßiger Abtreibung.

Das Urteil ist heute vollstreckt worden.

(Übersetzung)

Przez Sondergericht w Hohensalza skazana została na śmierć dnia 5. marca 1943 Ludwika Wawrzyniak, ur. Brzurska, z Golina, Kreis Konin, za zawodowe spedzanie płodu.

Wyrok zostal dzisiaj wykonany

Hohensalza, den 31. März 1943.

## Der Oberstaatsanwalt

**Bekanntmachung einer Hinrichtung wegen gewerbsmäßiger Abtreibung**
*Plakat, April 1943.*
*Archiwów Państwowych, Warschau*

Im Nationalsozialismus wurden Selbstabtreibungen relativ gering bestraft. Gewerbliche Abtreiber konnten dagegen ab März 1943 wegen »fortgesetzter Beeinträchtigung der Lebenskraft des deutschen Volkes« zum Tode verurteilt werden.

Abtreiber/innen« »gefährdet« waren, andererseits Prozesse mit zwischen Justiz und Polizei abgesprochener Todesstrafe zur »Abschreckung«. So geschah es auch im Fall der Ludwika W.[17] In einem Kreis des »Warthegaus« – der dem Deutschen Reich einverleibte Teil Polens mit dem höchsten polnischen Bevölkerungsanteil – traf der deutsche Staatsapparat auf eine ländliche Kultur, in der die dort lebenden Frauen, unabhängig, ob Polinnen oder Deutsche, ungewollte Schwangerschaften von Ludwika W., der Kartenlegerin, abtreiben ließen, einer alten Frau von über 70 Jahren. Offenbar beherrschte sie ihre Kunst. Die polizeilichen Ermittlungen ergaben keine Todesfälle oder verletzte Frauen. Ludwika W. wurde hingerichtet, weil sie an vier volksdeutschen Frauen auf deren Wunsch Abtreibungen vorgenommen hatte. Für Polizei und Justiz hatte sie sich damit »an deutschem Volksgut vergriffen«. Ihre Verurteilung beruhte nicht allein auf § 218 StGB – er sah um diese Zeit noch keine Todesstrafe vor –, sondern zusätzlich auf der »Polenstrafrechtsverordnung«, die inflationär die Todesstrafe über »polnische Schutzangehörige« verhängte. Anklage in den ebenfalls ermittelten sechs Fällen wegen Abtreibung an polnischen Frauen erhob der Staatsanwalt nicht. Sie lagen in deutschem Interesse. »Es ist von unserem Standpunkt aus nur zu begrüßen, wenn polnische Frauen möglichst zahlreich an sich Abtreibungen vornehmen lassen oder selbst abtreiben«[18], hatte Conti bereits ein Jahr zuvor an Himmler geschrieben.

Der § 218 StGB wurde im Jahr 1943 geändert durch die »Verordnung zum Schutz von Ehe, Familie und Mutterschaft«. Sie beinhaltete eine drastische Strafverschärfung und die Aufhebung der Bestrafung zugleich, je nachdem, um welche »Täter« es sich handelte. Die Zuchthausstrafe wurde wieder eingeführt für die »Frau, die ihre Leibesfrucht abtötet oder die Abtreibung durch einen andern zuläßt... in besonders schweren Fällen« und als Strafe für Dritte »in minder schweren Fällen«. Auf »gewerbliche Abtreibung« stand nun im § 218 der Tod: »Hat der Täter die Lebenskraft des deutschen Volkes fortgesetzt beeinträchtigt, so ist auf Todesstrafe zu erkennen.« Hingegen sollten die Paragraphen »auf Straftaten gegen Personen, die nicht deutsche Staatsangehörige deutscher Volkszugehörigkeit sind, keine Anwendung finden«. Sie entlasteten somit auch deutsche Täter von Abtreibungen an ausländischen Frauen.

Damit war auf rassistischen Kriterien beruhendes ungleiches Recht für denselben Tatbestand »Abtreibung« schließlich auch öffentlich im Reichsgesetzblatt verankert.[19] Aus der Zeit nach März 1943 sind Todesurteile wegen § 218 gegen »gewerbliche Abtreiber/innen« nicht nur aus den »eingegliederten polnischen Gebieten«, sondern auch aus dem »Alt-Reich« bekannt. Zur selben Zeit, im März 1943, wurden die Massenabtreibungen an Frauen aus Osteuropa über die Gutachterstellen der Ärztekammern in die Wege geleitet.

**Abtreibung an Ostarbeiterinnen und Polinnen**

7,7 Millionen Kriegsgefangene, Zivilarbeiter und Zivilarbeiterinnen aus fast 20 europäischen Ländern arbeiteten 1944 im »großdeutschen Reich«. Von den 5,7 Millionen Zivilarbeiter/innen kamen 2,8 Millionen aus der Sowjetunion, 1,7 Millionen aus Polen, 1,3 Millionen aus Frankreich und etwa 600 000 aus Italien. Knapp zwei Millionen von ihnen waren Frauen, die meisten aus der Sowjetunion und Polen. Ihr Durchschnittsalter betrug 20 Jahre.[20] Allein die bloße Anwesenheit der Ausländer/innen – ohne die die deutsche Landwirtschaft und Kriegsindustrie zusammengebrochen wären – bedeutete für Himmler, den Chef des zu ihrer Überwachung aufgeblähten Polizeiapparats, eine »Verdichtung der Gefahrenlage« und erforderte zugleich mit der »Abwehr der Sicherheitsgefahren« die »Abwehr der Gefahren für den rassischen Bestand des deutschen Volkes (Vermischung mit fremdem Blut, Unterwanderung usw.).«

Schwangerschaften, Geburten und Abtreibungen von Zwangsarbeiterinnen aus Osteuropa wurden zunehmend Gegenstand höchster Aufmerksamkeit, öffentlicher Kontrolle und mörderischer Eingriffe. Polizei, Lagerleiter, »Betriebsführer« – vom Kleinbauern bis zum Industrieunternehmen –, Deutsche Arbeitsfront (DAF), Reichsnährstand, Ämter für Volkstumspolitik, Nationalsozialistische Volkswohlfahrt (NSV), die Himmler-Behörden »Reichskommissar für die Festigung deutschen Volkstums« (RKF) und das »Rasse- und Siedlungshauptamt-SS« (RuSHA), Arbeitsämter, Ärztekammern, Gesundheitsamt sowie Jugendamt wirkten hier zusammen, um in unterschiedlicher Weise drohenden Störungen in der Ausbeutung der Arbeitskraft und »volkstumspolitischen Gefahren« zu begegnen.

Bis Ende 1942 wurden schwangere Zwangsarbeiterinnen aus Polen und der Sowjetunion in der Regel in ihre Herkunftsländer zurückgeschickt. Einzelne Anträge für polnische Frauen waren zunächst über den Geheimerlaß vom September 1940 gestellt worden. Im Frühjahr 1943 organisierte der »Reichsgesundheitsführer« zusammen mit dem Reichsarbeitsministerium und dem RKF »Schwangerschaftsunterbrechungen bei Ostarbeiterinnen und Polinnen« in großem Maßstab. Bis Kriegsende wurden für die Entscheidungen über »rassisch« indizierte Abtreibungen dieselben Stellen zuständig, die über medizinisch indizierte Abbrüche bei deutschen Frauen entschieden: die Gutachterstellen der Reichsärztekammer für Schwangerschaftsunterbrechung aus gesundheitlichen Gründen in Zusammenarbeit mit dem RKF.[21]

Bei schwangeren »Ostarbeiterinnen« entschied die Gutachterstelle allein; bei schwangeren Polinnen und wenn als »Erzeuger« ein Deutscher oder ein anderer Mann »germanischen Blutes« angegeben wurde, hing die Entscheidung für oder gegen einen Abbruch vom Resultat der »rassischen Überprüfung« eines »Eignungsprüfers« der SS ab. Die Frauen, gegebenenfalls auch die »Erzeuger«, wurden polizeilich vorgeladen und im Gesundheitsamt untersucht. Eine Antwort des RKF an eine Gutachterstelle der Ärztekammer lautete z.B.:

*»Die rassische Überprüfung der Dienststelle des Höheren SS- und Polizeiführers Südost, SS-Führer im Rasse- und Siedlungswesen O/S hat ergeben, daß es sich bei der Alexandra N. um einen nicht erwünschten Bevölkerungszuwachs handelt. Eine Überprüfung des Erzeugers des zu erwartenden Kindes konnte nicht erfolgen, da seine Anschrift nicht bekannt ist. Der Schwangerschaftsunterbrechung wird zugestimmt.«*[22]

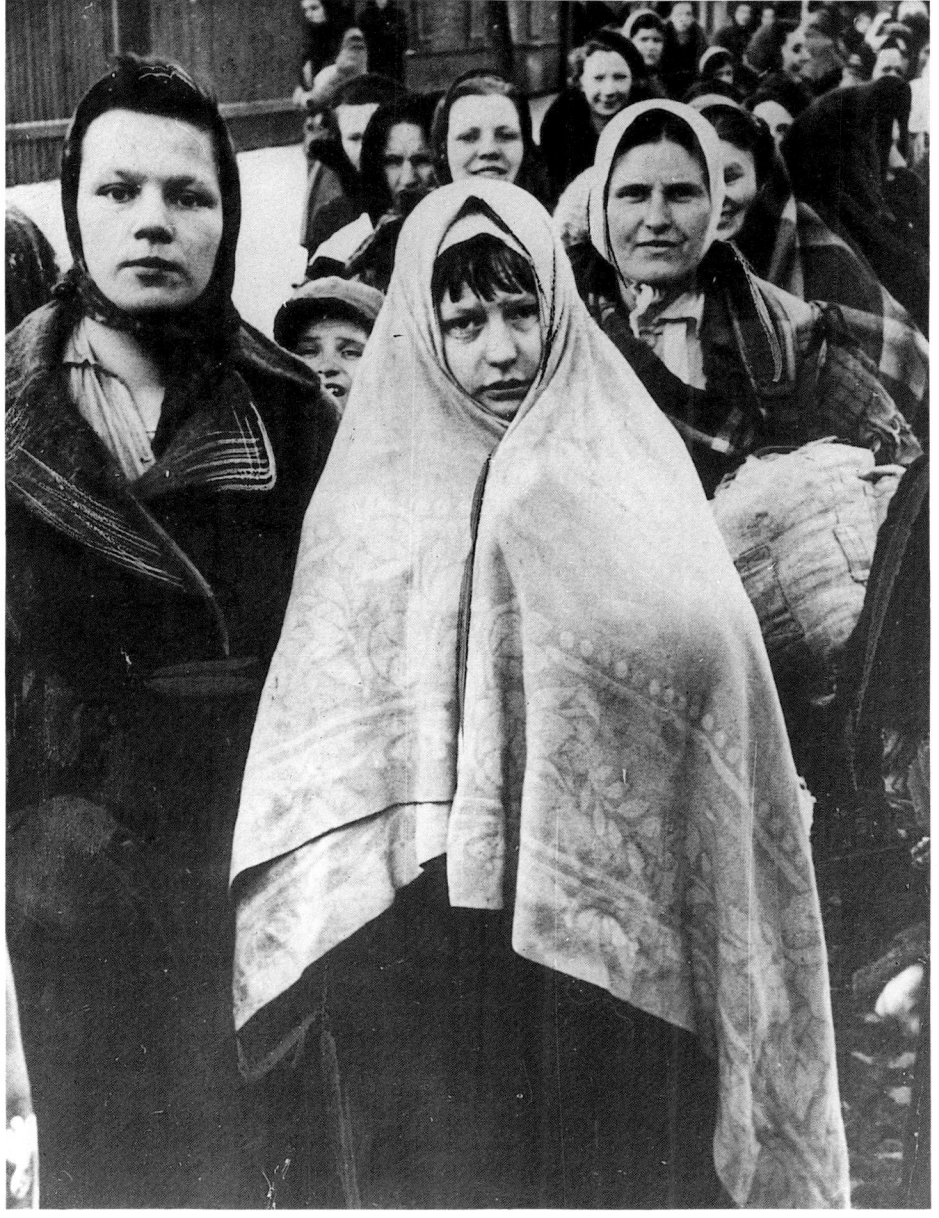

**Polnische Frauen warten auf den Abtransport nach Deutschland**
*Foto, um 1942.*
*Bundesarchiv Koblenz*

Mit Kriegsbeginn 1939 wurde die Zivilbevölkerung der durch deutsche Truppen besetzten Gebiete Osteuropas zur Arbeit in der deutschen Rüstungsindustrie gezwungen. So mußten fast drei Millionen Polen und Polinnen als Zwangsarbeiter in Deutschland tätig sein.

69

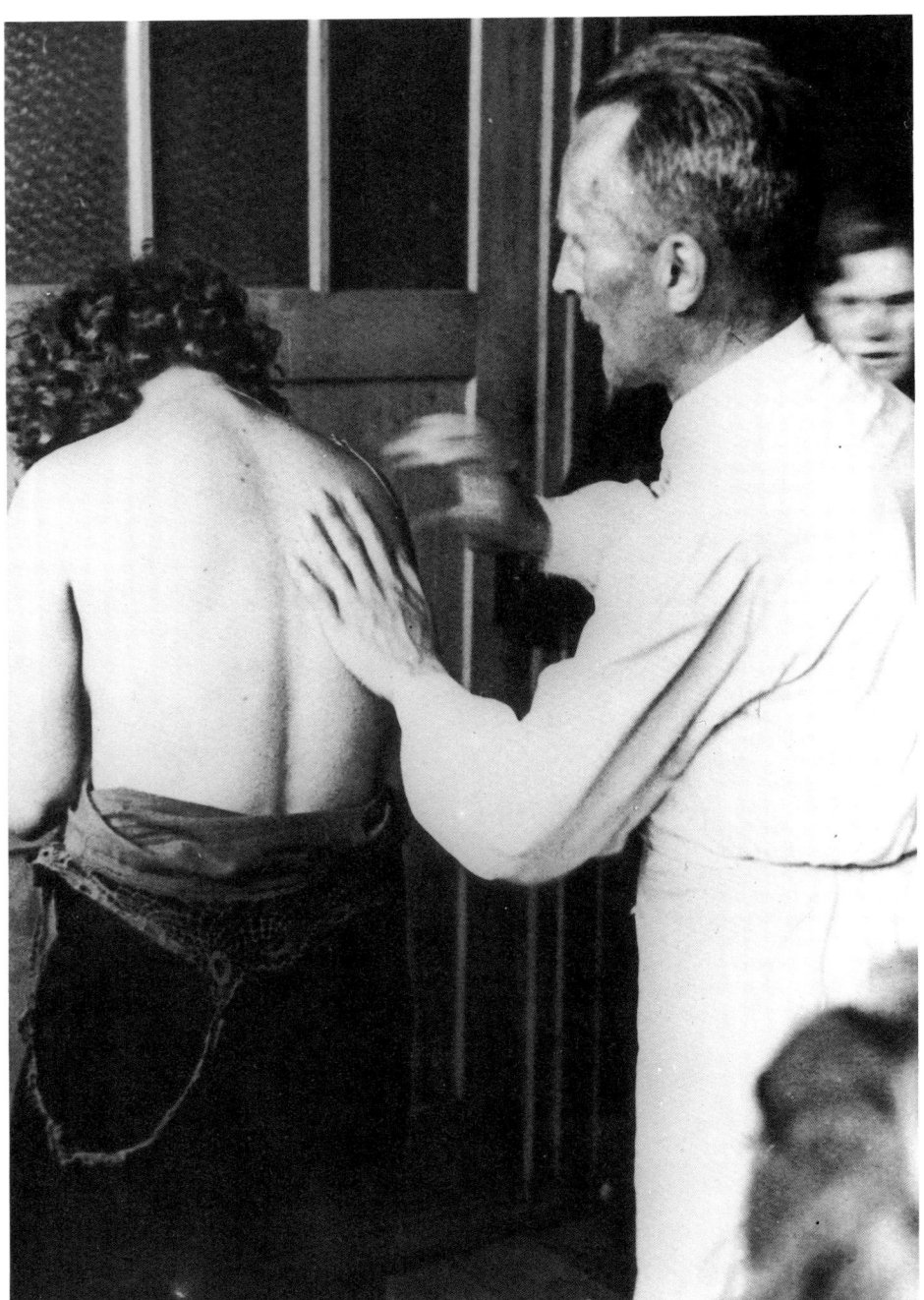

Bei Hedwig S., einer polnischen Landarbeiterin, mit polnischem »Erzeuger« lehnte ein anderer Eignungsprüfer den Schwangerschaftsabbruch zunächst ab, weil das Paar heiraten und sich »eindeutschen« lassen wollte. Als sie damit bis zum Kriegsende warten wollten, gab er offenbar seine Zustimmung zur Abtreibung.[23]

Diese beiden Beispiele zeigen, daß es ein Zufall war, wenn der Antrag einer Frau und das Ergebnis der »Rassenprüfung« dasselbe Resultat in der Sache hatten. Für Frauen, die tatsächlich eine Abtreibung wünschten, verlängerte die »Rassenprüfung« den Zeitraum bis zum Abbruch um mindestens einen Monat; Frauen, die gegen eine Abtreibung waren, sind möglicherweise nicht erschienen. Andere hatten bereits geboren oder waren ohne »R-Prüfung«, veranlaßt von der Gutachterstelle, direkt zum Abtreiben geschickt worden. »Gutrassische« Kinder wurden nach der Geburt den Müttern weggenommen.[24]

Ein Rundschreiben Contis vom Dezember 1943 bestimmte, daß die Gutachterstelle möglichst verstreut über ihren Bereich Ärzte zu ihren Mitgliedern ernennen sollte, »die weltanschaulich gefestigt und ärztlich durchaus in Ordnung sind«. Diese seien dann »berechtigt, im Namen der Gutachterstelle sofort zu entscheiden in solchen Fällen, in denen der Höhere SS- und Polizeiführer nicht beteiligt ist«. Diese wurden in anderen Fällen des Schwangerschaftsabbruchs tätig. Zwischen den Ausländer/innen aus Osteuropa und Deutschen, vor allem aber zwischen »fremdvölkischen« Männern und deutschen Frauen, hatte die Polizei ein absolutes Geschlechtsverkehrsverbot verhängt, das bei Übertretung mit »Sonderbehandlung«, d.h. Tötung des Mannes geahndet wurde. Bei Polen war es möglich, daß die Hinrichtung durch Zwangsgermanisierung ersetzt wurde, abhängig vom Ergebnis der »Rassenprüfung« eines Eignungsprüfers oder SS-Führers im Rasse- und Siedlungswesen. Russische Männer wurden ohne rassische Überprüfung bis Kriegsende wegen verbotenem Geschlechtsverkehr erhängt. Die betroffenen Frauen mußten sich nach ihrer Festnahme vom Amtsarzt gynäkologisch auf das Bestehen einer Schwangerschaft untersuchen lassen. Die Entscheidung für oder gegen eine Abtreibung wurde vom Ergebnis der »Rassenprüfung« des Mannes und ihrer eigenen Beurteilung abhängig gemacht.

Die Abtreibungen an russischen, belorussischen, ukrainischen, litauischen und polnischen Frauen fanden in Durchgangslagern und »Ausländerkrankenhäusern«, in Krankenbaracken der »Ostarbeiterlager« und »Entbindungsbaracken für Ostarbeiterinnen« statt, ebenso in abgegrenzten Räumen oder Baracken »deutscher Krankenhäuser«. Nach Möglichkeit sollten ausländische Ärzte die Eingriffe vornehmen.[25] Im Februar 1944 schrieb Conti über »Ostarbeiter und Bevölkerungspolitik«:

*»Im Hinblick auf die Schwangerschaftsunterbrechungen bei Ostarbeiterinnen taucht immer wieder die Ansicht auf, daß ein Interesse an dem Geborenwerden zukünftiger Ostarbeiterhilfskräfte bestehe. Hierzu muß betont werden, daß diese Ansicht völlig abwegig ist. Es besteht ein dringendes Kriegsinteresse daran, daß die Ostarbeiterinnen jetzt in der Rüstungsproduktion arbeiten. Sich um die Zahl zukünftiger Ostarbeiter oder -arbeiterinnen Gedanken zu machen, besteht angesichts der bevölkerungspolitischen Lage nicht die mindeste Veranlassung. Eine solche Meinung läßt die völlige Unkenntnis der Sachlage und mangelndes Verständnis für die bevölkerungspolitischen Fragen erkennen.«[26]*

Unterlagen über die Zahl der Anträge bei den Gutachterstellen sind nur noch spärlich erhalten. Aus dem Tagebuch der Hamburger Ärztekammer existieren folgende Angaben: Für »Ostarbeiterinnen und Polinnen« wurden in der Zeit vom 8.10.1943 bis 25.5.1945 633 Anträge gestellt, davon genehmigte die Gutachterstelle 619; 14 lehnte sie ab. Bei zwölf Frauen war die 20. Schwangerschaftswoche überschritten, eine Frau war keine »Ostarbeiterin«, eine russische Frau verweigerte den Eingriff. Zum Vergleich: Für den Zeitraum vom 2.8.1944 bis zum 25.5.1945 sind für Ausländerinnen 453, für deutsche Frauen 60 Anträge notiert.[27] Die hohe Zahl der Abtreibungen an Ausländerinnen im Verhältnis zu den Eingriffen bei deutschen Frauen spiegelt die Einbindung der ärztlichen Gutachter in die rassistische Bevölkerungspolitik des Nationalsozialismus wider.

**Und danach?** Nach Kriegsende wurde der »alte« § 218 wieder gültig. Die Länder der SBZ entwickelten jedoch eigene Gesetze, die den § 218 durch unterschiedliche Indikationsmodelle ersetzten. Dieser Prozeß der Liberalisierung der Gesetzgebung wurde nach der Gründung der DDR 1950 durch das für das ganze Land gültige »Gesetz über den Mutter- und Kinderschutz und die Rechte der Frau« abrupt unterbrochen.[28] In der DDR galt seit 1972 die Fristenregelung für Schwangerschaftsabbrüche.

In den alten Bundesländern bestand hinsichtlich der medizinischen und eugenischen Indikation bis zur Reform des § 218 in den Jahren 1975/76 Rechtsunsicherheit. Bis zu dieser Zeit wurde für einen Schwangerschaftsabbruch aus medizinischen Gründen bis auf kleine Abweichungen das im Nationalsozialismus geschaffene Gutachterverfahren bei den Ärztekammern fortgeführt.[29]

### Anmerkungen

1 Vgl. Anna Bergmann: *Die verhütete Sexualität. Die Anfänge der modernen Geburtenkontrolle.* Hamburg 1992; Cornelie Usborne: *The Politics of the Body in Weimar Germany. Women's Reproductive Rights and Duties.* London 1992.

2 *Deutsches Ärzteblatt* H. 62/1933, S. 247 f.

3 Reichsärztekammer (Hg.): *Richtlinien für Schwangerschaftsunterbrechung und Unfruchtbarmachung aus gesundheitlichen Gründen.* Bearbeitet von Dr. Hans Stadler. München 1936.

4 *Deutsches Ärzteblatt* H. 65/1935, S. 756.

5 BA ehem. ZStAP, 15.01/26250.

6 BAK, R 43 II/720.

7 BA ehem. ZStAP, 30.01/10160.

8 BA ehem. ZStAP, 30.01/10163.

9 GeheimErl RMdI v. 19.9.1940, »Betrifft: Schwangerschaftsunterbrechungen«, IfZ, MA-1159.

10 BAK, Sammlung Schumacher 399.

11 Der hier abgebildete Meldebogen vom Januar 1945 zeigt den Schwangerschaftsabbruch bei einer polnischen Frau im Kreiskrankenhaus Luckau an. Statt der medizinischen Begründung, z. B. Lungentuberkulose, ist hier »Ausländerin« die Indikation.

12 Vgl. Gabriele Czarnowski: *Das kontrollierte Paar. Ehe- und Sexualpolitik im Nationalsozialismus.* Weinheim 1991.

13 Das »Gesetz zum Schutze deutschen Blutes und der deutschen Ehre« von 1935 hob die Freiheit der Eheschließung auf und errichtete Sexualverbote zwischen jüdischen und nichtjüdischen Deutschen.

14 Informationsdienst Rassenpolitisches Amt der NSDAP. Reichsleitung, BAK, NSD 17/2 – 1938.

15 Das Urteil ist abgedruckt in *Deutsche Justiz,* 101.1939, S. 572 f.

16 BAK, R 18/3806. Den »Wunsch« Contis nach Einführung der Todesstrafe für »Lohnabtreiber« hielt Freisler auf dieser Besprechung noch für »zu weit gehend«.

17 Staatsarchiv Bydgoszcz, Sondergericht Hohensalza, Sygn. 891.

18 IfZ, Dokument NO-3090.

19 Reichsgesetzblatt I, 1943, S. 169 – 171.

20 Vgl. Ulrich Herbert: *Fremdarbeiter. Theorie und Praxis des »Ausländer-Einsatzes« in der Kriegswirtschaft des Dritten Reiches.* Berlin/Bonn 1986; Gisela Bock: *Zwangssterilisation im Nationalsozialismus. Studien zur Rassenpolitik und Frauenpolitik.* Opladen 1986.

21 Rundschreiben vom 11. März 1943, Info-Dienst des Hauptamtes für Volksgesundheit, BAK NSD 28/7.

22 BAK, R 49/326.

23 Hessisches Hauptstaatsarchiv Wiesbaden, »Betr. Überprüfungsakt Schwangerschaftsunterbrechung«, Abt. 483/4362.

24 Das Ausmaß dieser Praxis ist bisher kaum untersucht.

25 Vgl. Susanne Hohlmann: *Pfaffenwald. Sterbe- und Geburtenlager 1942–1945.* Kassel 1988; Bernhild Vögel: *»Entbindungsheim für Ostarbeiterinnen«. Braunschweig, Broitzemer Straße 200.* Hamburg 1989. Das Verhältnis von Abtreibungen zu geborenen Kindern, die getrennt von ihren Müttern in besonderen Säuglingslagern untergebracht waren und von denen fast alle in kürzester Zeit an Unterernährung und mangelnder Pflege starben, ist nicht bekannt.

26 Info-Dienst des Hauptamtes für Volksgesundheit, BAK NSD 28/8.

27 Vgl. Michaela Garn: Zwangsabtreibung und Abtreibungsverbot. Zur Gutachterstelle der Hamburger Ärztekammer, in: Angelika Ebbinghaus u. a. (Hg.): *Heilen und Vernichten im Mustergau Hamburg. Bevölkerungs- und Gesundheitspolitik im Dritten Reich.* Hamburg 1984, S. 39.

28 Vgl. den Beitrag von Kirsten Poutrus in diesem Band.

29 Vgl. Ulrich Wolf: *Schwangerschaftsabbruch aus medizinischer Sicht.* Berlin/New York 1973.

# »Ein Staat, der seine Kinder nicht ernähren kann, hat nicht das Recht, ihre Geburt zu fordern.« Abtreibung in der Nachkriegszeit 1945 bis 1950

Kirsten Poutrus

Dieses Motto stellte der Frauenarzt Fritz Brupbacher 1926 seiner Schrift über Geburtenkontrolle[1] voran. Unter den chaotischen Lebensverhältnissen, die dem Zusammenbruch des »Dritten Reiches« folgten, war diese Forderung aktueller denn je. Eine Folge des Krieges war die gänzlich veränderte Bevölkerungsstruktur Deutschlands. Es lebten sieben Millionen Frauen mehr als Männer, vor allem in den erwerbsfähigen Jahrgängen. Diese Frauen waren es, die nach dem Krieg die Überlebensarbeit leisteten. Bis zu 65 % der Wohnungen in den Großstädten wurden durch den angloamerikanischen Luftkrieg zerbombt. Etwa 40 % der Bevölkerung hatte fast ihre gesamte Habe, ca. 25 % einen Teil davon eingebüßt. Weite Teile der landwirtschaftlichen Nutzfläche waren verwüstet, die Viehbestände stark reduziert.[2] Es fehlte an Nahrungsmitteln und anderen Versorgungsgütern. Die Stromversorgung, das Eisenbahnwesen und der Nahverkehr lagen darnieder. Zehn Millionen Flüchtlinge und Vertriebene aus den ehemaligen Ostgebieten, vor allem Frauen, Kinder und Alte, waren nach einer neuen Bleibe suchend auf den Straßen Deutschlands unterwegs. Zu Tausenden wurden diese Frauen Opfer von Vergewaltigungen durch die Soldaten der sowjetischen Siegermacht. Es veränderte nachhaltig die Handhabung

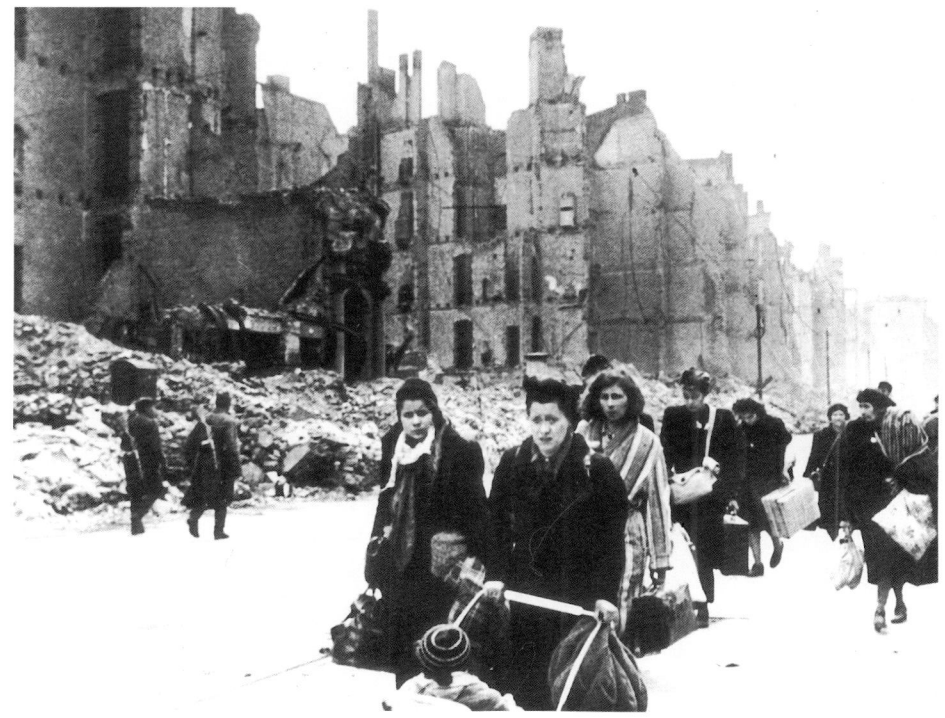

**Strom von Flüchtlingen und Ausgebombten durch die zerstörten Straßen, 1945**
*Foto, 1945.*
*Ullstein Bilderdienst, Berlin*

Zehn Millionen deutsche Flüchtlinge und Vertriebene aus den ehemaligen Ostgebieten, vor allem Frauen und Kinder, waren im zerstörten Deutschland auf der Suche nach einem neuen Zuhause.

73

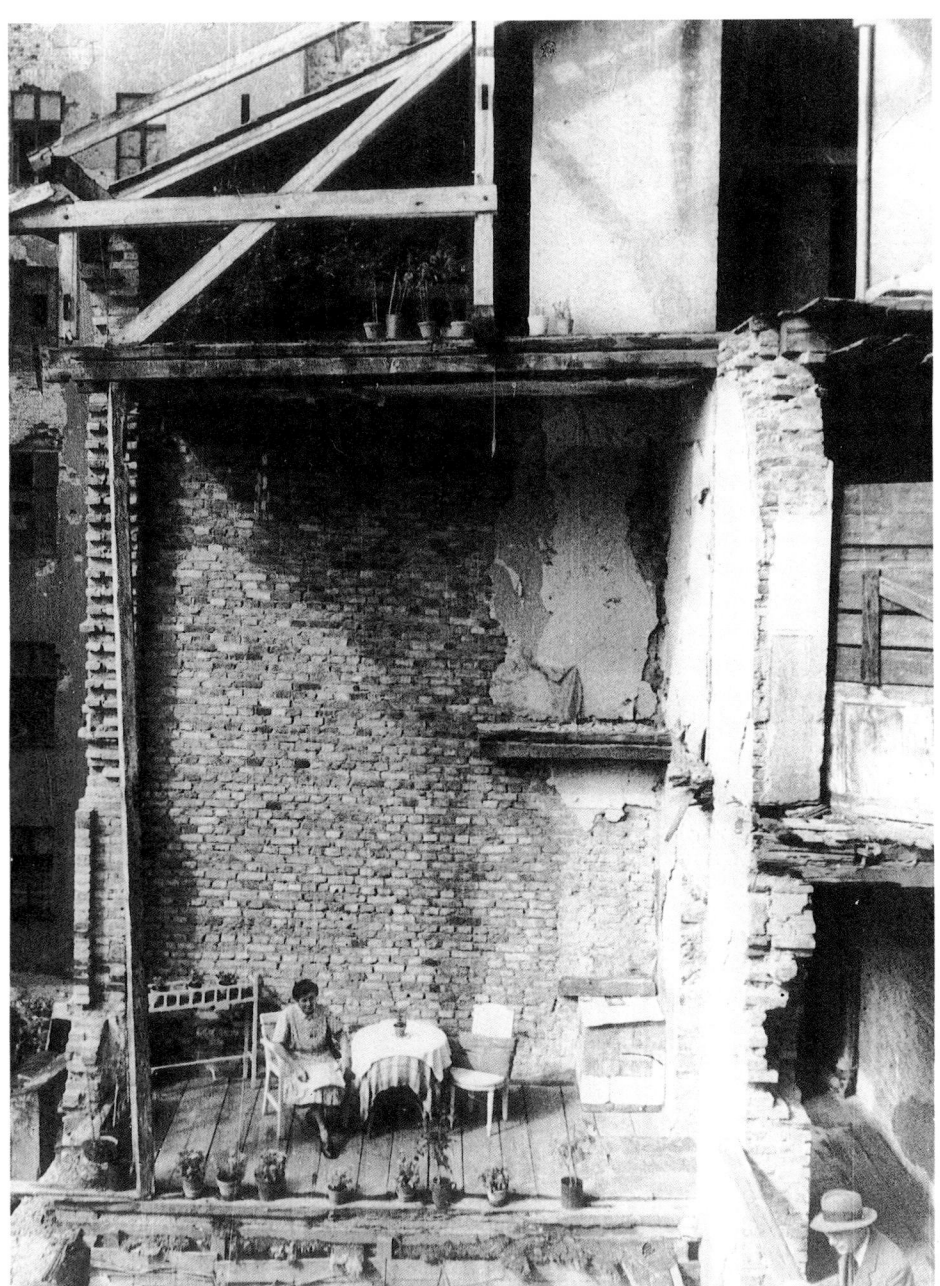

des deutschen Abtreibungsstrafrechts in der Nachkriegszeit und führte den § 218 StGB ad absurdum.

**Die Massen-vergewaltigungen**

Die Frauen auf den Flüchtlingstrecks wurden massenhaft Opfer der Gewalttätigkeit sowjetischer Rotarmisten im »Siegesrausch«. Sie wurden ausgeplündert, vergewaltigt und ermordet: In den Vertreibungsgebieten vergewaltigten Angehörige der Roten Armee ungefähr 1,4 Millionen Frauen, von denen 180 000 (12,9 %) an den Folgen starben.[3] Die Schreckensnachrichten dieser Ereignisse erreichten Mitteldeutschland schneller als die Truppen der Siegermacht. Auch die letzten NS-Wochenschauen und Durchhalte-Pamphlete, wie z.B. »Der Panzerbär. Ein Kampfblatt für die Verteidiger Groß-Berlins«, bereiteten die weibliche Bevölkerung auf ihr »Schicksal« vor.

*»Wir fühlen die Augen unserer Frauen und Kinder in ernstem Vertrauen auf uns gerichtet. Vor sie treten wir als Beschützer: vor ihnen errichten wir den Wall, der der roten Flut*

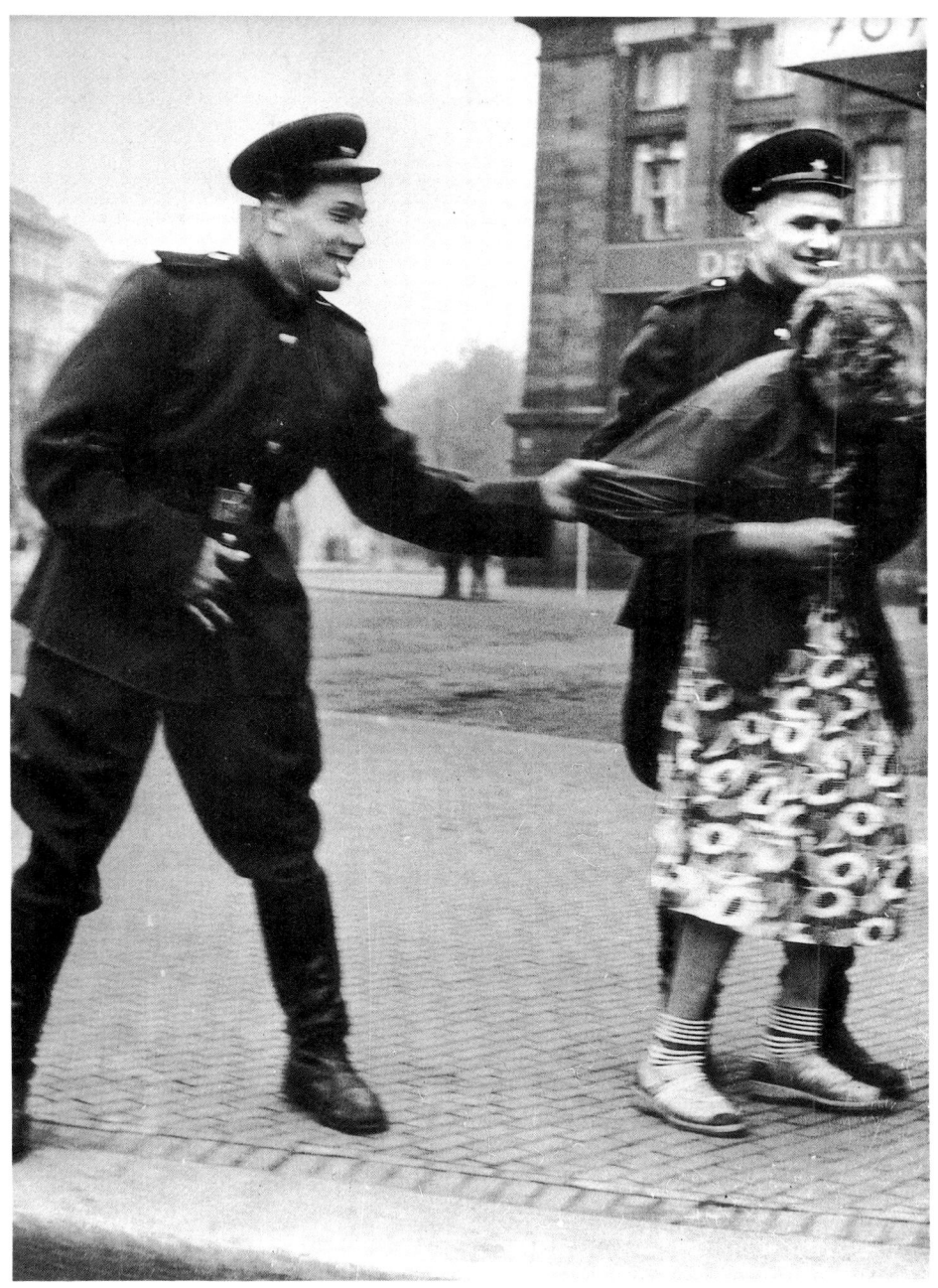

**Zwei russische Soldaten belästigen ein Mädchen, vermutlich in Dresden 1945**
*Foto, 1945.*
*Ullstein Bilderdienst, Berlin*

Dieses Foto erinnert viele Menschen an die Zeit, als Frauen in Deutschland massenhaft Opfer einer Vergewaltigung wurden. Solche Gewalttaten fanden durch Männer aller am Zweiten Weltkrieg beteiligten Nationen statt. Im Bewußtsein der deutschen Bevölkerung blieben vor allem die Vergewaltigungen durch die russischen Soldaten haften.

*aus dem Osten und der Ausrottung und Aushungerung durch die Westmächte Einhalt gebieten soll.«*[4]

*»Mit vorgehaltener Waffe zieht diese Soldateska von Haus zu Haus und stiehlt Uhren und Schmuck, verlangt Schnaps und Zigaretten. Am Abend durchsuchen die innerasiatischen Wüstlinge die Wohnungen nach jungen deutschen Frauen und Mädchen, schänden sie unter brutalster Gewaltanwendung.«*[5]

Überall dort, wo die sowjetischen Truppen deutsches Territorium einnahmen, ob in kleinen Dörfern oder Großstädten, überall spielten sich die gleichen Szenen ab. Frauen wurden in Kellern, Treppenhäusern, Wohnungen und auf der Straße von den Rotarmisten überfallen und vergewaltigt, oft mehrmals hintereinander von einer ganzen Gruppe von Soldaten. Ehemänner, Verwandte, Nachbarn und die eigenen Kinder wurden Augenzeugen solcher Gewaltakte. Selbst vor Krankenhäusern machten die Soldaten keinen Halt. Alkohol spielte bei diesen Exzessen eine wichtige Rolle.[6]

Helke Sanders Schätzungen gehen für die Sowjetische Besatzungszone von weiteren 500 000 und allein in Groß-Berlin von 100 000 Vergewaltigungen aus.[7]

Aber auch während des Einmarsches der westlichen Alliierten in Deutschland kam es zu Vergewaltigungen. Bekannt geworden sind vor allem die Gewalttaten der französischen Soldaten in Freudenstadt, Pforzheim und Stuttgart sowie eine Anzahl von Vergewaltigungen durch US-Soldaten. In der U.S. Army wurden von März bis April 1945 insgesamt 487 Fälle von Vergewaltigung verhandelt.[8]

Krieg und Vergewaltigung der Frauen der Besiegten durch die Sieger sind seit Bestehen des Patriarchats zwei zusammengehörige Phänomene. Mißachtung und Vernichtung menschlichen Lebens, welches von Frauen hervorgebracht wird, ist oberstes Prinzip des Krieges. Die Massenvergewaltigungen in den »modernen« Kriegen des 20. Jahrhunderts, insbesondere im Zweiten Weltkrieg und heute in Jugoslawien, sind keine »Ausrutscher« der Geschichte. Sie bedeuten nicht die Rückkehr zur Barbarei oder sind etwa ein Zeichen von Rückständigkeit, wie oft behauptet wurde. Im Gegenteil: Sie sind ein integraler Bestandteil des Krieges überhaupt.

| | |
|---|---|
| **Die »ethische« Indikation** | Unter diesen Umständen und angesichts der »Folgen« der Vergewaltigungen war der § 218 StGB in der Nachkriegszeit ein Anachronismus. Im § 218 wird das dritte christliche Gebot »Du sollst nicht töten!« durch die staatliche Anerkennung des Ungeborenen als Leben von Anfang an auf den Fötus ausgeweitet und die Abtreibung strafrechtlich scharf sanktioniert. Das Gesetz stand von Anfang an im Widerspruch zur Realität. Abtreibung war aufgrund des mangelhaften Verhütungswissens seit der Jahrhundertwende das am häufigsten angewandte Mittel der Geburtenbeschränkung. Modifizierungen, die auch für die Nachkriegszeit noch bedeutend waren, erfuhr der § 218 erst im »Dritten Reich«, einerseits durch das »Erbgesundheitsgesetz« vom 26. 6. 1936[9] und andererseits durch die Bestimmungen der »Verordnung zum Schutz von Ehe, Familie und Mutterschaft« vom 9. März 1943.[10] Beide Verordnungen schränken die Strafverfolgung wegen Vergehens gegen § 218 aus rassenhygienischen Gründen ein. Den gleichen Intentionen entsprach auch der Erlaß des Reichsinnenministers vom 14. 3. 1945 über die »Unterbrechung von Schwangerschaften, die auf eine Vergewaltigung der Frauen durch Angehörige der Sowjetarmee zurückzuführen sind«.[11] Schwangere vergewaltigte Frauen sollten von den Ärzten an die Gesundheitsämter verwiesen werden. Leitende Medizinalbeamte hatten »sicherzustellen, daß in den Landesfrauenkliniken, den entsprechenden Abteilungen der Krankenhäuser oder sonstigen geeigneten Einrichtungen die Schwangerschaftsunterbrechungen durchgeführt werden« konnten.[12] Punkt 7 des Erlasses besagt: »Die Fälle, in denen Frauen trotz Vergewaltigung durch Angehörige der Sowjetarmee nicht zu einer Unterbrechung der Schwangerschaft bereit sind, müssen vom Gesundheitsamt auf geeignete Weise überwacht werden, damit eine Erfassung rassisch unerwünschter Nachkommenschaft sichergestellt ist.«[13] Der Erlaß galt nur für russische, also »rassisch minderwertige« Vergewaltiger. Durch deutsche oder auch durch westliche Alliierte vergewaltigte Frauen sollten nach wie vor die aus Vergewaltigungen entstandenen Schwangerschaften austragen. |

Deshalb handelt es sich bei der in der Nachkriegszeit praktizierten sogenannten ethischen Indikation, ihrem Ursprung und Wesen nach, um eine rassistische Indikation. Sie stellt nicht auf das Leid der Frau, auf ihr Vergewaltigungstrauma ab, sondern einzig auf die Verhinderung von rassischen »Bastarden«. Aus vielen Berichten von Zeitzeugen und archivalischen Quellen geht hervor, daß, wissentlich oder unwissentlich, in den ersten Wochen nach dem Zusammenbruch der deutschen Behörden sowohl in der Sowjetischen Besat-

**Antrag einer Frau auf Schwangerschafts-unterbrechung wegen Vergewaltigung durch drei russische Männer, Meiningen/Thüringen vom 9. Januar 1946**
*Thüringisches Staatsarchiv, Meiningen*

Im Dokument beschreibt eine Frau ihre Vergewaltigung durch drei russische Männer. Insgesamt schätzt man heute die Zahl der Vergewaltigungs-opfer in den ehemaligen deut-schen Ostgebieten und der sowjetisch besetzen Zone auf 1,9 Millionen. 20 % der be-troffenen Frauen wurden schwanger, 90 % von ihnen haben abgetrieben. Die Mas-senvergewaltigungen, aber auch das soziale Elend der un-mittelbaren Nachkriegszeit führten zu einer Liberalisierung der legalen Abtreibungs-praxis in den vier Besatzungs-zonen in Deutschland. In eini-gen Ländern war es auch möglich, aus ethischen und sozialen Gründen eine legale Abtreibung zu beantragen.

Das Amtsgericht
GA 62 a                                    Meiningen,den 9.Januar 1946.

Oberamtsrichter Hoßfeld
als Richter
Justizangestellte Barth
als Schriftführerin

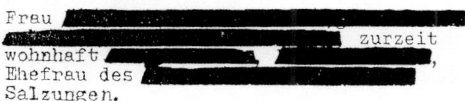
Frau ▮▮▮▮▮▮▮▮▮▮▮▮▮▮▮▮▮▮▮▮ zurzeit wohnhaft ▮▮▮▮▮▮▮▮▮▮▮, Ehefrau des ▮▮▮▮▮▮▮ Salzungen.

Ich bin am 9.August v.Js. abends auf dem Weg von Bad Salzungen nach Leimbach, wo wir damals noch wohnten, gemeinsam mit meinem mich begleitenden Mann, von sechs russischen Soldaten angehalten worden. Sie kamen uns in einem Personenkraftwagen entgegen und waren offensichtlich angetrunken. Sie haben mich von meinem Mann getrennt, drei Mann haben mich in ein Kornfeld in der Nähe mitgenommen, drei andere haben meinen Mann zurückgehalten. Sie haben uns dabei mit der Pistole bedroht, so daß wir uns nicht wehren konnten. Alle drei Russen, die mich in ihrer Gewalt hatten, haben mich nacheinander vergewaltigt. Erst danach bin ich wieder frei und zu meinem Mann gelassen worden.

Ich habe mich gleich nach dem Vorfall von Dr.Keitel, hier, untersuchen lassen, nachdem ich vorher bei Dr. Schirmer in Salzungen gewesen war, schon weil ich befürchte-te, irgend eine Ansteckung erlitten zu haben. Die Ärzte haben aber damals bei mir nichts, auch keine Schwanger-schaft feststellen können. Die Regel ist bei mir immer sehr unregelmäßig gekommen, so daß ich aus dem Ausbleiben der Regel selber nichts schließen konnte. Erst jetzt nach wiederholter Untersuchung hat Dr.Keitel Schwangerschaft festgestellt. Das Zeugnis habe ich dem Gesundheitsamt ein-gereicht.

Ich stelle den Antrag, die Schwangerschaft bei mir zu unterbrechen und mir wegen Versäumung der Frist Wieder-einsetzung in den vorigen Stand zu bewilligen.

Die Wahrheit meiner Angaben versichere ich hiermit an Eidesstatt.

Beschlossen und verkündet:

daß die Antragstellerin trotz Versäumung der Antragungs-frist mit ihrem Antrag zugelassen wird und weiter wird der anliegende Beschluß verkündigt.

gez. ▮▮▮▮▮▮▮▮
Dr.Lang    Barth

zungszone als auch in den Westzonen nach diesem Erlaß verfahren wurde. Aus den Westzonen ist bekannt, daß Ärzte in Fällen, wo Frauen angaben, von Marokkanern, die Angehörige der französischen Armee waren, vergewal-tigt und schwanger geworden zu sein, unbürokratisch Abtreibungen vornah-men. Für die These von der »ethischen« als rassistischer Indikation spricht auch folgender Fall: Frau A. wurde kurz nach Kriegsende von drei Marokka-nern in der Gegend um den Bodensee vergewaltigt und dadurch schwanger. Mit einer Genehmigung des zuständigen Gesundheitsamtes zur Schwanger-schaftsunterbrechung wandte sie sich an ein Krankenhaus. Der Chefarzt ver-weigerte ihr den Abbruch mit der Begründung:

*»Ich habe erfahren, daß Sie ein jüdischer Mischling sind. Diese Abtreibungen machen wir nur, weil wir deutsche Frauen vor der Beschmutzung durch die fremde Rasse retten wollen. Sie fallen da ja nicht drunter. Wir machen es bei Ihnen nicht.«*[14]

Die gesetzlichen Regelungen für Abtreibungen waren unmittelbar nach Kriegsende äußerst diffus. Durch die umfangreiche gesetzgeberische Tätigkeit des Alliierten Kontrollrates für Gesamtdeutschland einerseits und der einzelnen Besatzungsmächte für ihre Besatzungszonen andererseits war zunächst sogar unklar, ob der § 218 überhaupt noch in Kraft sei. Die Alliierten Besatzungsmächte setzten zwar in Anweisungen oder Befehlen alle im »Dritten Reich« eingeführten Strafmaßverschärfungen außer Kraft, so daß die Todesstrafe bei Abtreibung wegen »Schädigung der deutschen Volkskraft« entfiel, trafen aber keine ausdrücklichen Entscheidungen den § 218 StGB betreffend. Das »Erbgesundheitsgesetz«, das die medizinische Indikation rechtlich fixiert hatte, wurde durch Gesetze und Befehle in der SBZ, in Bayern, Hessen und Baden-Württemberg aufgehoben.[15] Für diese Länder galt wieder die reichsgerichtliche Entscheidung aus dem Jahre 1927. In den Ländern der britischen Zone war § 14 Abs. 1 ErbGG im Hinblick auf die medizinisch indizierte Abtreibung weiter gültig.[16] Für alle Besatzungszonen ergab sich aus zwar unterschiedlichen gesetzlichen Regelungen spätestens seit 1946 die Zulässigkeit des Abortes bei medizinischer Indikation.

Die Unübersichtlichkeit der Rechtslage in der Abtreibungsfrage und die Abtreibungen als tägliche Realität führten jedoch zu einer allgemeinen Rechtsunsicherheit, die in den Westzonen bis weit in die 50er Jahre hinein anhielt.[17] Deshalb entstand besonders bei Juristen und Ärzten, die unmittelbar mit dem Abtreibungsgeschehen konfrontiert waren, der Wille, um gesetzliche Regelungen zu ringen, durch welche man die »Abtreibungsseuche«[18] unter Kontrolle bekäme und die eigene Praxis legitimieren könnte. In diesem Zusammenhang ist das gesetzgeberische Agieren der deutschen Behörden in der Abtreibungsfrage einzuordnen. Regional und unabhängig voneinander versuchten die deutschen Behörden auf der Verordnungsebene – unter Ignorieren des § 218 – der Abtreibungspraxis einen gesetzlichen Rahmen zu geben.

Der Minister für Arbeit und Sozialpolitik der Provinzialregierung Sachsen-Anhalt begründete folgendermaßen den Erlaß zur Unterbrechung von Schwangerschaften vom 5. 2. 1947:

*»Ich war mir von vornherein darüber im Klaren, daß dieser Erlaß kaum rechtlich fundiert und verfassungsmäßig zulässig ist und verfolgte nur die eine Absicht, den betroffenen Frauen so schnell wie möglich zu helfen.«[19]*

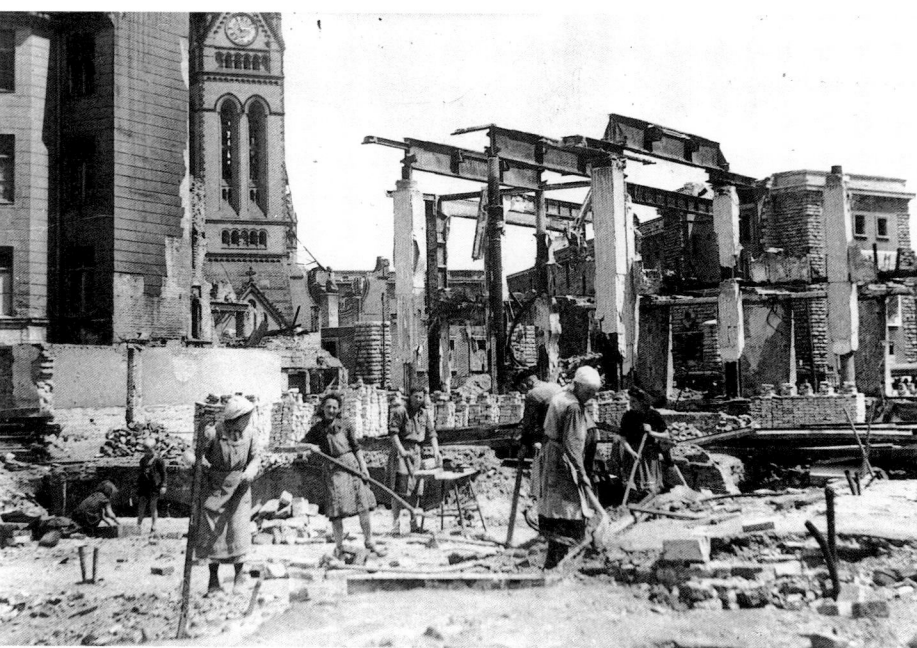

**Trümmerfrauen bei der Arbeit, Berlin 1945**
*Foto, 1945.*
*Ullstein Bilderdienst, Berlin*

In der unmittelbaren Nachkriegszeit waren es hauptsächlich Frauen, die die »Aufräumarbeiten« leisteten. Diese Arbeit garantierte ihnen die Lebensmittelkarte für Schwerarbeiter, d. h. eine Zuteilung von 900 Gramm Fett im Monat.

Diese Verordnungen bezogen sich allesamt, neben der Anerkennung der medizinischen Indikation, auf die straffreie Abtreibung nach Vergewaltigung. Ihnen ist gemeinsam, daß sie alle schon kurz nach ihrer Einführung weit über den lokalen Geltungsbereich ausgedehnt worden sind. Es ist davon auszugehen, daß es in fast allen Landesteilen solche Regelungen gegeben hat. Bislang sind regionale Provisorien in den Westzonen bekannt aus Marburg und Hessen[20], Heidelberg, Württemberg und Baden[21] und in der Sowjetischen Besatzungszone aus Merseburg in der Provinz Sachsen[22], aus Brandenburg[23], Mecklenburg[24] und aus Thüringen. In Thüringen hat das Verfahren sogar Gesetzesstatus erlangt.[25]

Die Zahl der Abtreibungen, die in den ersten Nachkriegsjahren tatsächlich aufgrund der – wie auch immer rechtlich abgesicherten – medizinischen und »ethischen« Indikation vorgenommen wurden, bleibt allerdings im dunkeln. Dabei ist zusätzlich zu berücksichtigen, daß es trotz der regionalen Rechtsprovisorien weiterhin illegale Aborte gab: Frauen trieben mit den verschiedensten Hilfsmitteln selbst ab oder überließen ihren Körper Kurpfuschern, deren Geschäft »blühte«. Das lag zum einen daran, daß aus Angst, dann dem Ansturm der Betroffenen erst recht nicht mehr Herr zu werden, die provisorischen Regelungen nicht veröffentlicht wurden, so daß Frauen von den veränderten Bedingungen für Abtreibungen nur durch Mund-zu-Mund-Propaganda oder bei einer Untersuchung durch ihren Gynäkologen erfuhren.

Zum anderen gab es in den Notzeiten des Nachkrieges für Frauen auch andere Gründe als die amtlich anerkannten (Vergewaltigung und gesundheitliche Risiken), ungewollte Schwangerschaften zu beenden. Vereinzelt liegen jedoch Zahlen aus Krankenhäusern über die dort durchgeführten Abtreibungen vor. Zum Beispiel wurden in Marburg von 1945 bis 1948 349 Abtreibungen vorgenommen[27]; in der Universitätsfrauenklinik Heidelberg vom Frühjahr 1945 bis Ende 1946 732.[28] Aus Thüringen wurden für die Jahre 1945/46 aus den einzelnen Krankenhäusern insgesamt 1523 Abtreibungen gemeldet[29]; aus Mecklenburg von 1945 bis März 1946 5313[30] und aus Sachsen-Anhalt von 1945 bis 1947 1156.[31]

Helke Sander und Barbara Johr sind der Meinung, daß 90 % der nach der Vergewaltigung schwanger gewordenen Frauen abtrieben.[32] Demnach müßten in den unmittelbaren Nachkriegsjahren allein aus diesem Grund 360 000 Frauen abgetrieben haben. Der Zahlenvergleich ergibt für das Abtreibungsgeschehen dieser Zeit also eine sehr hohe Dunkelziffer.

**Die Nachkriegsdebatte um die soziale Indikation**

Mit der quasi-rechtlichen Anerkennung der »ethischen« Indikation im Nachkriegsdeutschland wurde das Tötungstabu bezüglich Abtreibung aufgebrochen, und es bestand somit theoretisch die Möglichkeit, nun auch andere Gründe für eine Abtreibung zu reklamieren.

Ab Mitte 1946 wurde in den Medien aller Besatzungszonen eine sehr breite und kontroverse Diskussion über die Reformierung des § 218 geführt, deren Hauptziel in der Erweiterung der Straffreiheit bei Abtreibung um die soziale Indikation bestand. Immer wiederkehrende Stereotypen in der Diskussion waren erstens der vermutete Anstieg der kriminellen und straflosen Eingriffe seit Kriegsende – Fachleute gingen von jährlich 500 000 bis 1 000 000 Abtreibungen in Deutschland aus –, zweitens deren ursächlicher Zusammenhang mit dem Nachkriegselend und drittens die negative Beurteilung der gesundheitlichen Folgen dieser Abtreibungen für die Frauen. Vertreter der Lockerung des § 218 StGB forderten deshalb die teilweise oder völlige Freigabe der Abtreibung, um auf diesem Wege eine Senkung der kriminellen Aborte und der damit verbundenen Folgen für die Betroffenen herbeizuführen. Ausschlaggebend für den Erfolg dieser Forderung war das jeweilige politische Kräftever-

# An alle jungen Mütter in Berlin und Brandenburg

Es gibt nichts Größeres und Heiligeres im Leben einer Frau, als der Geburt eines Kindes entgegensehen zu dürfen. Heute freilich gehen viele jungen Mütter durch die Monate der Erwartung nicht mit Freude, sondern mit der bangen Frage: Was soll werden, wenn nun noch für ein Kind gesorgt werden muß, wo wir doch schon selber vor Nöten und Schwierigkeiten nicht ein noch aus wissen? Und nun kommt die Versuchung, das keimende Leben durch einen Eingriff zerstören zu lassen. Ein solcher Eingriff ist aber wider Gottes Gebot. Kein Mensch hat das Recht, ein Leben zu zerstören, das Gott in die Welt geben will.

*Wir wollen den Müttern helfen, dieser Versuchung nicht zu erliegen*

**Die Evangelische Kirche in Berlin-Brandenburg, gestützt auf die Innere Mission, ist bereit, jedes neugeborene Kind, für das die Eltern aus Gründen äußerer Not nicht glauben sorgen zu können, zu sich zu nehmen. Sie wird ein solches Kind liebevoll pflegen und es gewissenhaft aufziehen. Sie wird es aber auch jederzeit der Mutter zurückgeben, wenn sie glaubt, nunmehr selbst für ihr Kind sorgen zu können.**

Dies Angebot gilt für alle, auch für die, die nicht evangelischen Glaubens sind. Bei der Erziehung wird der Religionszugehörigkeit der Eltern Rechnung getragen werden.
Ihr lieben jungen Mütter: Nehmt dies Angebot so ernst, wie es gemeint ist! Niemand soll fortan sagen können, daß aus sozialen Gründen ein Kind nicht das Licht der Welt erblicken dürfe! Für jedes Kind ist eine Lebensmöglichkeit da. Für jedes Kind stehen liebevoll pflegende Hände bereit. Darum: Widersteht der Versuchung! Wendet Euch, wenn es not ist, an die Innere Mission in Berlin-Nikolassee, Teutonenstraße 22. Und nun seht in ruhiger, freudiger Erwartung der Stunde entgegen, die zur Welt bringen wird, was sich unter Eurem Herzen regt! Die Freundlichkeit Gottes wartet auf Euer Kind.

Berlin, am 23. September 1947

**D. Dr. Dibelius**
Evangelischer Bischof von Berlin
**Dr. Wenzel**
Direktor des Centralausschusses für die Innere Mission-Ost

Alle werdenden Mütter, die Hilfe brauchen, mögen sich vertrauensvoll wenden an das **Evangelische Pfarramt** oder die nächste **Bezirks- oder Kreisstelle der Inneren Mission,**
Berliner Mütter auch an den **Gesamtverband der Berliner Inneren Mission,** Berlin-Dahlem, Reichensteiner Weg 24, Mütter aus der Mark Brandenburg an den **Provinzial-Ausschuß für Innere Mission in der Provinz Brandenburg,** Berlin-Nikolassee, Teutonenstraße 22.

hältnis und die Interessenlage der politisch Handelnden in den Besatzungszonen. Hier trennten sich die Wege von SBZ und Westzonen.

Die wichtigsten mit Machtkompetenzen ausgestatteten Kräfte in der SBZ waren die Sowjetische Militäradministration in Deutschland (SMAD) und die durch sie gestützte Sozialistische Einheitspartei Deutschlands (SED). Die SMAD stand durch die Massenvergewaltigungen, die durch Angehörige der Roten Armee an deutschen Frauen verübt wurden, unter Handlungszwang, weil die Vergewaltigungen zum einen die moralische Akzeptanz des militärischen Sieges der Sowjetunion über Deutschland bei den Besiegten untergruben und zum anderen, weil die Siegermacht durch die aus den Vergewaltigungen hervorgegangenen Schwangerschaften/Kinder mit der Materialisierung ihrer eigenen Gewalt konfrontiert wurde. Um dies zu verhindern und die Gewalttaten möglichst ungeschehen zu machen, setzten sich Vertreter der SMAD schon frühzeitig und spontan für eine liberale Handhabung der bestehenden Abtreibungsgesetze bzw. ihre zeitweilige Außerkraftsetzung ein, unabhängig von dem seit 1936 in der Sowjetunion bestehenden Abtreibungsverbot. Allerdings war es sowjetischen Frauen strengstens untersagt, in der SBZ Abtreibungen vornehmen zu lassen.

In der SED war das Meinungsbild zum § 218 sehr differenziert. In der Parteiführung sah man keine Notwendigkeit für eine Reformierung des § 218, auch aus Loyalität gegenüber der SMAD. Diskussionen über Vergewaltigungen und das Abtreibungsproblem wurden lange Zeit unterdrückt.[33] Unter den Parteimitgliedern mehrten sich jedoch die Stimmen für eine Berücksichtigung sozialer Notstände bei Abtreibung und für die Freigabe der Abtreibung nach Vergewaltigung. Die SED-Führung stellte sich schließlich, von der SMAD zum Handeln gedrängt und auch von der eigenen Basis unter Druck gesetzt, an die Spitze der § 218-Reformbewegung. Ein weiteres mögliches Motiv des Engagements der SED für die soziale Indikation könnte auch die Unzufriedenheit mit dem Ergebnis der Landtagswahlen von 1946 gewesen sein, in denen die Frauen die Mehrheit der Wahlberechtigten stellten. In der Auswertung der Wahlen durch die SED wurde oft auf die unzureichende Berücksichtigung von Frauenproblemen im Wahlkampf hingewiesen.[34]

Allerdings war die beschränkte Legalisierung der Abtreibung von der SED auch nur als eine zeitweilige Notlösung für etwa fünf Jahre gedacht, die bei

# Mütterhilfe

**Werdende Mütter, die Ihr meint, Euer werdendes Kind nicht austragen zu können, weil die Not zu groß ist, faßt keinen übereilten Entschluß, sondern wendet Euch vertrauensvoll um Rat und Hilfe an die Ev. Mütterhilfsstelle**

**Sprechzeit:**

**oder nach vorheriger Anmeldung.**

wachsender sozialer Sicherung wieder aufgehoben werden sollte. Die SED grenzte sich in ihrer Argumentation für die Liberalisierung des Abtreibungsstrafrechtes scharf ab von den von wenigen Ärzten und einzelnen Frauen formulierten sogenannten radikal-bürgerlichen Forderungen nach Selbstbestimmung der Frau über ihren Körper.[35] 1947 brachten die SED-Fraktionen in den Länderparlamenten der SBZ die im Zentralsekretariat der SED entworfenen Gesetze zur Unterbrechung der Schwangerschaft in die Landtage ein und setzten sie mit einigen Novellierungen meist mit Unterstützung der LDP (außer in Sachsen-Anhalt) gegen die Stimmen der CDU durch. Dabei bekamen die SED-Frauen in den Parlamenten von ihren Genossen die Rolle der Verfechterinnen der Fraueninteressen zugewiesen. Sie hatten die Aufgabe, die Gesetzentwürfe in den Landtagen zu begründen und zu verteidigen.[36]

Das Zustandekommen der Gesetze in der SBZ ist zu erklären durch die auf Schadensbegrenzung gerichtete Interessenkoalition von SMAD und SED, die durch ihre Machtbefugnisse und ihre antiklerikale Einstellung den Einfluß der christlichen Kirche in der Abtreibungsfrage in Ostdeutschland paralysierte.

In den Westzonen bemühten sich vor allem die KPD und die Frauenorganisation der SPD um eine Reformierung des § 218 StGB. Bis in die Landtage gelangte die Debatte allerdings nur in Nordrhein-Westfalen, Bremen und Hamburg. In Hamburg und Bremen gab es kurzfristige Einschränkungen des § 218 im Jahre 1947. Der Widerstand der Kirche, die politische Stärke der CDU sowie die Halbherzigkeit der SPD in bezug auf das Abtreibungsproblem verhinderten in den Westzonen die juristische Anerkennung der Realität.

**Die Gesetze der Länder der SBZ über die Unterbrechung der Schwangerschaft und ihre Realisierung**

Die Gesetze zur Unterbrechung der Schwangerschaft in Sachsen (vom 4. 6. 1947), Brandenburg (vom 6. 11. 1947), Mecklenburg (vom 28. 11. 1947), Thüringen (vom 18. 12. 1947) und Sachsen-Anhalt (vom 7. 2. 1948) waren, abgesehen von den regionalen Provisorien von 1945, ein Novum in der deutschen Abtreibungsstrafgesetzgebung. Erstmals hatten Frauen das Recht, in den ersten drei Schwangerschaftsmonaten eine ungewollte Schwangerschaft nach Vergewaltigung und auch aus sozialen Gründen unter hygienischen Bedingungen abbrechen zu lassen. Die Gesetze Brandenburgs, Thüringens und Sachsens sahen eine medizinische, eine ethische und eine soziale Indikation vor; in Sachsen-Anhalt war die soziale Indikation im Parlament nicht mehrheitsfähig geworden, und das Mecklenburger Gesetz sah zusätzlich eine eugenische Indikation vor.

Voraussetzung für die Durchführung der Abtreibung war die positive Entscheidung einer Kommission, die sich aus Ärzten und sozial engagierten Personen zusammensetzte, meist Sozialfürsorgerinnen oder Frauen des DFD, und über die Zulässigkeit der angegebenen Gründe befand. Illegal ausgeführte Selbst- und Fremdabtreibungen waren aber weiterhin strafbar und wurden auch tatsächlich geahndet, wobei das Ziel der Strafverfolgung die Unterbindung der gewerbsmäßigen Abtreibung war. Zwischen den einzelnen Ländern der SBZ/DDR bestanden erhebliche Unterschiede hinsichtlich der Genehmigungsquote. Am großzügigsten war das Land Thüringen, in dem 83,4 % aller Antragstellerinnen die Genehmigung erhielten. Dann folgte das Land Brandenburg mit 82,7 %, das Land Sachsen-Anhalt mit 70,6 %, das Land Mecklenburg mit 62,8 % und das Land Sachsen mit 60 %.[37]

Die Frauenärzte in der SBZ, die letztendlich die von den Länderparlamenten beschlossenen Gesetze realisieren mußten, waren mehrheitlich gegen die Einführung der sozialen Indikation gewesen. Leidtragende des ärztlichen Konfliktes zwischen Gewissen und Gesetz waren die betroffenen Frauen. Auf verschiedensten Wegen versuchten Ärzte, sich der Pflicht zur Abtreibung zu entziehen oder die abtreibungssuchenden Frauen stellvertretend zu strafen. In Mecklenburg nahm z. B. ein Gynäkologe Abtreibungen ohne Narkose vor.[38] Aber trotz der teilweise inquisitorischen Befragungen durch die Kommissionen und der schikanösen Behandlung durch die Frauenärzte machten in den zweieinhalb Jahren der Gültigkeit der Gesetze zur Unterbrechung der Schwangerschaft zunehmend mehr Frauen von ihrem Recht Gebrauch. Eine statistische Auswertung der Anträge auf Unterbrechung der Schwangerschaft für die Jahre 1949 und 1950 zeigt, welchen Einfluß gerade die soziale Lage der Frauen auf ihren Willen zu einem – meist weiteren – Kind hatte.

Die Anträge zur Unterbrechung der Schwangerschaft verteilten sich wie folgt auf die einzelnen Indikationen: 63,8 % Anträge wurden aus sozialer, 21,8 % aus medizinischer, 6,8 % aus sozial-medizinischer, 0,9 % aus ethischer und 0,4 % aus eugenischer Indikation gestellt. Mehr als die Hälfte der Antragstellerinnen aus sozialer Indikation war über 30 Jahre alt und 70 % waren verheiratet oder in Lebensgemeinschaft lebend. Mehr als ein Viertel dieser

**Richtlinien für die Mütterhilfe**
*Flugblatt, Berlin ca. 1946.*
*Archiv des Diakonischen Werkes*
*der Evangelischen Kirche in*
*Deutschland, Berlin*

# Richtlinien für die Mütterhilfe

## 1.

**Ziel der Arbeit** ist, werdende Mütter vor einer Beseitigung der Leibesfrucht als Mord am Ungeborenen zu bewahren und die Voraussetzungen für die unter den heutigen Verhältnissen bestmögliche Pflege und Erziehung des Kindes zu schaffen.

Das Angebot der Kirchlichen Hilfe gilt werdenden Müttern aller Kreise, verheirateten und unverheirateten, solchen, die aus Verantwortlichkeit ihrer Familie gegenüber meinen, kein Kind zur Welt bringen zu dürfen, und solchen, die leichtfertig denken und einer Führung bedürfen.

Dabei muß insbesondere Flüchtlingsfrauen und Ausgebombten geholfen werden.

Möglichst frühzeitige Erfassung in den ersten Schwangerschaftsmonaten ist zu erstreben.

## 2.

Aus christlicher Verantwortung und im Sinne eines gesunden Volkslebens muß in jedem Fall zunächst versucht werden, in den Eltern oder alleinstehenden Müttern die Liebe zum Kind und den Wunsch, es selbst zu pflegen und zu erziehen, zu wecken.

## 3.

Dazu muß in ganz persönlicher Betreuung durch die Gemeinde oder die Fürsorgerin der I. M. geprüft werden, welche Gründe im Einzelfall den Gedanken der Abtreibung veranlaßt haben. Das geschieht in Besprechungen mit der Mutter und durch Prüfung ihrer Lebensverhältnisse und gegebenenfalls in Fühlungnahme mit den nächsten Angehörigen.

## 4.

Alle Besprechungen müssen seelsorgerischen Charakter tragen und dazu dienen, ein Vertrauensverhältnis zur Mutter herbeizuführen, das in ihr das Bewußtsein weckt, daß in der gerade ihrem Fall angemessenen Weise geholfen werden soll. Unbedingte Verschwiegenheit aller Beteiligten ist erforderlich.

## 5.

Im besonderen sind vor allem folgende Fragen und ihre Lösung zu klären:

a) Kann die Mutter bis zur Geburt des Kindes in den alten Lebensverhältnissen bleiben, oder muß sie anderweitig untergebracht werden (Unterbringung in der eigenen oder einer fremden Familie, in einer Arbeitsstelle, in einem Wohnheim, im Krankenhaus als Hausschwangere, in einem Mütter- und Säuglingsheim, z. B. dem Elisabethheim in Eggersdorf)?

b) Muß mit den Eltern, dem Ehemann, dem Verlobten oder sonstigem Erzeuger oder anderen Angehörigen verhandelt werden?

c) Liegen geldliche Schwierigkeiten vor?

d) Wie sind die Ernährungsverhältnisse? Können durch das Hilfswerk zusätzlich Lebensmittel und Stärkungsmittel für werdende und später für stillende Mütter beschafft werden?

e) Macht die Beschaffung der Säuglingsausstattung not?

f) Wie steht es mit den Wohnverhältnissen? Kann nötigenfalls eine bessere Wohnmöglichkeit vermittelt werden?

g) Welche inneren Voraussetzungen liegen bei der Mutter vor (Verantwortungsbewußtsein, Gleichgültigkeit, Leichtsinn)?

h) Bietet die Schwangere Gewähr dafür, eine ordentliche und liebevolle Mutter zu werden?

i) Hat sie die erforderlichen Kenntnisse in der Säuglingspflege?

k) Was kann geschehen, um Mutter und Kind möglichst lange nach der Geburt zusammenzulassen, wenn eine spätere Trennung nicht zu umgehen ist?

---

Antragstellerinnen hatte vier und mehr Kinder. Fast 60 % der Abortsuchenden hatten entweder einen Säugling, ein Kleinst- oder Kleinkind zu versorgen. 54 % der aus sozialen Gründen Antragstellenden waren auf den Verdienst des Mannes angewiesene Hausfrauen.[39]

Mit dem § 11 des »Gesetzes über den Mutter- und Kindschutz und die Rechte der Frau« vom 27. 9. 1950 wurden die Ländergesetze zum Schwangerschaftsabbruch aufgehoben. Nur noch medizinische und eugenische Gründe konnten für eine legale Abtreibung geltend gemacht werden. Dies bedeutete eine faktische Wiedereinführung des § 218 in der DDR. Gesundheitsschutz der Frau und Geburtenzunahme waren erklärte Ziele des Gesetzgebers. Die Zahl der Anträge auf Schwangerschaftsunterbrechung sank in den folgenden Jahren drastisch um zwei Drittel. Frauen, die eine Abtreibung durchführen lassen wollten, wurden wieder in die Illegalität gedrängt und in die Hände von Kurpfuschern getrieben.

Mit dem Mutterschutzgesetz vollzog die DDR den Anschluß an eine

Die Broschüre kann im weitesten Sinne als Agitation für
das 1950 in der DDR einge-
führte »Gesetz über den Mut-
ter- und Kinderschutz und die
Rechte der Frau« verstanden
werden. In der Einleitung
wies Grotewohl auf den
bevölkerungspolitischen Nutzen des Gesetzes hin: Durch
soziale Verbesserungen sollten
mehr Kinder geboren werden,
da der Aufbau des Sozialismus
mehr als nur die Zwei-Kinder-
Familie brauchte. Möglichen
Parallelen zur NS-Bevölke-
rungspolitik baute Grotewohl
vor, indem er die Ziele der
DDR als friedlich bezeichnete, während die der Nationalsozialisten aggressiv
gewesen seien.

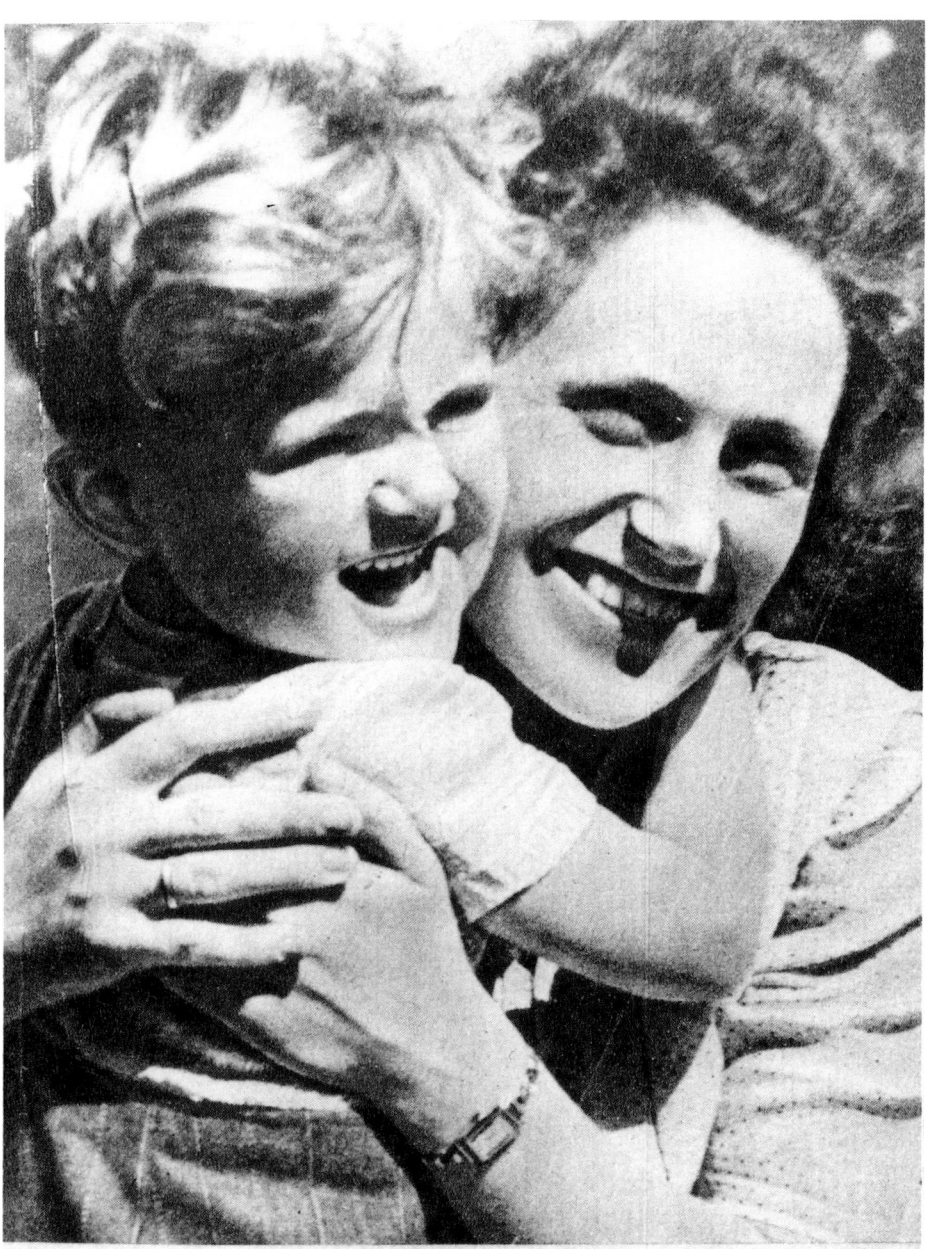

## D 257 Gesunde Familie · Glückliche Zukunft

Bevölkerungspolitik, die auf qualitatives und quantitatives Wachstum ausge-
richtet war und deren NS-Tradition von der SED nur formell zurückgewiesen
wurde. Das Abtreibungsproblem, sowohl die Liberalisierung 1947/48 als auch
die Rückkehr zur Restriktion im Jahr 1950, ist von der SED während der gesamten Nachkriegszeit politisch instrumentalisiert und ihren Machtinteressen
untergeordnet worden. Es ging niemals wirklich um die Bedürfnisse und Interessen der Frauen in dieser für sie existentiellen Frage. Darin unterschied sich
die SED in keinster Weise von anderen Machthabern in Deutschland. Es geht
und ging immer um die Macht von Männern.

### Anmerkungen

1 Fritz Brupbacher: *Kindersegen, Fruchtverhütung, Fruchtabtreibung.* Berlin 1926.
2 *Zur Rolle der Frau in der Geschichte der DDR 1945–1981.* Leipzig 1987, S.11.
3 Helke Sander/Barbara Johr: *Befreier und Befreite, Vergewaltigung, Kinder.* München 1992, S.59.

84

4 *Der Panzerbär. Ein Kampfblatt für die Verteidiger Groß-Berlins,* 22. 4. 1945, so zitiert in: Ingrid Schmidt-Harzbach: Eine Woche im April Berlin 1945, Vergewaltigung als Massenschicksal, in: *Feministische Studien* H. 2 / 1984, S. 52.

5 *Der Panzerbär,* 27. 4. 1945, a. a. O.

6 Vgl. Ingrid Schmidt-Harzbach, *Eine Woche im April Berlin 1945,* a. a. O., S. 53.

7 Helke Sander/Barbara Johr: *Befreier und Befreite,* a. a. O., S. 59.

8 ebd., S. 61 f.

9 RGBl. I vom 27. 6. 1935, Nr. 65, S. 773. Das Erbgesundheitsgesetz fixierte erstmals juristisch die Möglichkeit des ärztlich indizierten Schwangerschaftsabbruchs.

10 RGBl. I vom 16. 3. 1943, Nr. 27, S. 140 f. In der Verordnung war eine erhebliche Strafmaßverschärfung für Abtreibungsstraftatbestände vorgesehen, einschließlich der Todesstrafe, wenn der Täter »dadurch die Lebenskraft des deutschen Volkes fortgesetzt beeinträchtigt« hat. Außerdem fand in dieser Verordnung die eugenische bzw. rassenhygienische Ideologie des NS-Regimes ihren Niederschlag, indem in § 11 bestimmt wird, daß dies im Protektorat Böhmen und Mähren nur für die Straftaten deutscher Staatsangehöriger gelte. Die Vorschrift legte eindeutig fest, daß der Justizminister auf dem Erlaßwege die Bestimmungen über die Abtreibung für Personen, die nicht deutscher Volkszugehörigkeit sind, aussetzen konnte.

11 BA-NS 6/vorl. 353.

12 ebd.

13 ebd.

14 Elsbeth Meyer/Susanne v. Paczensky/Renate Sadrozinski: *»Das hätte nicht noch mal passieren dürfen«. Wiederholte Schwangerschaftsabbrüche und was dahinter steckt.* Frankfurt a. M. 1992, S. 53.

15 In der SBZ geschah dies durch den Befehl Nr. 6 der SMAD vom 8. 1. 1946.

16 Michael Gante: *§ 218 in der Diskussion, Meinungs- und Willensbildung 1945–1976.* Düsseldorf 1991, S. 24.

17 ebd., S. 25.

18 Vgl. Hermann Doerfler: Wie kann die Bayrische Ärzteschaft und was kann der einzelne Arzt zur Bekämpfung der Abtreibungsseuche beitragen? In: MMW H. 95 / 1953.

19 LHASA, Rep. K MGW, Nr. 1648, Bl. 64 v.

20 Vgl. Michael Gante: *§ 218 in der Diskussion,* a. a. O. Der »Marburger Beschluß« führender Ärzte und Juristen vom 15. 5. 1945 wurde auf ganz Hessen ausgedehnt und galt bis 1948.

21 ebd., S. 31 f. Durch die Verordnung der Landesverwaltung Baden vom 27. 11. 1945 mit Wirkung vom 31. 3. 1946 wurde der künstliche Abort bei einer auf Vergewaltigung zurückzuführenden Schwangerschaft auf eine legale Basis gestellt. Seit dem 5. 7. 1946 mußten auf Anordnung der Militärregierung die betroffenen Frauen zusätzlich eine Genehmigung der Militärregierung für die Abtreibung einholen, wenn es sich bei dem Vergewaltiger um einen Angehörigen der Besatzungsmacht handelte.

22 Eine Verfügung des Regierungspräsidenten in Merseburg vom 3. 7. 1945 regelte die Bedingungen für eine straffreie Abtreibung nach Vergewaltigung. Diese Verordnung wurde schnell auf die gesamte Provinz Sachsen ausgedehnt und erhielt mit dem Erlaß des Ministers für Arbeit und Sozialpolitik Sachsen-Anhalts vom 5. 2. 1947 einen landesrechtlichen Rahmen.

23 Vgl. IfGA, ZPA, IV 2/17/28, Bl. 91. In der Provinz Brandenburg gab es 1946 einen Erlaß der Provinzialregierung, wonach jede Strafverfolgung bei Vergehen gegen den § 218 unmöglich wurde.

24 MLHA, Min. f. Soz.wesen, HA Ges. Nr. 3679. In Mecklenburg-Vorpommern verfügte der Präsident des Landes am 24. 10. 1945 in einem Erlaß über die Bedingungen für straffreie Abtreibungen.

25 Thür. Hauptstaatsarchiv, Min. f. Justiz, Nr. 176. Am 29. 8. 1945 erließ der Präsident des Landes Thüringen das Gesetz über die Unterbrechung der Schwangerschaft.

26 Thür. Hauptstaatsarchiv, Ministerpräsident, HA Ges.Wes. Nr. 810. Abtreibungen kosteten auf dem Schwarzmarkt 200 bis 1000 RM.

27 Vgl. Michael Gante: *§ 218 in der Diskussion,* a. a. O., S. 30.

28 ebd.

29 Thür. Hauptstaatsarchiv, Min. f. Justiz, Nr. 176, Bl. 43.

30 MLHA, Min. f. Soz.wes., HA Ges., Nr. 3679.

31 LHASA, Rep. KMGW, Nr. 1648, Bl. 67 und 82 v. u. r.

32 Helke Sander/Barbara Johr: *Befreier und Befreite,* a. a. O., S. 58.

33 Wolfgang Leonhard: *Die Revolution entläßt ihre Kinder.* Leipzig 1990, Bd. 2, S. 425 f.

34 IfGA, ZPA, IV 2/17/56, Bl. 133 ff.

35 Archiv des DFD, Akte der Juristischen Arbeitskommission im Zentralen Frauenausschuß.

36 z. B. Käthe Kern in Sachsen-Anhalt und Herta Geffke in Mecklenburg.

37 Karl-Heinz Mehlan: *Die Problematik der Schwangerschaftsunterbrechung aufgrund der sozialen Indikation.* Habil.-Schr., Med. Fak. HUB, Berlin 1956, S. 131. Mehlan ermittelte für die Jahre 1949/50 in den Ländern der SBZ/DDR 70 522 Anträge auf Unterbrechung der Schwangerschaft.

38 MLHA, Min. d. Soz.wes., Nr. 3683.

39 Karl-Heinz Mehlan *Die Problematik der Schwangerschaftsunterbrechung aufgrund der sozialen Indikation,* a. a. O.

# Schwangerschaftsabbruch in der DDR

Lykke Aresin

Im Laufe der 40jährigen Geschichte der Deutschen Demokratischen Republik hat die Einstellung zum Schwangerschaftsabbruch und seine Handhabung mehrfach gewechselt, so daß sich drei verschiedene Perioden unterscheiden lassen.

**1949 bis 1950**  Während 1946 bis 1947 in der damaligen Sowjetischen Besatzungszone die §§ 218 bis 220 des Deutschen Strafgesetzbuches noch volle Gültigkeit besaßen und mit Ausnahme einer sogenannten Vergewaltigungsindikation ein Abbruch nur aus medizinischer Indikation zulässig war, wurden bis 1950 in den einzelnen Ländern der Deutschen Demokratischen Republik die §§ 218 bis 220 aufgehoben und die Indikationen zum Schwangerschaftsabbruch erweitert. Neben der medizinischen, ethischen und eugenischen Indikation gab es eine erweiterte sozial-medizinische Indikation. Durch die Einführung der letzteren war der Zugang zum legalen Schwangerschaftsabbruch erheblich erleichtert worden; schlechte soziale Verhältnisse galten als gesundheitliche Gefährdung der Mutter und des Kindes und wurden demzufolge als Indikation anerkannt. Mit dieser Gesetzgebung wollte man in erster Linie den illegalen Abort bekämpfen.

Zwischen 1949 und 1950 nahm die Häufigkeit der Anträge auf einen Abbruch und ihre Bewilligung stark zu. Etwa 80 % der Anträge wurden von den dafür zuständigen Kommissionen, der u. a. drei Ärzte, darunter ein Gynäkologe, angehörten, genehmigt. Geringe Abweichungen nach oben und unten lassen sich durch die unterschiedliche Einstellung der Begutachter erklären. In Sachsen z. B. betrug die Genehmigungsquote 60 %, in Thüringen über 80 %. Bei einer sozial-medizinischen Indikation durfte die Schwangerschaft nicht länger als drei Monate bestehen. Außerdem mußte der Ehemann sein Einverständnis erklärt haben.

Die folgende Tabelle gibt einen Überblick über die Relation von Schwangerschaften zum legalen Abort im Vergleich zu Schweden und Dänemark:

Tab. 1    Auf 100 Schwangerschaften kommen Abbrüche (nach H. Heiß)

| Jahr | DDR | Schweden | Dänemark |
|------|------|----------|----------|
| 1946 | 5,03 | 1,80 | 2,1 |
| 1947 | 3,67 | 7,74 | 2,5 |
| 1948 | 4,69 | 3,61 | 3,6 |
| 1949 | 6,20 | 4,53 | 4,1 |
| 1950 | 5,53 | 5,10 | 4,5 |

Obschon sich die soziale Situation der Bevölkerung zwischen 1948 und 1951 etwas verbessert hatte, stiegen die Anträge auf Abbruch aufgrund einer sozialen Indikation. Karl-Heinz Mehlan, Leiter des Instituts für Sozialhygiene an der Universität Rostock, der sich in zahlreichen Publikationen zur Abortsituation in der damaligen Zeit äußerte, wertete 37 000 Fälle aus den Jahren 1949 und 1950 aus und kam dabei zu folgenden Ergebnissen:

Tab. 2  Verteilung der Anträge auf die einzelnen Indikationen (nach K.-H. Mehlan)

| | |
|---|---|
| medizinische Indikation | 28,1 % |
| soziale Indikation | 63,8 % |
| sozial-medizinische Indikation | 6,8 % |
| ethische Indikation | 0,9 % |
| eugenische Indikation | 0,4 % |

Die Mehrzahl der Anträge kam von Frauen, die schon zwei Kinder hatten (25,4 %), und von denen mit vier und mehr Kindern (23,5 %); immerhin befanden sich aber auch 13,2 % Kinderlose darunter. Schlechte Wohnverhältnisse und eine ungünstige finanzielle Lage wurden als Hauptmotive für den Wunsch nach Abbruch der Schwangerschaft angegeben, danach folgte zusätzliche Belastung durch Krankheit.

Trotz steigender Genehmigungsquote der Anträge trat der erhoffte Rückgang der illegalen Aborte jedoch nicht ein, sondern sie nahmen ebenfalls weiter zu. Dieses Verhalten hat vermutlich mehrere Gründe. Einmal wird angenommen, daß Frauen in guter sozialer Situation gar nicht erst den Versuch machten, einen Antrag zu stellen, weil sie eine Ablehnung befürchteten und deshalb lieber gleich illegal abtrieben. Zum anderen wurden zu dieser Zeit die illegalen Abbrüche nicht so stark bekämpft, und die geringen Komplikationen der stationär durchgeführten führten dazu, auch die Folgen der illegalen zu unterschätzen.

**1951 bis 1971**  Man suchte nach einem Ausweg und entschloß sich zu einer Änderung der bisherigen Aborthandhabung. Die Grundlage hierfür bildete das Gesetz über den Mutter- und Kinderschutz und die Rechte der Frau (Gesetzblatt Nr. 11 1950). Dort hieß es im § 11:

*(1) Im Interesse des Gesundheitsschutzes der Frau und der Förderung der Geburtenzunahme ist eine künstliche Unterbrechung der Schwangerschaft nur zulässig, wenn die Austragung des Kindes das Leben oder die Gesundheit der schwangeren Frau ernstlich gefährdet oder wenn ein Elternteil mit schwerer Erbkrankheit belastet ist. Jede andere Unterbrechung der Schwangerschaft ist verboten und wird nach den bestehenden Gesetzen bestraft.*
*(2) Die Schwangerschaftsunterbrechung darf nur mit Erlaubnis einer Kommission durchgeführt werden, die sich aus Ärzten, Vertretern der Organe des Gesundheitswesens und des Demokratischen Frauenbundes (DFD) zusammensetzt. Die Mitglieder der Kommission unterliegen der Schweigepflicht. Die Verletzung der Schweigepflicht wird mit Gefängnis bestraft.*
*(3) Die Unterbrechung der Schwangerschaft darf nur von Ärzten in Krankenhäusern durchgeführt werden.*

Durch den Wegfall der bisher geltenden ethischen, sozialen und sozialmedizinischen Indikationen wurde der Zugang zum Schwangerschaftsabbruch erschwert. Damit sank die Zahl der Anträge – nach Mehlan – von 1949 bis 1955 um 94 % und die der Genehmigungen um 94 %. Viele Frauen entschlossen sich aufgrund der im Mutter- und Kinderschutzgesetz enthaltenen sozialen

**Bildergeschichte
»Familie Otto«**
*Die Fotos sind mit ihren
Originalunterschriften versehen,
aus: Für unsere Frauen und
Kinder, Berlin o. J.
Senatsbibliothek, Berlin*

Zerstört die Mitarbeit der
Frau das Familienleben? fragte
sich die DDR-Regierung in
den 50er Jahren. Diese Frage
beantwortete die Foto-
geschichte der »wahren« Familie Otto: Die idealtypische
und beispielgebende Darstellung dieser DDR-Familie
sollte zeigen, daß es für
Frauen in der sozialistischen
Gesellschaft die Möglichkeit
gab, Beruf und Familie zu
verbinden.

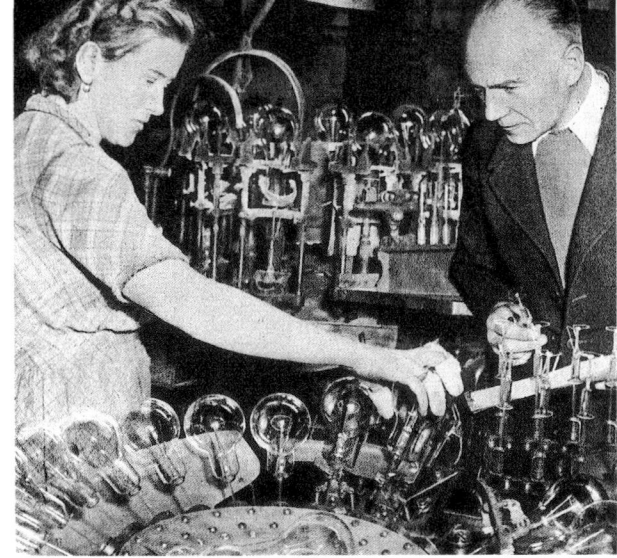

»Frau Käthe Otto gemeinsam
mit ihrem Mann, Erich Otto,
an einer der beiden von ihr
bedienten Glühlampen-
maschinen. Durch ihre
gesteigerte Arbeitsleistung
und die von ihrem Mann aus-
geführten Verbesserungen
war es möglich, den Stunden-
durchschnitt von 430 auf 570
Glühlampen zu steigern.«

»In der Betriebs-Schneider-
stube bemühen sich 5 Schnei-
derinnen, alle notwendigen
Reparaturen, Umarbeitungen
und Neuanfertigungen auszu-
führen und so den berufs-
tätigen Frauen zu helfen.« ▼

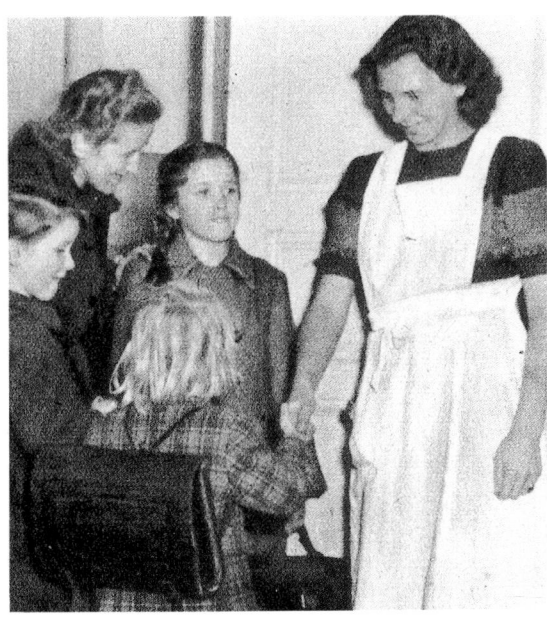

»Vor Arbeitsbeginn nimmt
der Betrieb Frau Otto durch
den Betriebs-Kindergarten die
Sorge um ihre Kinder ab.«

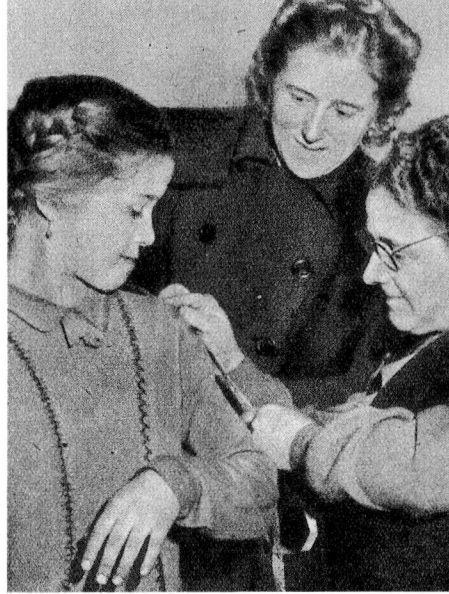

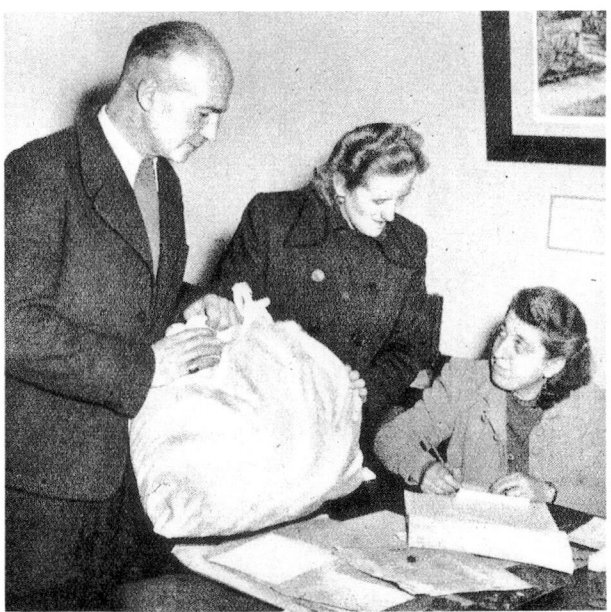

»Große Wäsche braucht Frau
Otto nicht zu waschen. Der
Betrieb nimmt die getragene
Wäsche an und läßt sie bei
einer Großwäscherei waschen.
Kollege Otto ist als guter
Kamerad seiner Frau beim
Transport des Bündels
behilflich.«

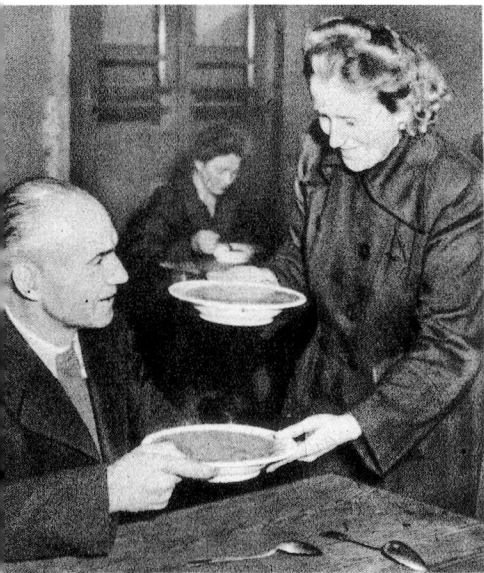

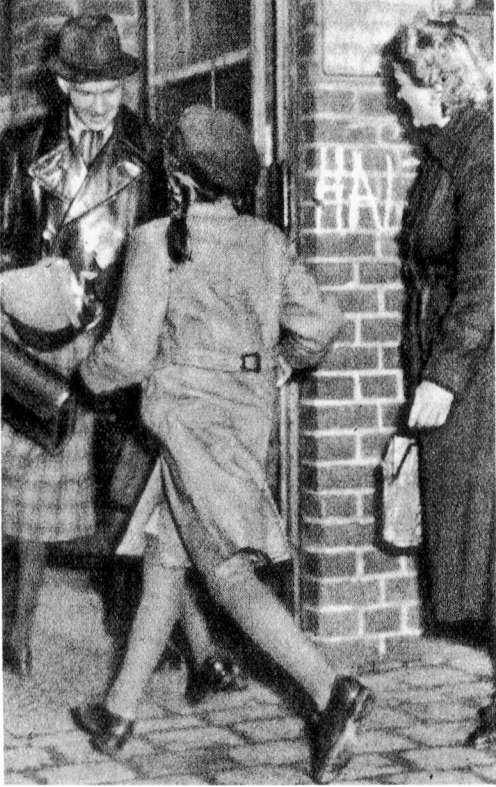

»Stürmische Begrüßung
nach Betriebsschluß.«

»Nicht immer, aber oft
vereint die gemeinsame Mit-
tagspause das Ehepaar. Und
dann schmeckts noch
einmal so gut.«

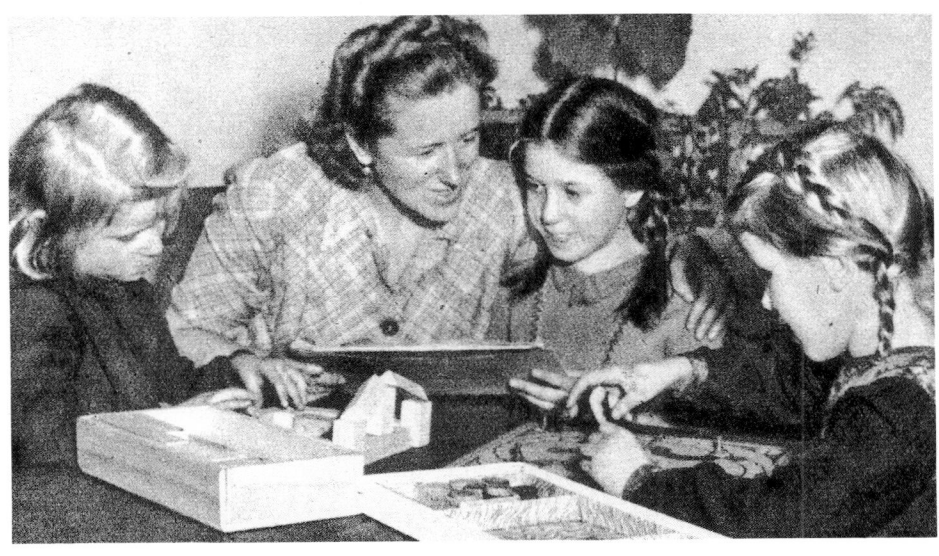

»Gemeinsam beteiligen sich
beide Eheleute am gesell-
schaftlichen Leben. Aber
trotzdem gehören viele
Abende auch den Kindern.«

Maßnahmen zum Austragen des Kindes. Die Geburtenrate stieg von 65 % auf
78,2 %. Gleichzeitig verringerten sich die illegalen Aborte kontinuierlich seit
1951.

1950 war das Jahr mit der höchsten Abtreibungsrate, auf 100 Schwangerschaften entfielen 18,8 illegale Eingriffe; 1954 war die Rate auf 14,2 abgesun-
ken, d. h. jede siebte Gravidität endete mit einem illegalen Abort. Für die Ärzte
bestand Meldepflicht, wenn bei einem Abort der Verdacht auf eine strafbare
Handlung vorlag. Das betraf vor allem die hochfieberhaften Aborte, bei denen
sich Verletzungen im Genitalbereich nachweisen ließen. Bestraft wurden diese
Frauen nicht, man wollte aber die gewerbsmäßigen Abtreiber herausfinden
und sie der gesetzlich festgelegten Strafe zuführen. Bis 1972 starben pro Jahr
etwa 60 bis 70 Frauen an den Folgen eines illegalen Aborts. Bei den legal
durchgeführten Abbrüchen entsprach die Komplikationsrate der einer normalen Geburt.

Die folgende Tabelle gibt einen Überblick über den Verlauf von 1949 bis
1958.

Tab. 4    Schwangerschaftsunterbrechungen in der DDR, 1949–1958 (nach K. H. Mehlan)

| Jahr | gestellte Anträge absolut | korrigierte Häufigkeit Zahl der Anträge auf 10 000 Einwohner | | Genehmigungs- quote in Prozent |
|------|------|------|------|------|
| | | gestellt | bewilligt | |
| 1949 | 35000 | 20,30 | 15,20 | 75,0 |
| 1950 | 32000 | 18,90 | 15,50 | 82,4 |
| 1950 | 9000 | 5,20 | 4,20 | (nur mediz. Ind.) |
| 1951 | 8774 | 5,13 | 2,94 | 57,4 |
| 1952 | 6466 | 3,78 | 2,11 | 55,9 |
| 1953 | 4725 | 2,79 | 1,44 | 51,6 |
| 1954 | 3441 | 2,03 | 1,01 | 49,8 |
| 1955 | 2582 | 1,52 | 0,73 | 48,0 |
| 1956 | 2072 | 1,26 | 0,59 | 49,7 |
| 1957 | 1970 | 1,20 | 0,57 | 47,2 |
| 1958 | 1730 | 1,07 | 0,57 | 54,8 |

Um die illegalen Abtreibungen weiter zu vermindern, wurde im März 1965 vom Minister für Gesundheitswesen eine »Instruktion« zur Anwendung des Gesetzes zum Schwangerschaftsabbruch erlassen. Zusätzlich wurden darin als Indikationen noch die Prognose der Schwangerschaft und die Pflege und Erziehung des zu erwartenden Kindes unter Berücksichtigung der gesamten Lebenssituation sowie die physische und psychische Gesundheit der Antragstellerin aufgenommen.

Außerdem versuchte man, die Information der Bevölkerung über Empfängnisverhütung zu verbessern und den Zugang dazu zu erleichtern. Die Möglichkeiten hierzu boten u.a. die Ehe- und Sexualberatungsstellen, deren rechtliche Grundlagen im § 4 des Familiengesetzbuches der DDR (1965) festgelegt waren. Es waren besonders die medizinisch-psychologisch orientierten Einrichtungen, die sich mit dem Komplex der Familienplanung befaßten. Meist wurden sie in bereits bestehende Gesundheitseinrichtungen integriert. Zu den Mitarbeitern gehörten Ärzte verschiedener Fachrichtungen, Psychologen, Sozialfürsorgerinnen, Pädagogen und Familienrichter. Nur wenige waren zunächst hauptamtlich tätig, die meisten arbeiteten halbtags oder stundenweise. Am 8. 1. 1969 hatte das Ministerium für Gesundheitswesen eine Richtlinie für die Organisation und Aufgabenstellung erlassen. Zu den dort festgelegten Schwerpunkten gehörten:

1. Erziehung zur Partnerschaft, Ehe und Familie (z.B. in Form von Mitwirkung bei der Sexualerziehung in Schulen, Jugendveranstaltungen oder den Massenmedien),

2. Förderung des Willens zum Kind und Beratung bei Problemen der Familienplanung (z.B. Beratung über den günstigsten Zeitpunkt der ersten Geburt, den optimalen Geburtenabstand, über Methoden der Empfängnisverhütung und ihre Verordnung),

3. Beratung in familiären und sexuellen Problemsituationen (z.B. Beratung und eventuell auch Therapie bei sexuellen Funktionsstörungen von Mann und Frau).

Um die Mitarbeiter der Beratungsstellen entsprechend für diese vielfältigen Aufgaben zu qualifizieren, wurde die Sektion »Ehe und Familie« gegründet, die bei der Gesellschaft für Sozialhygiene angesiedelt war. Ihr erster Vorsitzender wurde Prof. Mehlan aus Rostock, der sich seit Jahren mit der Problematik beschäftigt und frühzeitig Kontakte zur International Planned Parenthood Federation (IPPF), dem größten nichtregierungsgebundenen Familienplanungsverband der Welt mit engen Beziehungen zur UNO und der Weltgesundheitsorganisation (WHO), geknüpft hatte. Anfang der 70er Jahre wurde die Sektion dort als Mitglied aufgenommen. Die hier gesammelten Erfahrungen gingen in die Arbeit der Sektion ein. Von Anfang an wurde Familienplanung nicht allein als Empfängnisverhütung verstanden, sondern als Komplex, zu dem gleichfalls Hilfe bei Kinderwunsch, Sexualerziehung und Hilfe bei sexuellen Problemen gehörten. Jedes Kind sollte möglichst als Wunschkind geboren werden und zwar zu einem Zeitpunkt, der für die Mutter und das Kind günstige Voraussetzungen bot. Deshalb mußten beide Partner über moderne Verhütungsmethoden informiert sein und zwischen ihnen wählen können. Aufgabe der Berater war es, hier sachkundig tätig zu sein. Der Schwangerschaftsabbruch galt nicht als Methode der Familienplanung, sondern nur als letzter Ausweg in einer für die Frau anderenfalls nicht erträglichen Notsituation. Durch bessere Verhütung sollten die Aborte weiter reduziert werden.

Seit den 70er Jahren existierten in der DDR etwa 200 Beratungsstellen, in einigen Städten waren spezielle Einrichtungen für Jugendliche geschaffen worden. Von der Bevölkerung wurde dieses Angebot angenommen. Die meisten fühlten sich gut betreut, man hatte dort mehr Zeit für ihre privaten Probleme als in den überfüllten Sprechstunden der üblichen Arztpraxen. Bis in die 80er Jahre hinein durfte die Pille nur von Gynäkologen und den in Beratungsstellen arbeitenden Ärzten verordnet werden. Es sollte damit erreicht werden, daß die Frauen zusammen mit der ersten Pillenverordnung auch gynäkologisch untersucht und später mindestens einmal jährlich kontrolliert wurden. Damit ließen sich eventuelle unerwünschte Nebenwirkungen erfassen und z.B. durch Umstellung auf eine andere Pille oder Methode beseitigen. Sehr schnell war die Pille von den Frauen akzeptiert worden. Sie war das am weitesten verbreitete Verhütungsmittel und wurde von über 40 % der Frauen im fortpflanzungsfähigen Alter eingenommen; mit Abstand folgte das Intrauterinpessar oder die Spirale, die 12 bis 14 % benutzten.

Ende der 60er Jahre hatte man sich inzwischen in einigen Nachbarländern wie der Tschechoslowakei, Ungarn und Polen zu einer Freigabe des Schwangerschaftsabbruchs entschlossen. In der Sowjetunion, in der nur wenige Frauen Zugang zur Pille und anderen modernen Verhütungsmitteln besaßen, stellte der Abort die Hauptmethode der Fruchtbarkeitsregelung dar. Die DDR hatte sich mit einer weitgehenden Legalisierung des Schwangerschaftsabbruchs zunächst zurückgehalten, sie setzte auf die Zunahme der Empfängnisverhütung und die etwas großzügigere Handhabung der bisherigen Abortgesetzgebung. Inzwischen wurde aber seitens der Bevölkerung – vor allem durch die Frauen – der Druck nach Freigabe stärker. Die stets betonte Gleichberechtigung der Frau wurde von vielen auch in dem Sinne interpretiert, daß sie dann auch selbst das Recht haben müßten zu entscheiden, ob sie die Schwangerschaft austragen wollten oder nicht. Diese verschiedenen Faktoren, darunter auch der immer noch vorkommende illegale Abort, führten schließlich zu einem neuen Gesetz.

**1972 bis 1989**   Der damalige Minister für Gesundheitswesen, Prof. Dr. Mecklinger, begründete das Gesetz vor der Volkskammer am 9. 3. 1972. Er ging davon aus, daß eine nicht gewollte Schwangerschaft außerordentlich komplizierte Probleme bei Frauen und in Ehen – auch in solchen, in denen durchaus ein Kinderwunsch besteht – aufwirft. Erfolgreich begonnene oder kurz vor dem Abschluß stehende berufliche Entwicklungen wurden dadurch in Frage gestellt und mitunter auch Ehekrisen ausgelöst. Durch solche schweren, manchmal dem einzelnen ausweglos erscheinenden psychischen Bedingungen könnten das Glück der Frau und des Mannes und die Harmonie der Ehe und Familie gefährdet werden.

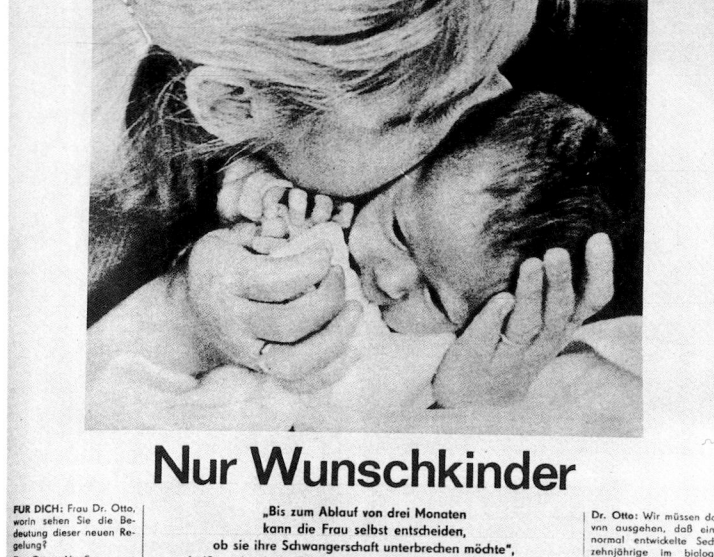

# Nur Wunschkinder

**Nur Wunschkinder**
*aus: Für Dich, 4/1972.*
*Stiftung Archiv der Parteien und*
*Massenorganisationen der DDR*
*im Bundesarchiv, Berlin*

1972 wurde in der DDR
die Fristenregelung eingeführt. Es war das erste und
einzige Gesetz, das mit
Gegenstimmen verab-
schiedet wurde.

**FÜR DICH:** Frau Dr. Otto, worin sehen Sie die Bedeutung dieser neuen Regelung?

**Dr. Otto:** Als Frauenarzt begrüße ich diese Regelung sehr. Ich betrachte sie als eine kontinuierliche Fortsetzung unserer fortschrittlichen Politik zum Schutze der Gesundheit der Frau. Es gab ja in den vergangenen Jahren bereits Erweiterungen der Bestimmungen, die den Abbruch der Schwangerschaft – soweit entsprechende Gründe vorlagen – möglich machten. Die neue Regelung kann jeder Frau helfen, ihr Leben gut zu planen.

**FÜR DICH:** Jeder weiß, daß wir mit der Geburtenzuwachsrate gegenwärtig in der DDR nicht zufrieden sein können. Wird die Zahl der Neugeborenen nun nicht noch geringer werden?

**Dr. Otto:** Ich glaube nicht, daß sie wesentlich zurückgehen wird. Noch wichtiger als diese statistische Seite, die wir natürlich nicht unterschätzen wollen, ist für uns Frauenärzte jedoch, daß die illegalen gewollten Fehlgeburten vermieden werden. Solche gewollten Fehlgeburten haben nicht wenigen Frau-

"Bis zum Ablauf von drei Monaten kann die Frau selbst entscheiden, ob sie ihre Schwangerschaft unterbrechen möchte", heißt es in einem Beschluß des Politbüros des ZK der SED und des Ministerrates der DDR, der vorsieht, diese Frage neu gesetzlich zu regeln. FÜR DICH sprach darüber mit Frau Dr. Gisela Otto, Fachärztin für Gynäkologie, Geburtshilfe und Sozialhygiene, Berlin.

en das Leben gekostet, viele andere konnten nach illegalen Eingriffen niemals ein Kind bekommen. Unter meinen Kinderwunsch-Patienten sind Frauen, die eine in der Jugend herbeigeführte Fehlgeburt heute bitter bereuen. Die neue Regelung hilft den Frauen, ihre Gesundheit zu erhalten und zu einem von ihnen bestimmten Zeitpunkt gewollte Kinder – Wunschkinder – zu haben. Darum wäre es nicht falsch, so glaube ich, nur die Geburtsstatistik dieses Jahres im Auge zu haben.

**FÜR DICH:** Es ist eine Regelung für das gewollte Kind. Bedeutet sie nicht zugleich einen möglichen Zuwachs an Glück für Mann und Frau in intimen Zusammenleben?

**Dr. Otto:** Unbedingt. Viele

Frauen haben in ihren besten Jahren schöne Stunden ihres Lebens verloren aus Angst vor einer ungewollten Schwangerschaft. Auf alle Fälle hat diese Angst einen negativen Einfluß auf die Intimsphäre sehr vieler Menschen. Nach den Erfahrungen in meiner Praxis und in der Eheberatung wirkt sich die sogenannte Liebe nach dem Kalender hemmend auf die Persönlichkeitsentwicklung der Frau bis hin ins Berufsleben aus. Ich finde, die neue Regelung bedeutet für sie hier eine wahre Befreiung von der Angst.

**FÜR DICH:** Welche Art Geburtenregelung ist die für die Gesundheit der Frau zuträglichste?

**Dr. Otto:** Der operative Eingriff auf alle Fälle nicht! Auch wenn er bei

uns in der DDR unter besten medizinischen Voraussetzungen vorgenommen wird – er bleibt eine Operation. Nach wie vor orientieren wir Frauenärzte auf die bekannten modernen Verhütungsmittel. Ich meine, daß die rechtzeitige und gründliche Beratung zur Verhütung ungewollter Schwangerschaften heute wichtiger denn je ist. Der operative Eingriff muß im Interesse der Gesundheit der Frauen auch in Zukunft die Ausnahme sein.

**FÜR DICH:** Nach den neuen Bestimmungen werden auch Mädchen vom 16. Lebensjahr an die Pille bekommen, wenn sie es wünschen. Es gibt Bedenken, daß diese Regelung leichtfertige Beziehungen zwischen den jungen Menschen fördern könnte.

**Dr. Otto:** Wir müssen davon ausgehen, daß eine normal entwickelte Sechzehnjährige im biologischen Sinne heute bereits eine junge Frau ist. Ihre soziale Reife – darunter verstehe ich eine abgeschlossene Lehre, die Möglichkeit, eine Familie selbständig zu ernähren bzw. die Fähigkeit, Kinder gut zu erziehen und vieles andere mehr – entspricht in den meisten Fällen noch nicht diesem biologischen Reifegrad. Es ist darum nach wie vor eine sehr wichtige Aufgabe für alle Eltern, Lehrer, auch für den Jugendverband, die Erziehung zu Verantwortungsbewußtsein in den Partnerschaftsbeziehungen noch ernster zu nehmen. Dazu gehört die Erziehung zu Freundschaft und Liebe, zur Achtung vor dem Partner, und dazu gehört auch die Entwicklung des natürlichen Wunsches, später Kinder zu haben, Wunschkinder.

**FÜR DICH:** Wir danken Ihnen herzlich für dieses Gespräch.

*Das Gespräch führten Dr. Marlis Allendorf und Jutta Zimmermann.*

*Foto: Galinsky*

»Der entscheidende Beweggrund, der Frau das Entscheidungsrecht über die Austragung einer Schwangerschaft zu übertragen, leitet sich aus der in der sozialistischen Gesellschaft realisierbaren Gleichberechtigung der Frau ab. In dieser Konsequenz erfüllt sich gleichzeitig für viele Frauen, Ehepartner und Familien der menschlich verständliche und vom Arbeiter- und Bauern-Staat respektierte Wunsch, daß sich die Frau mit Freude und Erwartung auf die Mutterschaft einstellen kann und das Kind mit seinem Eintritt in das Leben von einem Klima des Gewolltseins und einer verantwortungsbewußt vorbereiteten Geborgenheit umgeben wird. Erwünschte Kinder bedeuten für die Frau, für den Mann, für die Familie Glück und Erfüllung. Erwünschte Kinder sind Ziel und Inhalt jeder harmonischen Ehe in der sozialistischen Gesellschaft.«

Nach dem Gesetz vom 9. 3. 1972 über die Unterbrechung der Schwangerschaft (GBL. 1, Nr. 5, S. 89) hatte jede Frau das Recht, die Zahl ihrer Kinder sowie den Zeitpunkt und die zeitliche Aufeinanderfolge von Geburten in eigener Verantwortung zu bestimmen. Jede Schwangere konnte innerhalb von zwölf Wochen nach Eintritt der Schwangerschaft diese durch einen ärztlichen Eingriff in einer geburtshilflich-gynäkologischen Abteilung unterbrechen lassen. Ambulant durfte der Eingriff nicht durchgeführt werden, die Frau wurde dazu stationär aufgenommen. Grundlage für die einheitliche Berechnung der Zwölf-Wochen-Frist war der erste Tag der letzten Menstruation.

Die Unterbrechung einer länger als zwölf Wochen bestehenden Schwangerschaft durfte nur erfolgen, wenn zu befürchten war, daß ihre Fortdauer das Leben der Frau gefährdete oder andere schwerwiegende Gründe vorlagen. In diesen Fällen mußte eine Fachkommission entscheiden. Nicht zulässig war der Abbruch, wenn seit der letzten Unterbrechung weniger als sechs Monate vergangen waren. Nur in Ausnahmefällen war dann nach Genehmigung einer Fachkommission noch der Eingriff möglich. Vorbereitung, Durchführung und Nachbehandlung wurden bei einem Abbruch wie bei einem Erkrankungsfall gehandhabt. Es entstanden der Frau keinerlei Kosten; berufstätige Frauen erhielten für die Zeit ihrer Arbeitsunfähigkeit – in der Regel etwa eine Woche – Krankengeld.

Im Gesetz war ferner der Hinweis enthalten, daß der den Eingriff vornehmende Arzt verpflichtet ist, die Frau über den Eingriff und die damit verbundenen Risiken aufzuklären und sie außerdem – um weitere Abbrüche zu vermeiden – über die zukünftige Anwendung von schwangerschaftsverhütenden Methoden zu beraten. Eine Antragstellung seitens der Frau war nicht erforderlich, sie war auch nicht dazu verpflichtet, dem Arzt ihr Motiv für den Abbruch offenzulegen, obschon die Mehrzahl von sich aus ihren Wunsch begründete. Die Reaktionen der Ärzte auf dieses Gesetz waren überwiegend positiv, versprachen sie sich davon doch einen Wegfall der illegalen Aborte. Nicht einverstanden zeigten sich vor allem konfessionell gebundene Ärzte und Personen, die hierin einen Eingriff in den Schutz des werdenden Lebens sahen. Bei der Abstimmung über das Gesetz in der Volkskammer, die in der Regel stets einstimmig erfolgte, gab es hier übrigens einige Gegenstimmen aus obengenannten Gründen.

**Entwicklungen nach Inkrafttreten der Legalisierung des Aborts**

In ersten Jahren nach Legalisierung des Aborts zeichnete sich nach M. Fuchs folgender Trend ab:

1. Anstieg der Schwangerschaftsabbrüche im ersten Jahr danach auf das fünffache, dann Rückgang,

2. Rückgang der Geburtenrate unter 10 je 1000 der Bevölkerung,

3. Rückgang der Zahl der Kinder mit höherem Geburtenrang,

4. Anstieg des Anteils der Erstgeborenen,

5. Rückgang der allgemeinen Fruchtbarkeitsziffer (Tiefpunkt 1975 mit 52 Geborenen je 1000 Frauen im Alter von 15 bis 45 Jahren),

6. Rückgang der altersspezifischen Fruchtbarkeitsziffern in allen Altersgruppen,

7. Verschiebung des Gipfels der altersspezifischen Fertilität in ein höheres Lebensalter,

8. Verschiebung des Durchschnittsalters der Mütter bei Geburt des ersten Kindes um ein Jahr, des zweiten Kindes um drei Jahre (nach Fritsche),

9. Vorverlegung des Alters bei Abschluß der aktiven Beteiligung am Reproduktionsgeschehen,

10. Unterschreitung der einfachen Reproduktion der Elterngeneration (Tiefpunkt 1975 mit 1,5).

Die Befürchtung, die von Gegnern der Legalisierung hinsichtlich einer Zunahme der Abbrüche bei Jugendlichen geäußert wurde, hat sich nicht bestätigt. Am häufigsten entschlossen sich Frauen in der Altersgruppe von 25 bis 30 Jahren zum Abbruch. Nach Henning betrug das Durchschnittsalter 28 Jahre, 80 % hatten bereits Kinder geboren. Von 1976 bis 1981 ergab sich folgende Rangfolge bei der Inanspruchnahme des Aborts:

1. Rang    25 – 30 Jahre
2. Rang    30 – 35 Jahre
3. Rang    20 – 25 Jahre
4. Rang    35 – 40 Jahre
5. Rang    15 – 20 Jahre
6. Rang    40 – 45 Jahre

Nach Mehlan und Ackermann wurden 1976 in der Altersgruppe von 15 bis 19 Jahren 10 933 legale Abbrüche durchgeführt, das waren 15,3 % aller im gleichen Jahr erfolgten Unterbrechungen. Allerdings gab es Unterschiede zwischen den jüngeren und älteren Jugendlichen. Bei den 18- und 19jährigen nahm die Aborthäufigkeit seit 1973 ab, in der Gruppe der 15- bis 17jährigen stieg sie jedoch etwas an. Doch nur 6,5 % aller Unterbrechungen betrafen diese Gruppe. Unterschiede fanden sich auch zwischen Stadt- und Landbevölkerung. Auf 100 Geburten entfielen auf dem Lande 42 Aborte, in der Stadt 75.

1988 entfielen in der DDR auf 220 000 Geburten 88 000 Schwangerschaftsabbrüche, das entspricht einem Verhältnis von 40 Aborten auf 100 Lebendgeborene, ähnlich wie in Dänemark. Im Vergleich zu anderen osteuropäischen Ländern hatte die DDR die niedrigste Zahl von Schwangerschaftsabbrüchen. Von 1981 bis 1989 nahmen sowohl die Geburten als auch die Schwangerschaftsabbrüche weiter ab:

| Jahr | Schwangerschafts-abbrüche | Geburten |
|---|---|---|
| 1981 | 93 555 | 237 543 |
| 1985 | 90 254 | 227 648 |
| 1988 | 80 840 | 215 734 |
| 1989 | 73 899 | 198 512 |

Vor 1972 wurden in der DDR jährlich etwa 60 000 Aborte registriert, an deren Folgen 60 bis 70 Frauen verstarben. 1977 wurde im Zusammenhang mit legalen Unterbrechungen noch ein Todesfall beobachtet, das entsprach einer Sterblichkeit von 0,012 %. In den darauffolgenden Jahren bis 1988 trat kein Todesfall mehr ein.

Die Gründe für das Nichtaustragenwollen der Schwangerschaft zeigten nach Henning folgende Rangfolge:

1. der bereits erfüllte Kinderwunsch, deshalb keine weiteren Kinder mehr,
2. die Frauen fühlten sich entweder zu jung oder zu alt für die Geburt eines weiteren Kindes,
3. allgemeine familiäre Gründe,
4. die Altersabstände der Kinder entsprachen nicht den Vorstellungen der Frauen,
5. Probleme im Zusammenhang mit der beruflichen Qualifizierung,
6. gesundheitliche Gründe.

Bei der Situation der Frauen in der DDR ist zu berücksichtigen, daß über 90 % von ihnen berufstätig waren und die Mehrzahl es auch nach der Geburt eines Kindes – nach Ablauf des Mutterschaftsjahres – wieder werden wollte. Die Kinderbetreuung war durch die Bereitstellung von Krippen- und Kindergartenplätzen gesichert.

**Persönliche Erfahrungen**

Als Leiterin der Ehe- und Sexualberatung an der Universitäts-Frauenklinik Leipzig habe ich seit Ende der 60er Jahre zahlreiche Frauen bei Schwangerschaftskonflikten beraten. Diese Beratung war zwar nicht obligatorisch, doch sie wurde vor allem von Frauen in Anspruch genommen, die sich hinsichtlich ihrer Entscheidung noch nicht ganz sicher waren – das betraf etwa 10 bis 15 % aller schwangeren Frauen. Ich habe noch Frauen betreut, die wegen illegaler Aborte mit schweren, hochfieberhaften septischen Komplikationen in der Klinik behandelt wurden, und ich habe Frauen daran sterben sehen; Eindrücke, die mir bis heute unvergeßlich geblieben sind.

Der Schwangerschaftsabbruch ist für mich keine Methode der Familienplanung. Es ist aber eine weltweite Erfahrung, daß selbst bei guter Versorgung mit modernen empfängnisverhütenden Methoden (in der DDR gab es sie mit Ausnahme des Kondoms kostenlos) Frauen ungewollt schwanger werden und dadurch in eine schwere Konfliktsituation geraten, in der der Abbruch als der einzige Ausweg erscheint.

Die Behauptung, in der DDR hätte man den Frauen den Abbruch zu leicht gemacht – das Gesetz hätte den Mißbrauch begünstigt –, kann ich nach meinen Erfahrungen nicht bestätigen. Die Mehrzahl der Frauen hat sich die Entscheidung nicht leicht gemacht, sondern sich erst nach reiflicher Überlegung und verantwortungsbewußt dafür entschlossen. Dies läßt sich auch am Rückgang der Abortrate erkennen; außerdem wurde die im Gesetz angestrebte Zielgruppe, Frauen mit zwei und mehr Kindern, erreicht (Altersgruppe von 25 bis 35 Jahren).

Verbesserungsbedürftig war allerdings die Handhabung der Beratungspflicht der Ärzte hinsichtlich späterer Anwendung von Empfängnisverhütung. Aus Zeitmangel bei großen Patientenzahlen erfolgte sie nicht immer so individuell und ausführlich wie es wünschenswert gewesen wäre. Auch während des kurzen Klinikaufenthalts stand für eine wirkliche Beratung, die ja nicht mit wenigen Minuten abgetan ist, mitunter kaum Zeit zur Verfügung.

Ungenügend war auch in vielen Fällen die Sexualerziehung, ob sie nun in der Schule oder außerschulisch erfolgte. Beeinflußt von der restriktiven Einstellung der Sowjetunion allem Sexuellen gegenüber, verhielt sich das Volksbildungsministerium entsprechend, ohne zu erkennen, daß mit rechtzeitiger Information und Aufklärung im Bereich der Familienplanung einschließlich Empfängnisverhütung späteren Aborten und damit auch viel menschlichem Leid vorgebeugt werden kann.

Grundsätzlich bestand in der DDR eine pronatalistische Familienpolitik: der Wille zum Kind, die Förderung von jungen Ehen und Familien wurden seit ihrer Gründung durch zahlreiche, ständig weiter ausgebaute sozialpolitische Maßnahmen unterstützt. Um so erstaunlicher erscheint dabei die Einstellung zum Schwangerschaftsabbruch, die sich im Laufe der Jahre lockerte und schließlich in eine Freigabe mündete, und zur Empfängnisverhütung, die jedem – vom Kondom abgesehen – kostenlos zugänglich war. Von der Bevölkerungsmehrheit wurden diese Maßnahmen, obschon sie im einzelnen verbesserungsbedürftig waren und Lücken aufwiesen, im großen und ganzen akzeptiert. Das Hauptziel, die Abschaffung des illegalen Aborts, war erreicht worden.

### Literatur

L. Aresin: Ehe- und Sexualberatungsstellen und Familienplanung in der DDR, in: *Sexuologie in der DDR*. Hg. von J. S. Hohmann. Berlin 1991.

M. Fuchs: Demographische Aspekte des Sexual- und Reproduktionsverhaltens in der DDR, in: *Sexuologie in der DDR*. Hg. von J. S. Hohmann. Berlin 1991.

H. Heiß: *Die Abortsituation in Europa und außereuropäischen Ländern*. Stuttgart 1967.

G. Henning: Wieder § 218?. Berlin 1991.

K. H. Mehlan: Das Bild der legalen Schwangerschaftsunterbrechung in der DDR, in: *Deutsches Gesundheitswesen* H. 19/1958, S. 595 ff.

ders.: Der legale Abort in der Deutschen Demokratischen Republik. Statistik der Jahre 1953 – 1962, in: *Deutsches Gesundheitswesen* H. 25/1965, S. 1163 ff.

ders./S. Akkermann: *Adolescent Fertility in the German Democratic Republic*. WHO-Meeting, 24 – 28 April, Warnemünde 1978.

# Der Kinderwunsch.
# »Geburtenregulierung«
# im Sozialismus[1]

Irmela Hannover

*»Das Wachstum der Bevölkerung ist für den Sozialismus kein Selbstzweck, sondern eine notwendige Seite des gesellschaftlichen Gesamtprozesses, das schließlich ebenso bewußt geregelt wird wie die ganze gesellschaftliche Entwicklung ... Daher führt die sozialistische Gesellschaft eine zielstrebige Sozialpolitik durch, die langfristig darauf gerichtet ist, günstige Bedingungen für die erweiterte Reproduktion der Bevölkerung zu schaffen, ohne jedoch das Recht der Familien, über ihre Kinderzahl selbst zu bestimmen, einzuschränken.«[2]*

August 1989: Ich gehe mit meiner Freundin in Ost-Berlin in die Kaufhalle. Vor dem Supermarkt steht eine lange Reihe hochrädriger Kinderwagen, letzter Chic. In den Wagen Babys, zum Teil schlafend, einige wach, ein, zwei schreiend. »Wieso stehen hier denn all die Babys?«, frage ich meine Freundin. Die versteht meine Frage nicht. »Na, weil deren Mütter hier einkaufen, was sonst?« Meine Verwunderung über soviel realsozialistische Gelassenheit ist ihr nicht nachvollziehbar. Diese Gesellschaft scheint weder Kinderklau zu kennen noch die Sorge, daß ein so hochrädriges Gefährt mitsamt einem strampelnden Säugling koppheistergehen könnte. Das Kind in der DDR, eine Einrichtung, die dazugehört?

*»Die Beziehung zum Kind ist das einfachste Modell einer wahrhaft menschlichen Beziehung zu anderen Menschen: einer Beziehung wie zu uns selbst, einer Beziehung zu ihren Gefühlen und Interessen wie zu unseren eigenen. Das ist eines der wichtigsten Gattungsmerkmale des Menschen, das seine Verkörperung im kommunistischen Humanismus gefunden hat ...«[3]*

Treffen bundesdeutscher Journalistinnen mit DDR-Kolleginnen in München, April 1990: Eine Redakteurin der »Aktuellen Kamera« erzählt, daß in der DDR mehr Frauen als Männer im Journalismus arbeiten. Leider seien die Arbeitsbedingungen so aufreibend, »daß sich die meisten von uns nur ein Kind leisten können«. Geraune unter den West-Kolleginnen. »Stell dir vor«, sagte eine erregt in Richtung Podium, »man kann auch glücklich sein ohne Kind.«

Kurz danach, ein Telefongespräch in Ost-Berlin: Ich versuche, einen Termin mit Dr. Jutta Gysi, Leiterin der Forschungsgruppe »Familie« am Institut für Sozialpolitik der Akademie der Wissenschaften der DDR, zu bekommen. Sie hat keine Zeit, hinterläßt mir aber zu meinem Thema »Kinderwunsch« folgenden Satz: »Bisher hat in der DDR der Kinderwunsch in etwa der Realisierungsquote entsprochen.« Meinen Sechsmonatsbauch betrachtend, mit dem ich mir mit nunmehr 36 Jahren meinen Wunsch nach einem zweiten Kind genehmige, denk ich über die Bedeutung dieses Satzes nach: eine Gesellschaft, in der jede, die ein Kind wollte, dies auch in die Tat umsetzen konnte?!

*»Der dauernde Verzicht auf Kinder, auch die gewollte Beschränkung auf ein Kind, ist moralisch in der Regel nicht gerechtfertigt und allzuoft Ausdruck einer kleinbürgerlichen Haltung ... Doch wann die Kinder geboren werden sollen, ist nur von den Eltern selbst zu entscheiden. Deshalb kommt eine Bewertung der einzelnen Unterbrechung, insbesondere von den mit der Durchführung beauftragten medizinischen Fachkräften, nicht in Betracht. Es kann nicht ihre Aufgabe sein, über die Lebensplanung der von ihnen zu behandelnden Frauen zu urteilen.«*[4]

## Motive für den Schwangerschaftsabbruch

April 1990, Besuch in der Gynäkologischen Abteilung der Poliklinik in Kaulsdorf, Ost-Berlin: Heute ist der Tag der Voruntersuchung für alle Frauen, die in den nächsten Tagen ihre Schwangerschaft in der Klinik abbrechen wollen. Bei dieser Gelegenheit ist der Arzt nach §1 Abs. 3 des »Gesetzes über die Unterbrechung der Schwangerschaft« ebenfalls verpflichtet, »die Frau über die medizinische Bedeutung des Eingriffs aufzuklären und über die künftige Anwendung schwangerschaftsverhütender Methoden und Mittel zu beraten«.

Ein Flur mit einer langen Reihe von Kabinen. Auf der Rückseite der Kabinen die Untersuchungsräume der Ärzte. Im linken Untersuchungszimmer sitzt Frau Dr. Wegener, eine große, schlanke Frau mit blondierten Lockenwicklerhaaren, ständig im Laufschritt unterwegs, sehr freundlich – ein bißchen das Klischee einer selbstbewußten berufstätigen DDR-Frau im Chic der 70er Jahre. Im rechten Raum ein junger Arzt, der heute zur Aushilfe gekommen ist und einen eher genervten Eindruck macht. Beide wollen die Frauen fragen, ob sie mit mir zu sprechen bereit sind. Ich sitze in dem mittleren Raum, durch den ein Teil der Patientinnen gehen muß, um zu den Kabinen zu gelangen. Peinlich berührt schiebe ich jedesmal meinen Bauch unter die Tischkante und starre angestrengt auf meine Unterlagen, wenn eine Frau, »unten freigemacht« und sich notdürftig mit dem selbst mitzubringenden Handtuch bedeckend, an mir vorbeigeht.

Frau Dr. Wegener steckt lachend den Kopf durch die Tür: »Ich habe eine für sie, sie zieht sich bloß noch an.« Wenig später sitzt sie mir gegenüber: blasses Gesicht, blasse Kleidung, 26 Jahre. Sie ist alleinerziehende Mutter einer fünfjährigen Tochter. Seit kurzem habe sie einen Freund, nun sei es passiert. Wenn alles so wäre wie vor dem November 1989, dann würde sie dieses Kind kriegen, aber bei den derzeitigen Unsicherheiten ... »Ich habe mir das lange überlegt, die Entscheidung ist mir nicht leichtgefallen.« Ihre bisherige Situation als Alleinerziehende habe sie nicht als sonderlich anstrengend empfunden. In ihrem Beruf als Physiotherapeutin habe sie alle Unterstützung erfahren. Diskriminierung? Nein. Der Kindergarten ist in der Nähe, da sei die Kleine von sechs bis 16 Uhr, und finanziell sei sie auch über die Runden gekommen. In Zukunft will sie verhüten, ja, aber nicht die Pille, vielleicht die Spirale. Der Freund? Ja, vielleicht auch der. Aber eigentlich sei Verhütung schon ein Problem der Frauen, die Männer zögen sich da immer aus der Affäre. Die Ärztin hier sei sehr freundlich gewesen. Man müsse sich nicht rechtfertigen. Und trotzdem habe sie das Gefühl, die Mütter, die abtreiben ließen, würden als »letzter Dreck« angesehen. Und wenn man dann nach dem Abbruch mit Frauen, die eine Fehlgeburt hinter sich haben, in einem Zimmer liegen müsse, dann käme man sich schon sehr schlecht vor.

Die zweite Frau, die bereit ist, mit mir zu reden, ist auch 26 Jahre, geschminkt, bunt, lebensfroh. »Ich habe ein Kind, acht Jahre, das reicht. Hab heut erfahren, daß ich schwanger bin, und mir gleich 'nen Termin besorgt. Mit meinem derzeitigen Partner, also, der Mann fürs Leben ist das nicht. Mit einem Kind war okay, aber ein zweites? Was ich alles versäumen würde, nee, das bringt mir nüscht. Ich hätte Angst, das Kind zu vernachlässigen. Und nu weiß man ja auch nich, was wird.« Kantinenversorgerin sei sie, der Betrieb sei auch

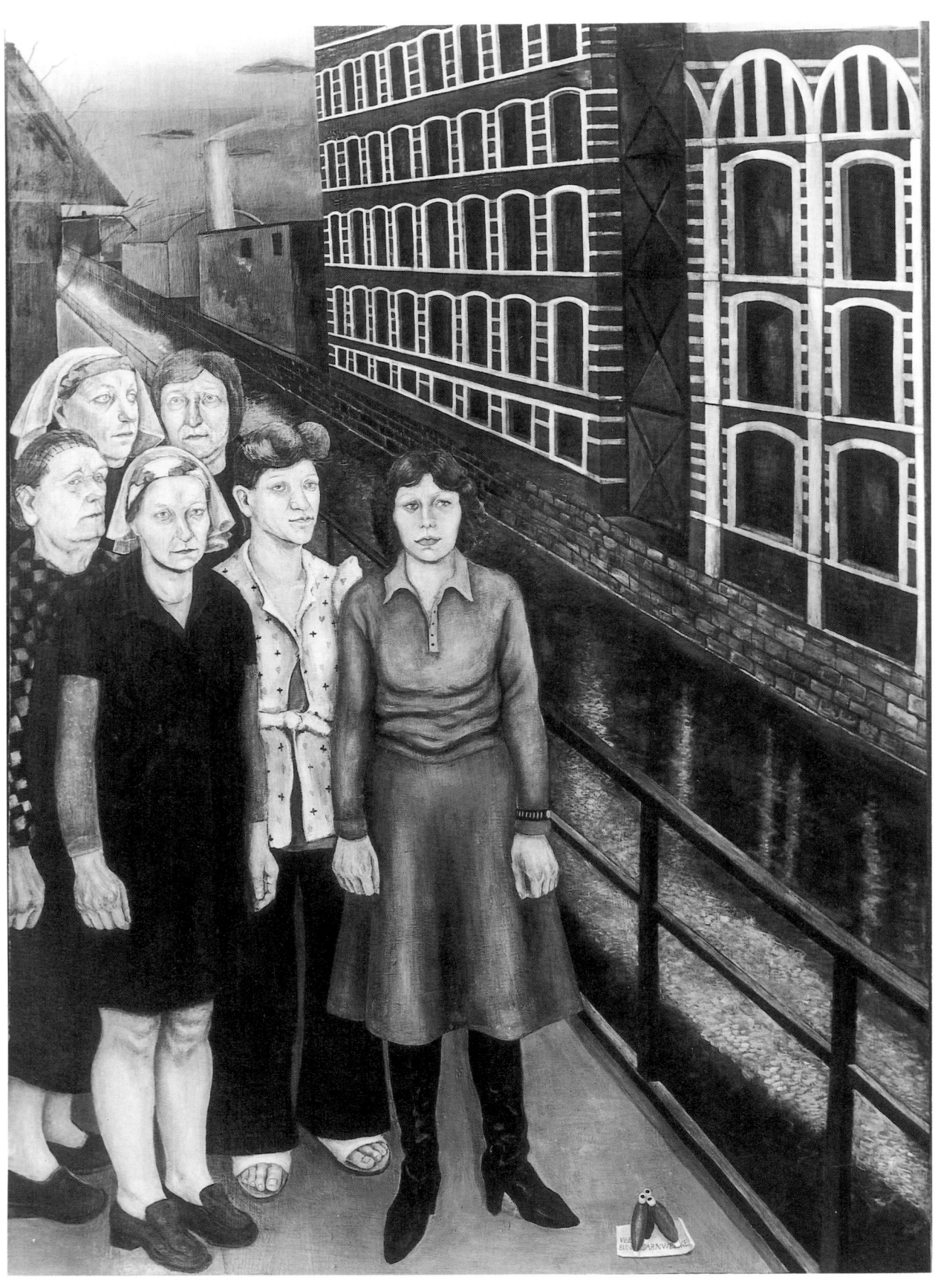

*Doris Ziegler*
**Frauen in der Spinnerei**
*1978/1979*
*Öl auf Hartfaser*
*Museum der Bildenden Künste, Leipzig*

dem Untergang geweiht, Entwicklungsmöglichkeiten für sich sehe sie keine, und mit kleinem Kind schon gar nicht. Sie sei schwanger geworden, weil sie als unfruchtbar galt. Bei der Ärztin hätte sie sich automatisch gerechtfertigt, dabei hätte die gar nicht gefragt. »Irgendwie ist es ja doch Leben«, scheint sie sich jetzt auch mir gegenüber zu rechtfertigen. »Ich bin aber froh, daß keiner fragt.« Die eine Woche bis zum Abbruchtermin sei schlimm genug. Da käme man doch ins Grübeln.

Wieder ringe ich vergeblich um eine angemessene Verabschiedungsformel: »Viel Glück«? Am besten: »Vielen Dank für das Gespräch.« Danach will eine ganze Weile keine der durch meinen Raum laufenden Frauen mit mir reden –

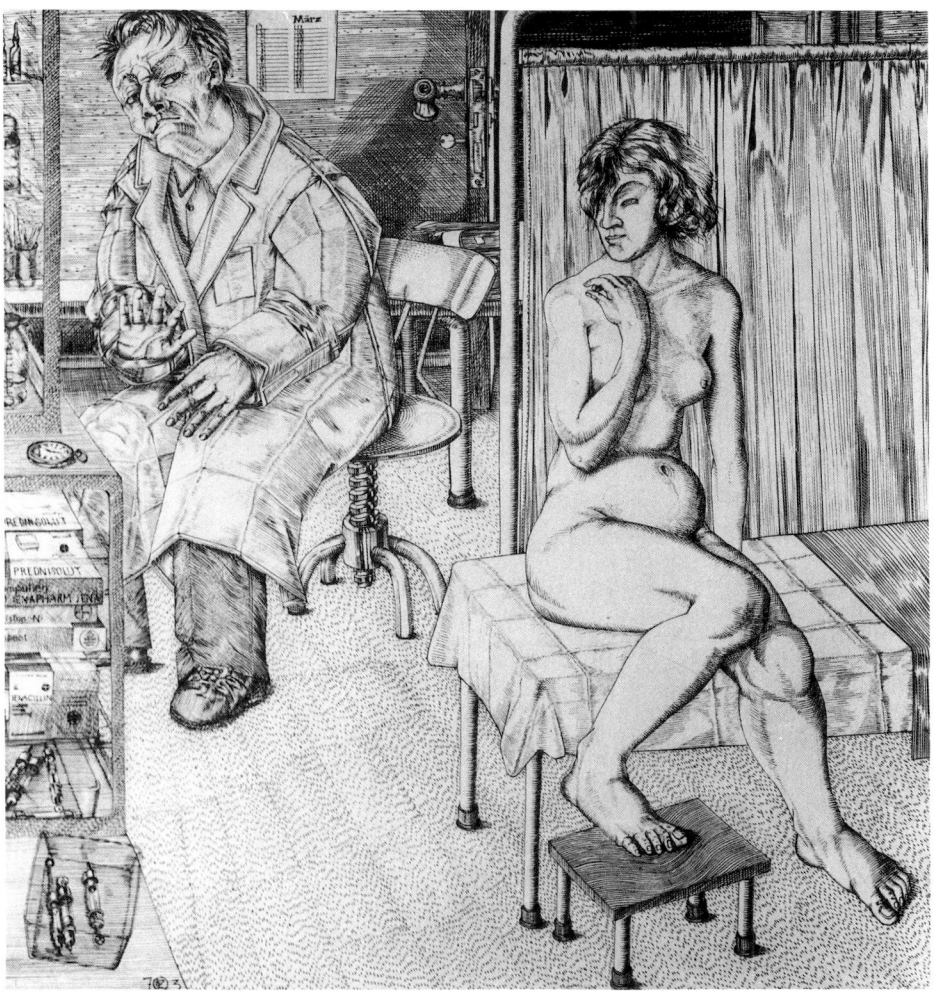

Balduin Zettl
**Der Arzt**
*1973*
*Radierung*
*Sammlung Prof. Dr. Scholz,*
*Dresden*

wozu auch? Statt dessen setzt sich eine Schwester zu mir: Man freue sich ja schon mit jeder Frau, die ihr Kind bekommen wolle. Es sei unerträglich, dieser Massenbetrieb, 29 Patientinnen allein heute. In der Woche kämen jetzt bis zu 75 Frauen, vor der Wende waren es nur 40. Und dann fängt sie an zu schimpfen: »Die kommen hierher, als wenn sie sich einen Zahn ziehen lassen wollten. Die kümmern sich um nichts, und wenn's dann passiert, dann läßt man es eben wegmachen. Ihre Männer wollen sie auch nicht belästigen. Dabei gibt es die Pille doch kostenlos. Denen wird es zu einfach gemacht.«

Nebenan weint eine Frau. Durch die Erzählungen der Schwester hindurch höre ich den Arzt mit aggressiver Stimme: »Wenn Sie nicht schwanger werden wollen, dann müssen Sie sich schützen. Ein Schwangerschaftsabbruch ist ein schwerwiegender Eingriff, da versteh ich nicht, daß Frauen sich nicht schützen.« Die Frau: »Von mir aus wär das ja auch nicht passiert. Mein Mann will ein zweites Kind, ich aber nicht. Ich dachte, er paßt auf.« – »Also morgen um

99

6.30 Uhr nüchtern auf der Gynäkologie. Sie bleiben dann bis zum nächsten Tag 18 Uhr. Auf Wiedersehen.«

Bis zum Ende der Untersuchungen sprechen noch vier Frauen mit mir. Alle haben bereits ein oder zwei Kinder. Schwanger geworden sind sie aus den banalsten Gründen: Sie hielten sich für unfruchtbar, die aus der hintersten Schublade herausgekramte Pille hatte ihre Wirksamkeit verloren, oder sie hatten nach der letzten Regel vergessen, die Pille wieder einzunehmen, weil sie so im Streß waren, und der Mann hat dann nicht aufgepaßt. Eine Frau kämpft mit den Tränen, sie wolle das Kind, aber sie würde schon für ihr jetzt einjähriges Kind keinen Krippenplatz mehr bekommen. Eine andere gesteht, daß ihr drei Kinder zuviel würden, die zwei wären schon ständig krank: »Ich kann nicht ewig zu Hause rumsitzen, da fällt mir die Decke auf den Kopf.« Ich frage sie, wie sie es finden würde, wenn sie ihren Abbruchwunsch vor dem Arzt rechtfertigen müßte. »Sie meinen, so wie bei Ihnen? Naja, dann würd ich dem das eben so erzählen, wie es ist.« Daß ihr irgendjemand in ihre persönliche Entscheidung reinreden könnte, diese Vorstellung ist ihr, wie all den anderen, völlig fremd.

*»Die mit dem Schwangerschaftsabbruch erfolgte Lebensvernichtung ist ein Übel: doch es kann in bestimmten Fällen ein wesentlich größeres Übel sein, wenn eine nicht gewollte Schwangerschaft ausgetragen werden muß. Unsere gesellschaftliche Lösung und gesetzliche Regelung bietet offensichtlich die der heutigen Menschheitsentwicklung angemessenen menschenwürdigste Form der Austragung dieses Konflikes.«*[5]

Nach den Untersuchungen treffen wir uns alle im Schwesternzimmer zum Kaffee. Ich will eine Lanze für die Frauen brechen, die sich entgegen der Ankündigungen der Schwestern nicht einfach des Gesetzes als einer besonders bequemen Art der Geburtenregulierung bedienten. »Man hat ja Kinder und weiß, was draus werden könnte«, war die Antwort der meisten. Doch der Arzt ist in militanter Stimmung, weil seit November 1989 die Abbruchzahlen ständig steigen. »Was ist denn das für ein Argument: Unsicherheit durch die Wende? Haben unsere Mütter ihre Kinder nicht sogar im Luftschutzbunker zur Welt gebracht? Es ist die Einstellung zum Kind, die hier falsch ist: Liegen sie still im Kinderwagen, sind sie ach so süß. Aber das Verantwortungsgefühl fehlt. Ein Kind war bisher eine Geldquelle, die versiegt nun.« Und obwohl er wissen müßte, daß genau dies die Abbruchzahlen hochtreibt, setzt der eher alternativ aussehende Arzt hinzu: »Wenn irgendwas gut ist an dieser CDU, dann, daß sie es den Frauen in dieser Hinsicht nicht mehr so leicht machen will.« Alle nicken und reichen mir eine Broschüre: »SED und Abtreibung« – mit mir wohlbekannten Horror-Fotos der Lebensschützer-Bewegung. Die Schwestern hätten das im Wartezimmer auslegen wollen, erzählt mir Frau Dr. Wegener später. Das hätte sie aber unterbunden. »Man müßte den Frauen einmal einen Film über so eine Interruptio vorführen«, stößt der junge Arzt weiter nach. »Ich weiß, das wäre Psychoterror – aber an drei Tagen bis zu 20 Unterbrechungen, da wird man verrückt. Im Prinzip tötet man jedesmal eine Schulklasse.« Frau Dr. Wegener lächelt etwas verlegen: »Man hat bei so einer Massenabfertigung ständig Angst, die Gebärmutter zu verletzen. Einmal habe ich eine perforiert. Wir müßten die Frauen noch viel besser aufklären. Ich versuche, mit all meinen Patientinnen zu sprechen, sie über die fruchtbaren Tage aufzuklären und so.« Als ich völlig ungläubig gucke: »Ja, die Aufklärung bei uns ist miserabel. Es gab bisher keine Lehrpläne. Alles hing von der Initiative des Biologie-Lehrers ab.« Die Männer? Die stünden bestimmt hinter vielen der Abbrüche, vermuten die Schwestern in unverhoffter Solidarität mit ihren Geschlechtsgenossinnen. »Ach, mir kommen die Tränen«, fällt der Arzt ein, »die armen unterdrückten Frauen. Ich muß ganz ehrlich sagen, ich bin froh, wenn ich eine Frau mal zum Heulen gekriegt habe. Die paßt bestimmt beim nächstenmal besser auf.« Frau Dr. Wegener, die merkt, daß ich ziemlich erschrocken bin über die Militanz des Arztes und der Schwestern, nimmt mich nachher zur Seite: »Wir bräuchten mehr Zeit für die Frauen. Wir müßten mit ihnen reden können. Dann könnten wir die Zahlen, die ja bisher auch stetig gefallen sind, bestimmt weiter drücken. Aber im Moment können wir den Frauen nichts an die Hand geben. Der Paragraph 218 jedenfalls wäre keine Lösung.«

*»Wir betrachten die Gesundheit entsprechend der Definition der Weltgesundheitsorganisation ›als soziales Wohlbefinden‹ und die Krankheit in der Verallgemeinerung nach Marx ›als in seiner Freiheit gehemmtes Leben‹.«*[6]

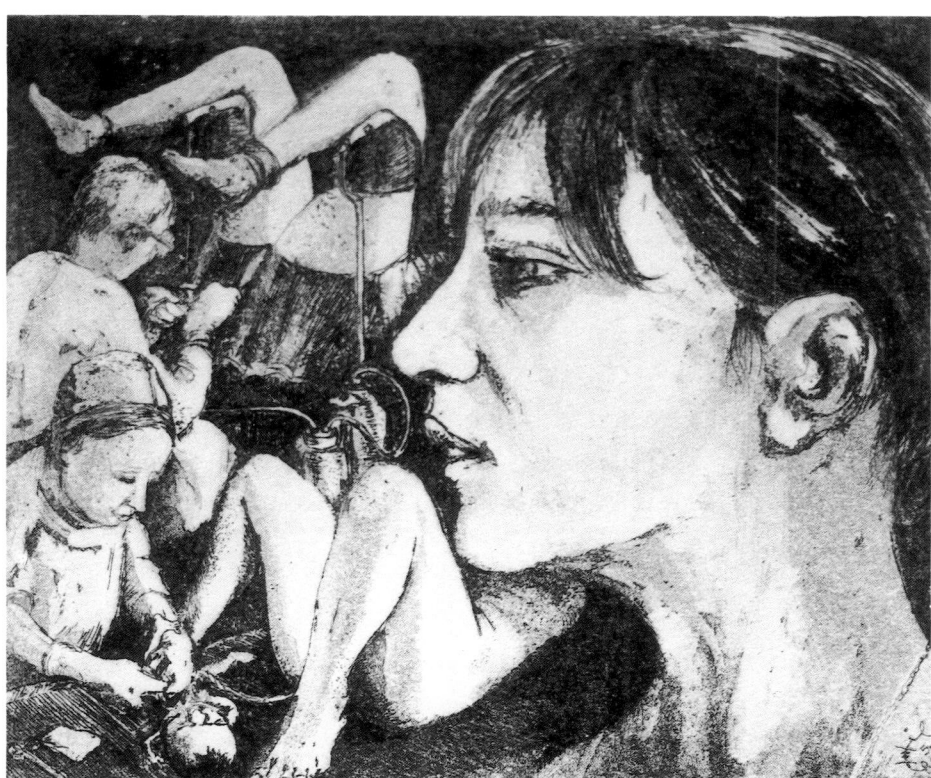

*Hans Hille*
**Die Entscheidung**
*1981*
*Radierung*
*Sammlung Prof. Dr. Scholz,*
*Dresden*

**»Bewußte Elternschaft«**

Vier Wochen später, Mai 1990. Inzwischen ist das bisher vernachlässigte Thema zu einem der zentralen Auseinandersetzungspunkte der Vereinigungsdiskussion avanciert. Und ich habe mein verrutschtes Weltbild über die DDR-Gynäkologen beim Direktor der Charité-Frauenklinik, Prof. Dr. Hans Beyer, wieder zurechtrücken können: »Eine Frau, die ein Kind nicht austragen will, wird immer Wege finden, einen Abbruch vorzunehmen. Ich bin deswegen dafür, dies unter den optimalsten medizinischen Bedingungen stattfinden zu lassen.« Dies sei auch die Ansicht der Mehrheit seiner Kollegen in der DDR. Alles andere sei verantwortungs- und würdelos für Patientin und Arzt. Er habe schließlich noch die Zeit vor 1972 miterlebt, als es nur die medizinische Indikation gab ...

Anschließend habe ich einen Termin bei Dr. Jutta Begenau, Soziologin, jung, Bubikopf und Nickelbrille, die in der »Sozialen Gynäkologie« in der Charité arbeitet. Sie will Beratungen für Frauen nach einem Abbruch anbieten. Vorher sei das allein die Entscheidung der Frau, was soll man ihr da groß raten, aber anschließend müsse man alles tun, damit die Frauen in Zukunft mit sich

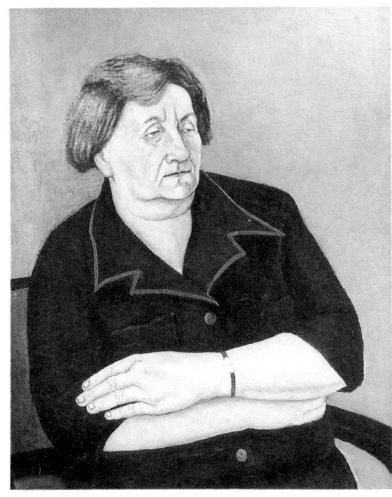

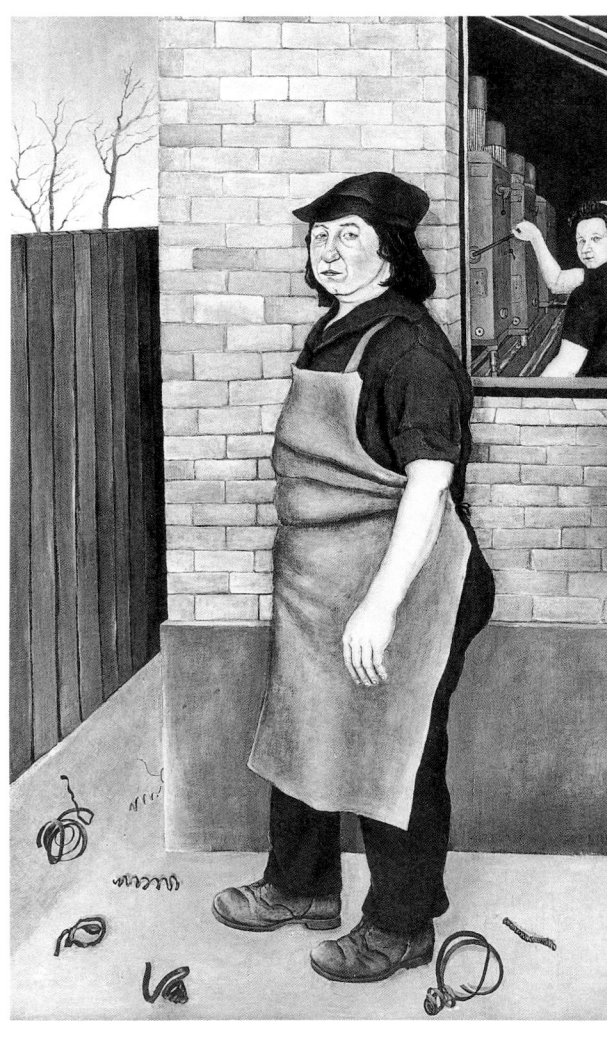

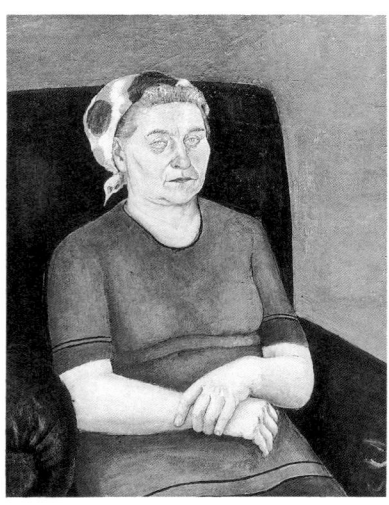

Doris Ziegler
**Brigade »Rosa Luxemburg«**
*1977*
*Öl auf Hartfaser (5teilig)*
*Staatliches Lindenau-Museum,*
*Altenburg*

verantwortungsvoller umgehen. »Es wurde uns nicht beigebracht, unseren
Körper ganzheitlich zu sehen. So kommt es zu Abbrüchen bei ganz jungen
Frauen und Mehrfach-Interruptio, und die dürften wirklich nicht sein.« Die
hochgehenden Abbruchzahlen hält sie hingegen für ein vorübergehendes
Phänomen. »Das ist ein akutes Angstverhalten. Genausogut kann es demnächst
zu einem Babyboom und neuer Mütterlichkeit kommen, wenn die Frauen ar-
beitslos zu Hause rumsitzen.« Grundsätzlich hält sie den Prozeß des ökono-
misch Unabhängigwerdens der Frauen in der DDR aber nicht für umkehrbar.
»Die sozialpolitischen Maßnahmen vom Babyjahr bis zu Krediten haben die
Geburtenrate in der DDR stabil gehalten, aber zum Kinderkriegen animiert
haben sie nicht«, sagt sie zu meiner Überraschung. So gaben im Jahr 1976 15 %
der Frauen materielle Überlegungen als Grund für ihren Abbruch an, 1987
waren es nur noch 8 % (nach Henning). Das eigentliche Hindernis fürs Kinderkriegen, nämlich die Unvereinbarkeit von Beruf und Familie, sei auch in der
DDR nie gelöst worden. Bei Befragungen hätten aber über 50 % der Fach-
arbeiterinnen die Bedeutung von Familie und Beruf gleich hoch bewertet. Bei
Besserqualifizierten läge die Quote noch höher. Der Beruf sei für Frauen hier
immer wichtig gewesen, das sei nicht einfach rückgängig zu machen.

*»Die Prozesse der Gestation, wie Schwangerschaft, Geburt und Wochenbett, wurden weit-*
*gehend vom biotischen Zufall befreit. Dadurch wurden wesentliche Voraussetzungen dafür*
*geschaffen, daß jedes Kind in unserer Gesellschaft als ein Wunschkind seiner Eltern geboren*
*werden kann. Die Methoden der Geburtenregelung richten sich in unserer Gesellschaft nicht*
*gegen das Kind, sondern fördern eine bewußte Elternschaft.«*[7]

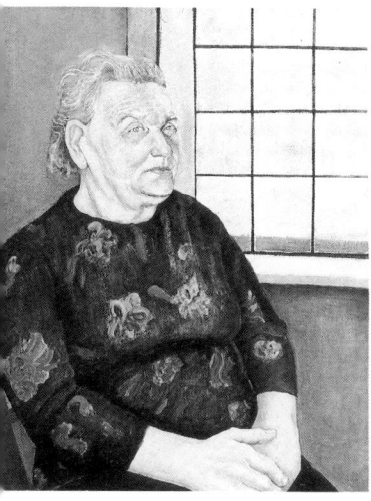

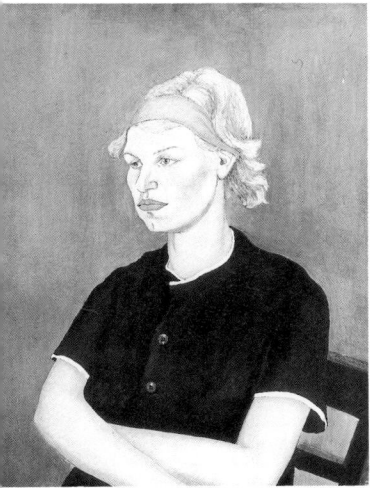

Ich bin mit Dr. Jutta Gysi verabredet. Ihr Satz vom Kinderwunsch und der Realisierungsquote ist mir die ganze Zeit nicht aus dem Kopf gegangen. »Für den Abbruch gibt es als Grund die kleine und die große Zukunftsangst. Beides spielte in der Vergangenheit in der DDR eigentlich keine große Rolle. Die kleine, also soziale Zukunftsangst gab es nicht, und die große, die Kriegsangst, wurde spätestens mit der Perestroika irrelevant. Und für ökologische Fragen gab es kein Bewußtsein. Abbruchentscheidungen waren immer Entscheidungen für oder gegen ein Kind, und so gesehen kann man sagen, alle Kinder in der DDR sind Wunschkinder.« Wurde bewußte Kinderlosigkeit einer Frau denn auch akzeptiert?, will ich wissen. Jutta Gysi zögert etwas. »Eigentlich ist eine Frau ohne Kinder in den Augen der anderen immer eine Frau, die kein Kind bekommen kann«, überlegt sie. »Das Kind gehört bei uns dazu.«

In der DDR galt das Leitbild der Zeitgleichheit. Alles wurde zur gleichen Zeit gemacht: Kinderkriegen und Lernen, Kinderaufziehen und berufliches Fortkommen. »Vielleicht war da ein gewisser Verhaltenszwang zum Kinderkriegen. Ein Teil der Emotionalität blieb dabei natürlich auf der Strecke. Der Alltag in der Familie war auf Funktionieren, nicht auf Beziehungen angelegt. Die Familie wurde zu einer Art Erledigungsgemeinschaft.« Dazu gehörte ja wohl auch, daß man sein Kind von klein auf dem Staat übergab und sich nicht weiter in die staatliche Betreuung einmischte, frage ich nach. Jutta Gysi zündet sich ihre dritte Zigarette an und lacht: »Aber diese Einstellung zum Kind ist doch nur symptomatisch für die Einstellung zum eigenen Leben. Für beides war das Verantwortungsgefühl nie sonderlich ausgeprägt. Alle haben ihre Ansprüche an den Staat gerichtet und ihn machen lassen.«

Auf dem Weg zurück ins Land des § 218 verweile ich noch ein bißchen in der Sonne vor dem Brandenburger Tor. Bilde ich es mir ein, oder ist es Zufall: Ich habe heute in Ost-Berlin etwa fünf schwangere Frauen gesehen – so viele wie bei mir in Köln nicht in einem Monat. Aber vielleicht hab ich da einfach nicht die Zeit, mal über die Straßen zu schlendern. Ich muß an den meistgehörten Kollegen-Kommentar zu meinem neuen Bauch denken: »Du bist aber mutig!« (Mit dem Hintergedanken: »Verantwortungslos«?) Ich hatte daraufhin eine DDR-Journalistin mit zwei Kindern gefragt, ob ihr das auch schon mal jemand gesagt habe. »Wieso Mut?«, fragte sie erstaunt zurück.

**Anmerkungen**

1 Abgedruckt mit freundlicher Genehmigung des Rasch und Röhring Verlags, Hamburg, aus: Irmela Hannover / Ilona Rothin: *Sind wir ein Volk?*. Hamburg 1990, S. 232–239.
2 aus: *Grundlagen des historischen Sozialismus.*
3 J.B. Rjurikow: *Kinder und Gesellschaft.* 1977.
4 Anita Grandke: *Festigung der Gleichberechtigung und Förderung bewußter Elternschaft.* 1972.
5 Helmut Kraatz / Uwe Körner: *Schwangerschaftsabbruch und Ehrfurcht vor dem menschlichen Leben.* 1981.
6 Gert Henning: *Kinderwunsch = Wunschkind?.* 1984.
7 ebd.

# Frauenbewegung und § 218

Ute Gerhard-Teuscher

Die neue Frauenbewegung rückte nicht nur in der Bundesrepublik, sondern weltweit mit der Forderung nach Abschaffung des sogenannten Unrechtsparagraphen – im deutschen Recht des § 218 StGB – ins öffentliche Bewußtsein. Erst mit der Mobilisierung gegen diesen Paragraphen war sie aus der Student-Innenbewegung über den akademischen Rand hinaus zu einer Bewegung von Frauen aller Schichten geworden. Nicht zufällig hat der feministische Aufbruch aus diesem Anlaß eingesetzt. Denn der am Beginn der 70er Jahre mit der Selbstbezichtigungskampagne »Ich habe abgetrieben« veröffentlichte Protest gründete sich auf den immer deutlicheren Widerspruch zwischen der Zusicherung von mehr Gleichberechtigung und der Kontrolle und Bevormundung der Frauen an diesem, ihr Leben entscheidenden Punkt: der Kontrolle weiblicher Sexualität und ihrer Fähigkeit, Menschen zu gebären. Denn nach wie vor bündeln sich in dem akuten Konflikt, ob es einer Frau zuzumuten bzw. ob sie es sich leisten kann, ein Kind großzuziehen, alle Probleme, die Frauen auch gegenwärtig trotz formaler Gleichheit und sogenannten Wahlfreiheiten haben: ihre ökonomische und persönliche Abhängigkeit und die traditionelle Form gesellschaftlicher Arbeitsteilung, die durch patriarchale Gewohnheiten in der Familie wie durch männliche Privilegien im Beruf gestützt und immer wieder aufs neue befestigt wird.

**Demonstration gegen den § 218 am 8. April 1972 in Frankfurt am Main**
*Foto, 1972.*
*Automomes Frauen-Archiv*
*Wiesbaden e. V.*

Die »Frauenaktion 70« in Frankfurt a. M. war eine unter den ersten Frauengruppen der Bundesrepublik Deutschland, die die Streichung der Paragraphen 218 bis 220 forderte. Rund 100 Frauen, vornehmlich aus der Humanistischen Union, starteten die ersten Aktionen.

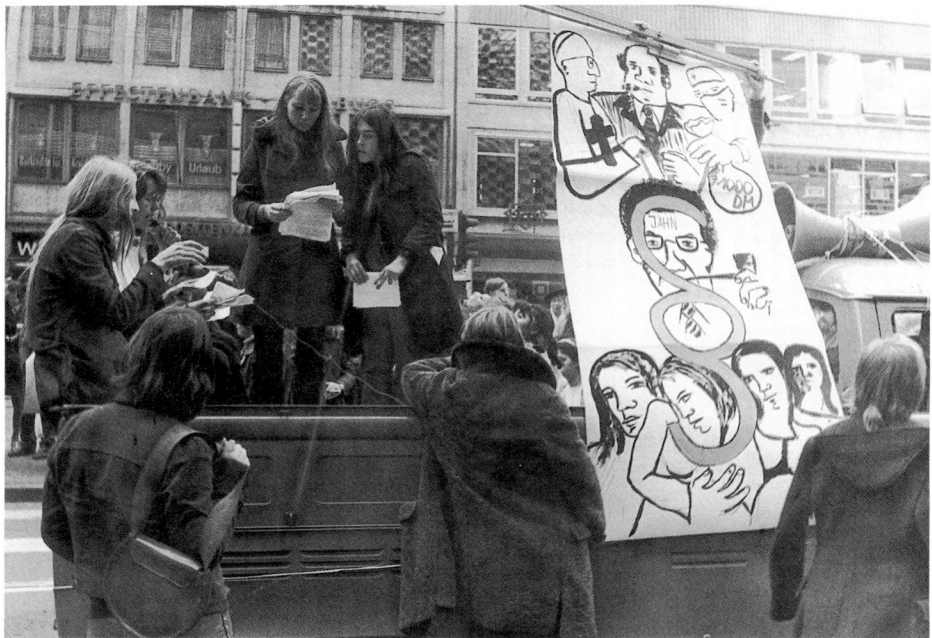

104

Im Recht der vormodernen wie auch der bürgerlichen Gesellschaft waren diese Probleme in der sogenannten ehelichen Pflicht stillgestellt, sie beinhaltete die Fügsamkeit der Ehefrau in der Sexualität und die Verfügbarkeit des weiblichen Körpers zur Erzeugung des Nachwuchses. Auch noch im Eherecht des Bürgerlichen Gesetzbuches aus dem Jahr 1990 war diese Pflicht enthalten, in der BRD verdeckt noch bis 1977, bis zur Abschaffung des Schuldprinzips im Scheidungsrecht, da ihre Verletzung ein auch mit materiellen Folgen verknüpfter Scheidungsgrund war. Kaum zu glauben sind die Ausführungen in einem Urteil des Bundesgerichtshofes noch aus dem Jahr 1966, wonach die Ehefrau »ihren ehelichen Pflichten« nicht schon dadurch genügte, »daß sie die Beiwohnung teilnahmslos geschehen« ließ oder gar »Gleichgültigkeit oder Widerwillen zur Schau« trug.[1]

Dabei hat der Protest gegen den nicht nur eherechtlich, sondern auch strafrechtlich sanktionierten Gebärzwang von Frauen eine lange Vorgeschichte und schon in der alten Frauenbewegung Einmischung und Auseinandersetzun-

**Auf solche Stühle zwingt unser Staat die Frauen!**
*Plakat der Frauenbefreiungsbewegung, Stuttgart 1971. Privatbesitz*

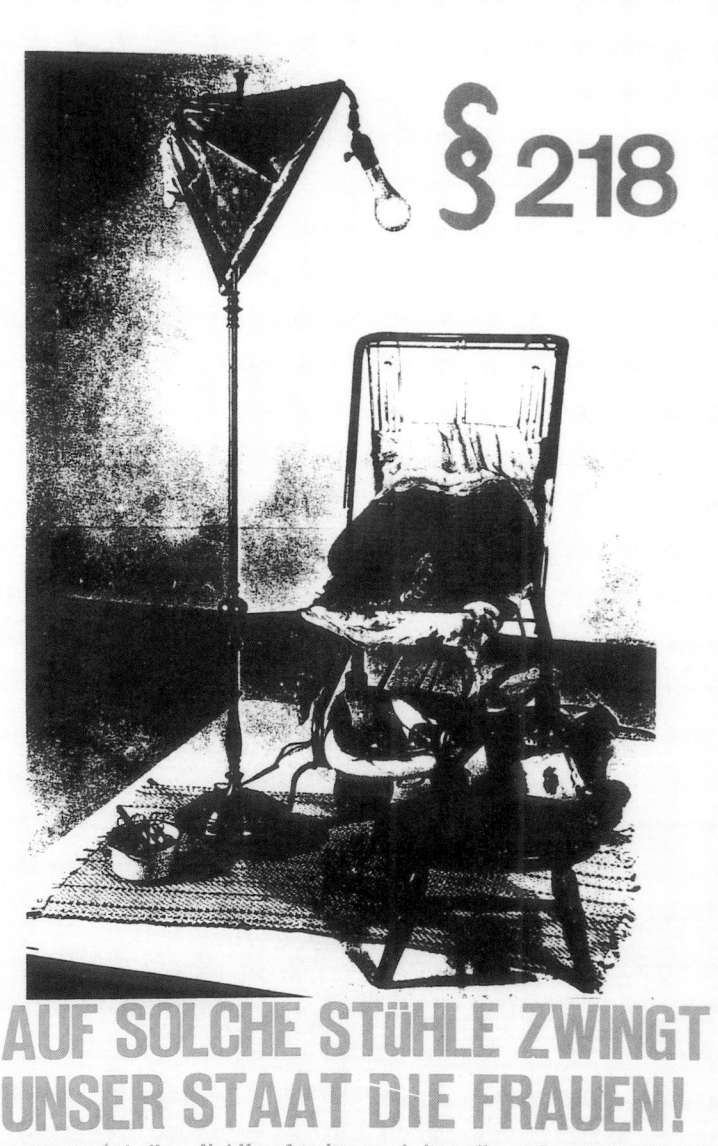

§ 218

AUF SOLCHE STÜHLE ZWINGT UNSER STAAT DIE FRAUEN!

Er liefert sie in ihrer Not Kurpfuschern und skrupellosen Engelmachern aus Dies nehmen wir nicht länger hin. Fordert das Recht auf den legalen medizinischen Eingriff! Fordert die Abschaffung des Paragraphen 218!

gen provoziert: Bereits nach der Jahrhundertwende sind im Zusammenhang mit der Diskussion um die Reform des Sexualstrafrechts radikale und bürgerliche Feministinnen entschieden für die Streichung des § 218 eingetreten, hat die KPD, unterstützt von der SPD, in den 20er Jahren versucht, sich an die Spitze der Bewegung gegen den »Klassenparagraphen« zu stellen. Schließlich ist auch gleich nach dem Zweiten Weltkrieg, als Frauen in West- und Ostdeutschland für kurze Zeit das Überleben und den politischen Neuanfang zu organisieren wagten, die Reform des § 218 Gegenstand frauenpolitischer Initiativen gewesen.

Zu fragen bleibt, warum diese Geschichte immer wieder verlorenging, warum der Widerstand gegen Bevormundung und Indienstnahme des weiblichen Geschlechts zur Reproduktion der Gattung Mensch immer wieder ganz neu und anscheinend von vorn beginnt. Gerade weil wir auch heute wieder – kurz vor dem Ende des 20. Jahrhunderts – erneut um die Frage der Strafbarkeit des Schwangerschaftsabbruchs streiten, Selbstbestimmung und Würde der

**Moralismus auf dem Rücken der Frau?**
*Aufruf zu einer Veranstaltung der Humanistischen Union und der Frauenbefreiungsbewegung in Stuttgart, Februar 1971. Plakat, 1971. Privatbesitz*

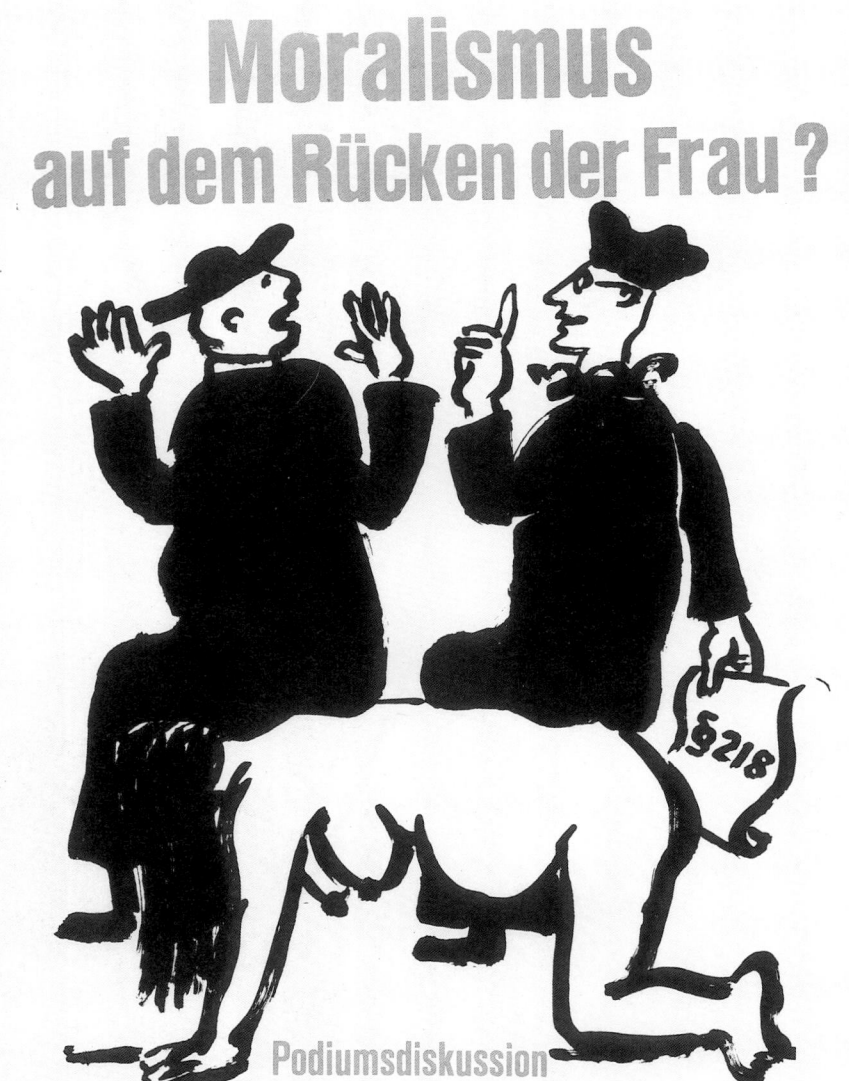

Frau immer noch zur Disposition zu stehen scheinen, sollte an diesen Teil der Geschichte noch einmal erinnert werden. Der Rückblick zeigt, wie alt die Argumente der Frauen sind und wie oft sie schon gewechselt wurden.

**Frauenbewegung um 1900: Kampf gegen die doppelte Moral**

Die Frauenbewegung hat sich von ihren Anfängen an gegen eine doppelte Moral gewandt, die Männern alle Freiheiten gestattet, den Frauen jedoch die Verantwortung für eine besondere geschlechtliche Moral auferlegt, als Garantinnen für die »Reinheit des Familienlebens« oder »die Ehre und den Frieden des Hauses« (F. v. Savigny als Gesetzgebungsminister 1845). Louise Otto, die Vorkämpferin der deutschen Frauenbewegung im 19. Jahrhundert, antwortete:

*»Die gerühmte Sittsamkeit der deutschen Mädchen und Hausfrauen erscheint sonach als nichts Anderes als das Resultat eines stets auferlegten Zwanges – im schlimmeren das erzwungene Produkt einer fast unerträglich befundenen Sklaverei ...«[2]*

**Die Würde des Menschen ist unantastbar**
*Plakat zum Urteil des Bundesverfassungsgerichts, herausgegeben von der Kreuzberger Produzenten-Galerie (P. K.), 1975 oder 1976. Spinnboden, Lesben-Archiv, Berlin*

Am 26.4.1974 verabschiedete der deutsche Bundestag mit 247 zu 233 Stimmen das »Dreimonatsfristenregelungsmodell«. Der Schwangerschaftsabbruch sollte nach einer Beratung innerhalb von drei Monaten straffrei sein. Die Opposition wendete sich daraufhin an das Bundesverfassungsgericht. Mit diesem Plakat protestierte die P. K. gegen die Entscheidung des Bundesverfassungsgerichts vom 25.2.1975, die die verabschiedete Fristenregelung für unvereinbar mit dem Grundgesetz erklärte. Wegen »Verunglimpfung der Staatsgewalt« sollte die P. K. in Berlin-Kreuzberg an der weiteren Verbreitung des Plakats gerichtlich gehindert werden. 1976 wurde das »erweiterte Indikationsmodell« vom Bundestag beschlossen. Eine Frau konnte nun innerhalb von drei Monaten aus sozialen, medizinischen, eugenischen und kriminologischen Gründen eine legale Schwangerschaftsunterbrechung beantragen.

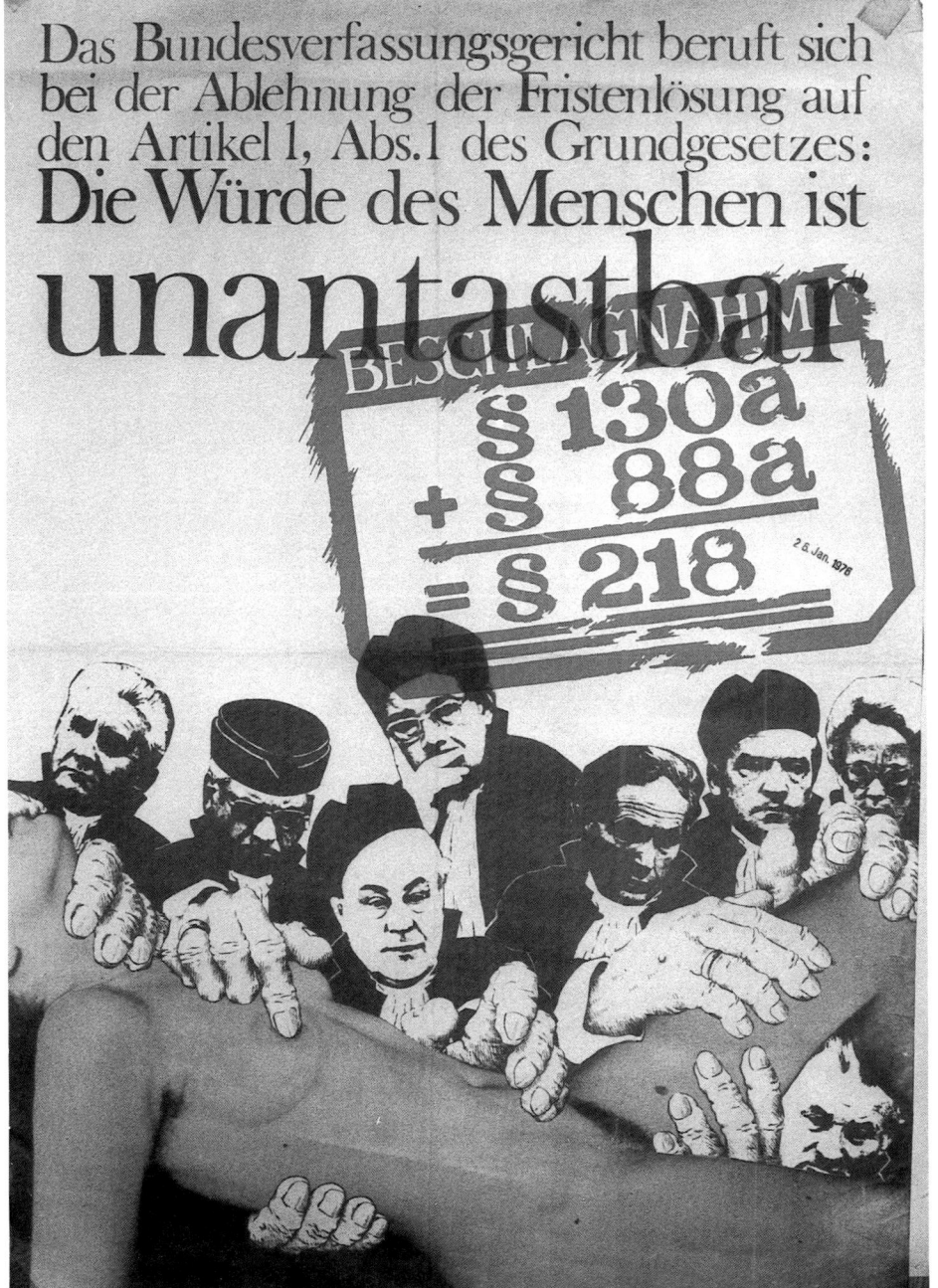

107

Nicht nur das »Recht der Frauen auf Erwerb«, nicht nur gleicher Lohn und gleiche Bildung standen daher von Beginn an auf dem Programm der bürgerlichen wie auch der proletarischen Frauenbewegung, sondern es ging um einen Dissens in den Kernfragen gesellschaftlicher Moral, um die Frage, wie Pflichten und Rechte bei der Ordnung der geschlechtlichen Beziehungen und des Geschlechterverhältnisses gleichmäßiger und gerechter zu verteilen seien. »Es gibt nur eine Moral, sie ist die gleiche für beide Geschlechter«, lautete das Motto der sogenannten Sittlichkeitsbewegung, die sich seit den 1870er Jahren, international angeführt von der Engländerin Josephine Butler, insbesondere gegen das staatlich geduldete Bordellwesen und ihre nur die Frauen ins Unrecht setzende Reglementierung der Prostitution wandte. Am Ende des 19. Jahrhunderts, mit dem Aufschwung der Frauenbewegung und ihrer Ausdifferenzierung in verschiedene Richtungen und Arbeitsgebiete, aber wurde unter dem anscheinend altmodischen Stichwort »Sittlichkeitsbewegung« ein ganzes Bündel existentieller Frauenfragen thematisiert: Gegen die Geschlechtsvormundschaft im Eherecht; gegen Unrechtsurteile in Vergewaltigungsfällen, die als »Geschlechtsjustiz« bezeichnet wurden; für eine »freie Ehe« und »das Recht auf Liebe« auch der unverheirateten Frau, ein Anliegen, das insbesondere Helene Stöcker im »Bund für Mutterschutz« vertrat und als »neue Ethik« bezeichnete; für die Gleichstellung »unehelicher Kinder« und ihrer Mütter und vieles andere mehr. Gewiß war die Thematisierung dieser Probleme heißumstritten. Für viele Frauen in der Bewegung war sie auch ein Skandal – Helene Lange sprach von »feministischer Gedankenanarchie« –, und doch war dies eine Diskussion, die nicht nur von den Radikalen, dem »linken Flügel« der Bürgerlichen, geführt wurde, sondern an der sich viele, auch etliche Frauen aus der proletarischen Frauenbewegung, beteiligten.[3] Ein Beispiel und Teilstück dieser Diskussionen waren die Vorschläge des Bundes Deutscher Frauenvereine (BDF), der Dachorganisation aller bürgerlichen Frauenvereine, zur Reform des § 218 StGB. Die – soweit mir bekannt – erste, die sich in Deutschland öffentlich und schriftlich zur ersatzlosen Streichung des § 218 äußerte, und zwar unter einem Pseudonym, war die Gräfin Gisela von Streitberg alias Gertrud Gräfin von Bülow Dennewitz. Sie schrieb 1904:

*»Es wäre tief zu beklagen, wenn die gegenwärtig in der deutschen Reichshauptstadt zum Zwecke der Strafrechtsreform versammelte Justizkommission diesen Paragraphen unbeanstandet in seinem vollen Umfange beibehielte, denn er schließt eine grausame und schwere Benachteiligung des weiblichen Geschlechts in sich ...«*

In ihrer Schrift mit dem sehr aktuell anmutenden Titel »Das Recht zur Beseitigung keimenden Lebens« setzte sie sich sehr freimütig mit dem Selbstbestimmungsrecht der Frau auseinander, dem »Widerspruch, daß die Frau von Rechts wegen behandelt wird wie eine Sache, aber verantwortlich gemacht und eventuell bestraft wird wie eine zurechnungsfähige Person«, mit der Rechtsfähigkeit des Menschen, die nach dem BGB erst mit der Vollendung der Geburt beginnt und dem »wenig stichhaltigen Grund, ... einem unentwickelten menschlichen Fötus, noch bevor derselbe durch die ersten Regungen im Mutterleibe sein Leben bekundet hat, den Schutz eines mit Persönlichkeitsrechten ausgestatteten Wesens zuzubilligen.«[4] Von Streitberg kannte die grausame Wirklichkeit der Frauen, die in die Fänge einer nicht die Menschen schützenden, sondern nur strafenden Justiz gerieten, und forderte neben einem ganzen Katalog notwendiger Maßnahmen erstens:

*»Da die Frau allein die Lasten und Schmerzen der Geburt trägt und ohne Vergeltung von Seiten der Nation ihre Kinder unter tausendfachen Mühen und Sorgen für dieselbe aufzieht, so ist sie allein zuständig zu entscheiden, wie oft sie diese Aufgabe erfüllen will.«[5]*

Eine andere, die sich schon sehr frühzeitig und immer an vorderster Stelle für die Anerkennung der Frau als Rechtsperson und ihr Selbstbestimmungsrecht gerade auch auf sexuellem Gebiet eingesetzt und dafür von der breiten Masse verfemt wurde, war Helene Stöcker. Mit der Gründung des »Bundes für Mutterschutz« im Jahre 1905 hatte sie die von ihr vertretene neue Ethik zum Programm gemacht. In dem ging es, neben der Anerkennung der sogenannten nicht ehelichen Lebensgemeinschaften, um die Gleichstellung der unehelichen Kinder und um die Einführung einer staatlichen Mutterschaftsversicherung. Sie forderte neben Sexualaufklärung und Empfängnisverhütung vor allem das Selbstbestimmungsrecht der Frau über ihren eigenen Körper und ihre Sexualität, »ihr Recht auf Freiheit und ihr Recht auf Liebe«.[6] Im Jahr 1908 veröffentlichte sie auch eine von ihr selbst durchgeführte Enquete zur Strafbarkeit der Abtreibung. Die Umfrage unter 600 »bekannten Persönlichkeiten« ergab, daß die überwiegende Mehrheit der Befragten zumindest für eine Milderung, wenn nicht gar für Straflosigkeit des Schwangerschaftsabbruches eintrat.[7]

In der Rechtskommission des Bundes Deutscher Frauenvereine (BDF), die zu dieser Zeit von Marie Stritt, der Bundesvorsitzenden und Begründerin des Rechtsschutzvereins in Dresden, geleitet wurde, war im Zuge der geplanten Strafrechtsreform vor 1908 auch eine ausführliche Denkschrift mit Reformvorschlägen und Kritik am geltenden Strafrecht erarbeitet worden. In dieser Denkschrift, die bedenkenswerte Einwände gegen das Strafrecht im allgemeinen enthält, findet sich auch der Vorschlag, den Paragraphen 218 StGB ganz zu streichen. Zur Begründung heißt es da unter anderem:

*»Die Frau muß aber auch als freie Persönlichkeit Herrin ihres Körpers sein dürfen. Sie sieht es daher als einen unberechtigten Eingriff in ihr Selbstbestimmungsrecht an, wenn sie bestraft werden soll, weil sie einen Keim vernichtet hat, der zunächst doch nur ein unlöslicher Bestandteil ihres eigenen Körpers ist ...«[8]*

Doch dieser Vorschlag führte auf der Generalversammlung des BDF in Breslau im Jahre 1908 zu harten und grundsätzlichen Auseinandersetzungen. Er wurde schließlich von der Mehrheit abgelehnt. Von dieser konservativen Mehrheit, die insbesondere durch den Beitritt des Deutschen Evangelischen Frauenbundes entstanden war, wurde nur eine Strafminderung vorgeschlagen sowie Straflosigkeit bei medizinischer, eugenischer und ethischer Indikation. Bemerkenswert aber bleiben die Äußerungen von Camilla Jellinek, der später langjährigen Leiterin der Rechtsschutzstelle in Heidelberg und Ehefrau des berühmten Staatsrechtlers Georg Jellinek. Als Mitglied der Rechtskommission und Bearbeiterin des weitergehenden Reformvorschlages[9] war sie erst nach einigen Überlegungen und Gewissensqualen »rückhaltlos für die Abschaffung von Paragraph 218« eingetreten. Sie schilderte in ihrem Vortrag auf der Generalversammlung, welche Überlegungen den Umschwung ihrer Meinung ausgelöst hatten – »Pflegt man doch meist sehr konservativ zu sein in Dingen, über die man nicht genügend nachgedacht hat.« Sie sprach davon, »wie sehr wir in einer Zeit der Umwertung aller Werte leben, wie viele Urteile wir alle selbst schon als Vorurteile erkannt, wie viele Wahrheiten wir um der Wahrheit willen schon geopfert haben.« Um die anderen zu überzeugen, setzte sie sich sehr ausführlich auch mit den zahlreichen Gegenstimmen aus der Frauenbewegung auseinander und kam zu dem Schluß:

*»Darüber besteht für mich kein Zweifel: wenn die Männer die Kinder zu gebären hätten – ein männlicher Paragraph 218 wäre nie geschaffen worden! ... Es ist also die Strafandrohung ein nicht gerechtfertigter Eingriff in die Verfügungsmöglichkeit über den eigenen Körper, also in die Freiheit der Persönlichkeit. Und so haben wir denn nicht zu fürchten, der Frauenbewegung einen Schlag zu versetzen, sondern sind vielmehr davon überzeugt, ihren*

*Prinzipien treu, ihr einen Dienst zu leisten, wenn wir die Abschaffung des Paragraphen 218 fordern: Im Namen des Selbstbestimmungsrechts, im Namen der freien Persönlichkeit der Frau!«*[10]

Es kam zu keiner Strafrechtsreform mehr vor dem Ersten Weltkrieg. In der proletarischen Frauenbewegung hatten noch kurz vor Ausbruch des Krieges die sogenannte Gebärstreikdebatte, Massenversammlungen von Proletarierinnen für ihr Recht auf Selbstbestimmung und Geburtenkontrolle Irritationen und Distanzierungen der SPD von dieser »Privatsache« der Frauen hervorgerufen. Insbesondere Clara Zetkin hatte aus Sorge um die notwendige Zahl der »Soldaten für die Revolution« zur Parteidisziplin aufgerufen und die Arbeiterinnen an ihre »heiligen Verpflichtungen der Mutterschaft« gemahnt.[11]

Tatsächlich gingen alle ersten Befreiungsversuche, das Recht auf Selbstbestimmung und auf Leben, im Inferno dieser Massenschlächterei unter.

**Die 20er Jahre: Gegen den Klassenparagraphen**

Die Kampagne gegen den § 218 StGB, der die Bestrafung der Abtreibung regelt, macht die Widersprüche und Unvereinbarkeiten der politischen und gesellschaftlichen Kräfte am Ende der Weimarer Republik noch einmal deutlich. Wie in einem Brennglas wird hierbei der Blick auf die Abhängigkeit und die Not der Frauen gelenkt, deren »Biologie« wieder »zum Schicksal« gemacht wurde.[12] Zugleich bündeln sich in der Kampagne der 20er Jahre die »Klassenfrage« und das Geschlechterproblem.

Der § 218 wurde als ein »Klassenparagraph« bezeichnet, weil der Mangel an Aufklärung und das Verbot von Verhütungsmitteln vor allem ein Problem der Arbeiterinnen war: »Noch hat nie eine reiche Frau wegen § 218 vorm Kadi gestanden«, so Gustav Radbruch als sozialdemokratischer Justizminister 1921. Bereits 1920 war von den Parlamentarierinnen der USPD der Antrag auf ersatzlose Streichung des § 218 im Reichstag eingebracht worden und verursachte großes Aufsehen. Die SPD zog nach und legte den Entwurf für eine Fristenlösung vor, also Straflosigkeit des Schwangerschaftsabbruchs wenigstens in den ersten drei Monaten.

Wiederholt hat sich Helene Stöcker in dieser Sache eingemischt. Sie schrieb 1924:

*»Wenn wir als Vorkämpfer der Bewegung für Mutterschutz und Sexualreform heute wieder einmal in der Öffentlichkeit unsere Stimme erheben, um für die Abschaffung §§ 218/219 des StGB einzutreten – so geschieht es, weil das Problem der freiwilligen Unterbrechung der Schwangerschaft durch die Not des letzten Jahrzehnts noch eine besondere Aktualität erhalten hat …*

*Diese Strafparagraphen sind entstanden aus einer Weltanschauung, deren Voraussetzungen für uns heute auf keinen Fall mehr gelten können – unter sozialen, politischen und wirtschaftlichen Zuständen völlig entgegengesetzter Natur wie unserer heutigen. Heute gehören zu jenen Unglücksparagraphen, von denen Goethes Wort gilt: ›Es erben sich Gesetz und Rechte wie eine ew'ge Krankheit fort.‹ Sie gehören zu den grössten Zerstörern menschlicher Freiheit, ehelichen Glückes und sexueller Ehrlichkeit, die wir kennen.«*[13]

Der »Bund für Mutterschutz und Sexualreform« stand in den 20er Jahren an der Spitze einer Sexualreformbewegung, die für Freigabe des Schwangerschaftsabbruchs eintrat und in den überall in der Republik geschaffenen Ehe- und Sexualberatungsstellen praktische Sexualberatung und Mutterschaftshilfe betrieb.[14] Die Sexualreformbewegung dieser Zeit wurde von sehr unterschiedlichen Strömungen getragen, neben den Feministinnen von Bevölkerungspolitikern, Sozialhygienikern und Medizinern, darunter auch Liberale, aber in der Mehrheit von Sozialisten und Kommunisten. Keineswegs hatten alle dabei das

Selbstbestimmungsrecht der Frauen im Sinn, sondern vielmehr die Volksgesundheit, Geburtenkontrolle, manche auch schon das sogenannte lebensunwerte Leben. Immerhin hatte die KPD die Kritik am staatlichen Gebärzwang in ihr Programm aufgenommen und die Aktion gegen § 218 zur Mobilisierung der »Frauenmassen« benutzt:

*»Die Bourgeoisie fürchtet, daß sich die Objekte ihrer Ausbeutung vermindern könnten, daß ihr in den Zeiten der Hochkonjunktur die nötigen Arbeitskräfte fehlen könnten, die ihr auch in den Zeiten der Krise und der Depression als ein Heer von Lohndrückern, als industrielle Reservearmee, die auf den Lebensstandard der ganzen Arbeitermasse drückt, willkommen ist. Noch mehr fürchtet sie, bei ihrem nächsten Krieg um die Aufteilung der Welt zu kurz zu kommen, wenn nicht genügend Kanonenfutter vorhanden ist.«*[15]

Gerade Clara Zetkin, die doch 1913 noch nichts von einem Gebärstreik der Arbeiterklasse wissen wollte, mußte in dieser Zeit von Lenin einen Rüffel einstecken. Sie zitiert ihn sogar in ihren »Erinnerungen an Lenin«:

*»Ihr Sündenregister, Clara, ist noch größer. Es wurde mir erzählt, daß in den Lese- und Diskussionsabenden der Genossinnen besonders die sexuelle Frage behandelt werde ... Ich glaubte meinen Ohren nicht trauen zu dürfen, als ich das hörte. Der erste Staat der proletarischen Diktatur ringt mit der Gegenrevolution der ganzen Welt. Die Lage in Deutschland selbst fordert die größte Konzentration aller proletarischen, revolutionären Kräfte ... Die tätigen Genossinnen aber erörtern die sexuelle Frage und die Frage der Eheformen in Vergangenheit, Gegenwart und Zukunft ...«*[16]

1926 kam es endlich zu einer Reform des Strafrechtsparagraphen. Es wurde jedoch lediglich das Verbrechen in ein Vergehen umdefiniert, das nicht mehr mit Zuchthaus, sondern mit Gefängnis bestraft wurde. Der BDF, in dem keine der radikalen Frauen mehr vertreten war, wollte die Einheitlichkeit der Frauenforderungen nicht gefährden und gab der Mehrheit der Konservativen nach.[17] Deshalb konnte sich die BDF-Führung in diesem Zusammenhang nur zur Zulassung einer medizinischen Indikation unter Berücksichtigung sozialer Gesichtspunkte entschließen und selbst dies nur gegen den Widerstand der mächtigen Hausfrauen- und Landfrauenverbände:

*»Wenn wir trotz alledem nicht den Weg der Freigabe befürworten ..., so tun wir das aus der Überzeugung, daß das Strafrecht .. zugleich für das Volk die grobe, aber doch deutliche Verbotstafel darstellt, deren Inhalt in seine Seelen eingegraben werden soll.«*[18]

Das Elend der Frauen, die abgetrieben hatten oder eine Möglichkeit zur Abtreibung suchten, kam durch sozial engagierte Ärztinnen und Ärzte zunehmend zur Sprache; die Zahl der jährlichen Abtreibungen wurde auf 1 200 000 geschätzt. Wegen fehlerhaft durchgeführter Abbrüche starben etwa 25 000 Frauen, 250 000 blieben krank. »Die Neue Generation«, herausgegeben von Helene Stöcker, informierte laufend über das Abtreibungselend und schaltete sich entschieden in die Debatte ein. Wie ein Fanal wirkte schließlich die Aufführung des Theaterstücks »Cyankali« von Friedrich Wolf unter der Regie von Erwin Piscator im September 1929 am Berliner Lessingtheater.[19]
Einzigartig war die Solidarisierung namhafter Künstler, Schriftsteller und Wissenschaftler wie Albert Einstein, Sigmund Freud und Erich Kästner. Käthe Kollwitz entwarf das bekannte Plakat »Nieder mit dem Abtreibungsparagraphen!«, doch die Bewegung verebbte sehr schnell wieder. Der im Oktober 1931 in den letzten Reichstag von der KPD eingebrachte Gesetzentwurf, der neben der Abschaffung des § 218 auch Lohngleichheit, umfassende Schutzmaßnahmen für die Frauen am Arbeitsplatz, für schwangere und erwerbslose

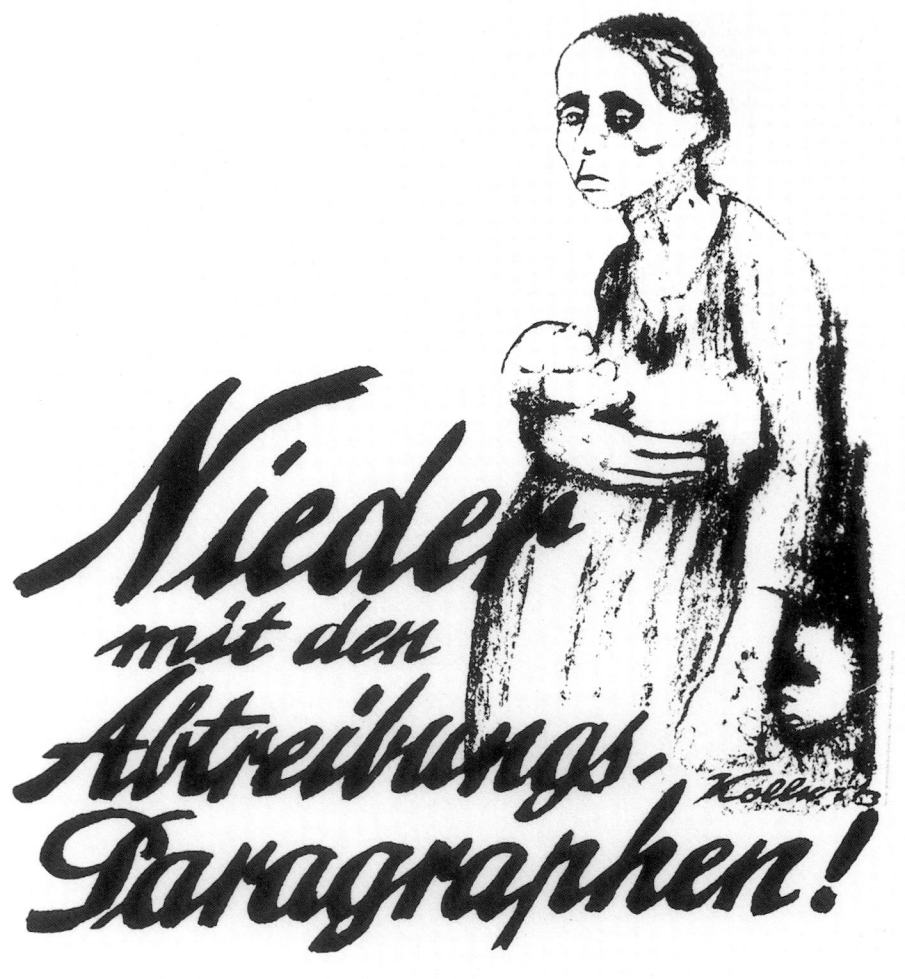

Frauen vorsah, scheiterte an der Uneinigkeit der Linken und Demokraten gegen den wirklichen politischen Gegner: die Nationalsozialisten.

**Zwischenspiel**
**nach 1945**

Der kurze frauenpolitische Aufbruch in den ersten Nachkriegsjahren zeigte sich auch erneut in einer in der Presse und in den Frauen-Ausschüssen geführten Diskussion um die Reform des Paragraphen 218. Immer wieder, so scheint es, ist dieses Thema in Wende- und Krisenzeiten präsent, wird zur Projektionsfläche eines problematischen Geschlechterverhältnisses. Nach der Erfahrung von Leid und Krieg, nach Rassegesetzen und der systematischen Vernichtung der Juden ging es nach 1945 zunächst darum, das Überleben zu sichern und auch die moralischen Trümmer zu beseitigen. Massenhafte Vergewaltigungen durch die Besatzer vermochten nicht das Tabu der Schande für die betroffenen Frauen zu durchbrechen, haben aber in der ersten Nachkriegszeit ohne Zweifel die Praxis der möglichen Abtreibung erleichtert. Da unter nationalsozialistischer Herrschaft die Strafzumessung für Abtreibung gravierend verschärft

112

worden war, sogar Todesstrafe verhängt werden konnte, beabsichtigte der Alliierte Kontrollrat als erstes, das 1946 noch gültige NS-Recht außer Kraft zu setzen und den Paragraphen 218 auf den Stand des Strafgesetzbuches von 1926 zu bringen. Dieser Kontrollratsgesetzentwurf sah insbesondere die Möglichkeit der Abtreibung nach einer Vergewaltigung vor.

Im Zuge dieser Gesetzesänderung flammte eine kurze Debatte über das Abtreibungsrecht auf. Während SPD und KPD nahezu selbstverständlich für die Berücksichtigung sozialer Notlagen als Indikation für Straflosigkeit eintraten, hielt insbesondere die katholische Kirche an einem völligen Abtreibungsverbot fest. Schon im Mai 1946 hatte sich die Fuldaer Bischofskonferenz dafür ausgesprochen. Frauen, die sich zu Wort meldeten, beharrten auf dem Selbstbestimmungsrecht der Frau auf ihren eigenen Körper und wehrten sich erneut dagegen, daß »hinter verschlossenen Türen des Kontrollrats von Männern über dieses Frauen tangierende Problem entschieden werde«. Sie forderten, daß es einen Volksentscheid geben müsse, bei dem nur Frauen ihre Stimme abgeben dürften. »Die Kühnheit dieses Vorschlags«, so die »Neue Zeitung« aus Frankfurt, »gleich wie man zum Paragraphen 218 steht – beweist, daß die deutschen Frauen in ihrem Wollen heute selbstbewußter, eindeutiger und mutiger sind als vor 1933.«[20]

Wir wissen heute, wie lang der Weg noch war bis zur neuen Frauenbewegung, die die Abschaffung dieses Paragraphen ins Zentrum ihrer politischen Forderungen stellte. Nach der langen Vorgeschichte wird möglicherweise deutlicher, daß diese Forderung eine systematische Bedeutung hat und das Problem der Ungleichheit und Bevormundung im Geschlechterverhältnis wie in einem Brennglas spiegelt. Die ungleichen Rechtsverhältnisse dieser Frage in Ost- und Westdeutschland auch noch nach der deutschen Einigung sind hierfür ein symptomatischer und zugleich bedenklicher Beleg.

### Anmerkungen

1 vgl. NJW 1967, S. 1078.
2 L. Otto: *Das Recht der Frauen auf Erwerb.* Hamburg 1866, S. 50/51.
3 Vgl. u. a. U. Gerhard: *Unerhört: Die Geschichte der Frauenbewegung.* Reinbek 1990, S. 243 ff., auch S. 131 f. et passim.
4 G. von Streiberg, zit. nach M. Janssen-Jurreit: *Frauen und Sexualmoral.* Frankfurt 1986, S. 156 f.
5 ebd., S. 162.
6 vgl. H. Stöcker: *Die Liebe und die Frauen.* Minden 1906.
7 vgl. dies.: Strafrechtsreform und Abtreibung, in: *Die neue Generation* H. 11/1908, S. 399.
8 J. Eichholz: *Frauenforderungen zur Strafrechts-Reform. Kritik und Vorschläge. Nach den Beschlüssen der Rechtskommission des BDF.* Mannheim o. J., S. 30.
9 vgl. C. Jellinek: *Petition des Bundes Deutscher Frauenvereine zur Reform des Strafgesetzbuches und der Strafprozeßordnung.* Breslau 1909.
10 ders.: *Frauenforderungen zur deutschen Strafrechtsreform, in: Monatsschrift für Kriminalpsychologie und Strafrechtsreform* 5. Jg. 1908/09, S. 602 f. (613 und 617).
11 A. Bergmann: Frauen, Männer, Sexualität und Geburtenkontrolle. Zur Gebärstreikdebatte der SPD im Jahre 1913, in: K. Hausen (Hg.): *Frauen suchen ihre Geschichte.* München 1983, S. 83 ff.
12 vgl. *When Biology Became Destiny.* Hg. v. R. Bridenthal, A. Grossmann und M. Kaplan. New York 1984.
13 H. Stöcker: »Fort mit der Abtreibungsstrafe«, zit. nach M. Janssen-Jurreit: *Frauen und Sexualmoral,* a. a. O., S. 239 ff.
14 vgl. K. von Soden: *Die Sexualberatungsstellen der Weimarer Republik.* Berlin 1988.
15 Stellung der KPD zu den §§ 218 u. 219, zit. nach K. v. Soden, »Hilft uns denn niemand?«, in: *Neue Frauen.* Berlin 1988, S. 103.
16 Clara Zetkin: *Lenin ruft die werktätigen Frauen.* Berlin 1926, S. 22/23.
17 vgl. B. Greven-Aschoff: *Die bürgerliche Frauenbewegung in Deutschland 1894–1933.* Göttingen 1981.
18 zit. nach ebd., S. 116 f. und 241.
19 K. von Soden, »Hilft uns denn niemand?«, a. a. O.
20 vgl. U. Wischermann: Frauen und Politik in der hessischen Tagespresse 1945 bis 1950, in: dies. u. a. (Hg.): *Frauenpolitik in Hessen nach 1945.* Frankfurt a. M. 1993, S. 72 f.

# Zum Gebären verpflichtet?
## Zur aktuellen Diskussion des § 218

Monika Frommel

Am 25.6.1992 ist im Bundestag das »Gesetz zum Schutz des werdenden Lebens, zur Förderung einer kinderfreundlicheren Gesellschaft, für Hilfen im Schwangerschaftskonflikt und zur Regelung des Schwangerschaftsabbruchs (Schwangeren- und Familienhilfegesetz)« beschlossen worden. Die im Bundestag unterlegene Minderheit und das Land Bayern haben gegen die meisten Regelungen Normenkontrollantrag vor dem Bundesverfassungsgericht gestellt. Was bedeutet es, wenn dieses Gesetz in Kraft tritt, für die alten und neuen Bundesländer?

**Eine halbherzige Reform**

Symbolisch bedeutet das neue Gesetz, sollte es in Kraft treten, eine Verfestigung der Rechtsprechung des Bundesverfassungsgerichts. Dessen Urteil aus dem Jahre 1975 war damals noch umstritten, mittlerweile ist es ein »Klassiker«, es ist sozusagen in die Rechtsgeschichte eingegangen. Wir haben uns sowohl an die staatliche Pflicht zum Schutz werdenden Lebens als auch an die Vorstellung gewöhnt, der Staat könne verpflichtet sein, mit Mitteln des Strafrechts Rechtsgüterschutz zu betreiben. Argumentiert wird auf einer Basis, die Frauen jedenfalls kein Recht auf Entscheidungsfreiheit zugesteht.

Tritt das zur Zeit eingebrachte Gesetz zur Reform des § 218 in Kraft, wird nicht mehr die Abtreibung selbst, sondern das Unterlassen der Sozialberatung strafbar sein. Das »Unrecht« liegt im Ungehorsam gegen die mit Strafdrohung erzwungene Pflicht, sich »im Schwangerschaftskonflikt / Notlage« an eine staatlich anerkannte § 218-Beratungsstelle zu wenden. Es erübrigt sich jeder Hinweis darauf, daß eine solche Regelungstechnik einmalig und strafrechtlich im Grunde nicht zu rechtfertigen ist. Aber die Mehrheitsverhältnisse haben diejenigen Politiker und Politikerinnen, die eine Reform wollen, gezwungen, einen Kompromiß zu schließen.

Für die neuen Bundesländer eine praktisch sehr bedeutsame Verschlechterung bringt die detaillierte Regelung zu den zugelassenen Beratungsstellen. Die Umsetzung des Bundesrechts im einzelnen ist Ländersache, d.h. es ist zu erwarten, daß es zu regional sehr unterschiedlichen Regelungen kommen wird. Die inhaltlichen Anforderungen sind sehr niedrig, aber die organisatorischen sind sehr hoch. Nach § 3 des Entwurfs müssen Beratungsstellen »kurzfristig« eine ärztliche, psychologisch oder juristisch ausgebildete Fachkraft heranziehen können. Sie müssen einen umfassenden (medizinischen, psychologischen, sozialen und sozialrechtlichen) Beratungsdienst anbieten und mit Stellen zusammenarbeiten, die »Hilfen für Mutter und Kind« gewähren.

Kleinere Beratungsstellen, die Schwangerschaftsberatung nebenbei erledigen, oder Projekte der autonomen Frauenszene werden bereits über diese Ver-

114

rechtlichung, sicher aber über die Landespolitik in konservativen Ländern behindert werden, insbesondere dann, wenn ein Bundesland eine Politik betreibt, die diese Tendenz des Gesetzentwurfs bewußt verstärkt. Die Praxis in Bayern, die bekanntlich zu einer regionalen Unterversorgung an weltanschaulich nicht gebundenen Beratungsstellen geführt hat, verspricht insoweit nichts Gutes für die Zukunft. Strategisch bedeutsam ist ferner der Wegfall der sogenannten staatsfreien Beratung, die das noch geltende Recht in Westdeutschland vorgesehen hatte. Danach konnte jeder Arzt und jede Ärztin die soziale Beratung anbieten, der oder die sich auf »andere Weise« als über eine förmliche staatliche Anerkennung über die zur Verfügung stehenden Hilfen informiert hatte. Praktikabel wird der Entwurf also nur dann werden, wenn sich möglichst viele niedergelassene Ärzte und Ärztinnen staatlich als Berater und Beraterinnen anerkennen lassen (§ 3 Abs. 2 Nr. 2 b).

Eine eindeutige Verbesserung könnte sich in Zukunft – insbesondere in den unterversorgten süddeutschen Regionen – beim Angebot an Einrichtungen für

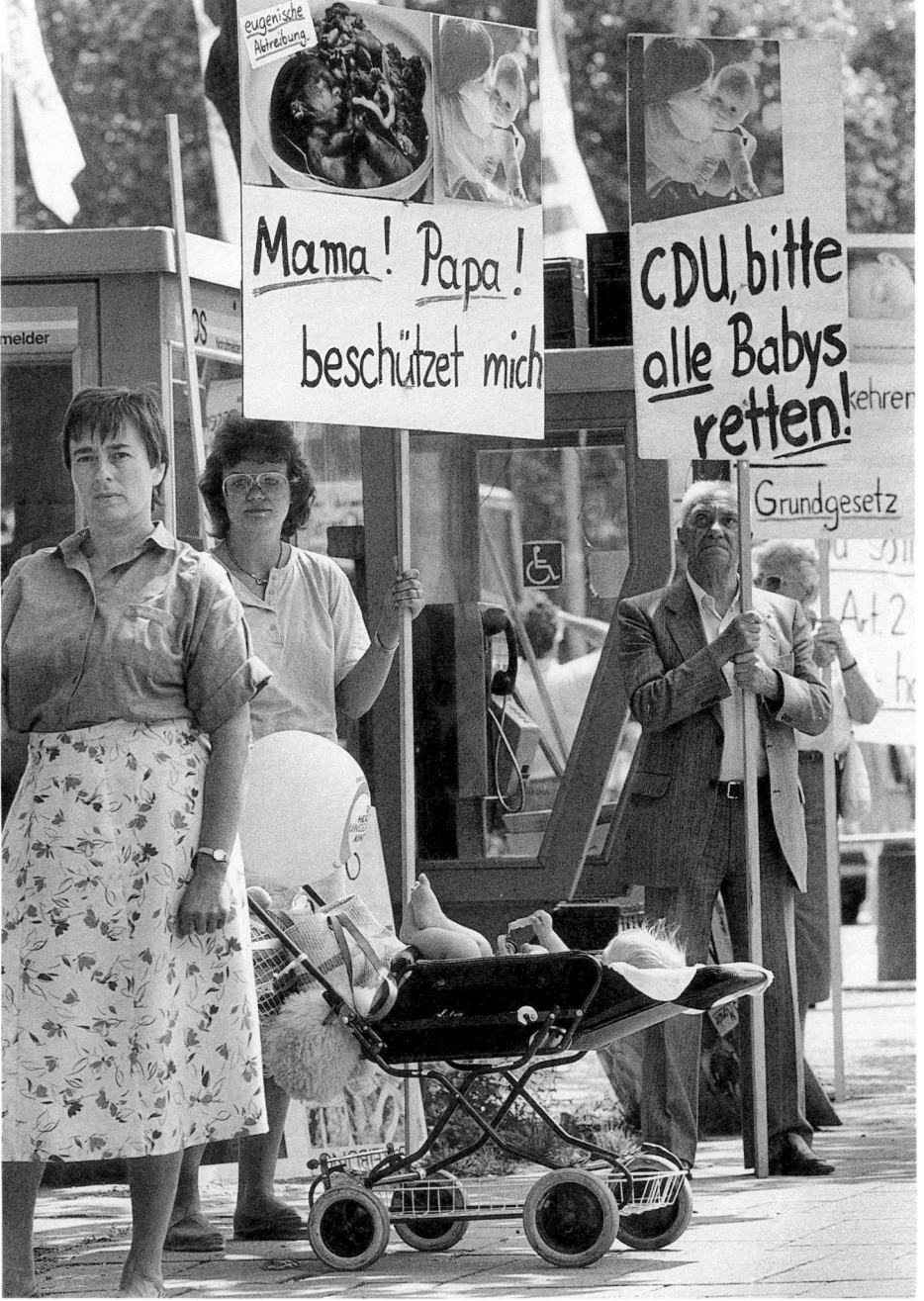

**Demonstration vor der Rhein-Main-Halle für die Verschärfung des § 218, begleitend zum CDU-Bundesparteitag in Wiesbaden, 1988**
*Foto: Stephan Friess/Netzhaut, Bochum*

Etwa seit Mitte der 80er Jahre treten verschiedene »Lebensschutz-Organisationen« verstärkt mit der Forderung an die Öffentlichkeit, das Recht des Ungeborenen auf Leben zu schützen. Zu ihren Vertretern gehören Ärzte- und Juristenvereinigungen sowie kirchlich gebundene Organisationen, u.a. Aktion Lebensrecht für Alle, Europäische Ärzteaktion, Aktion Leben e.V., Vereinigung schwacher und hilfloser Menschen, Juristen-Vereinigung Lebensrecht.

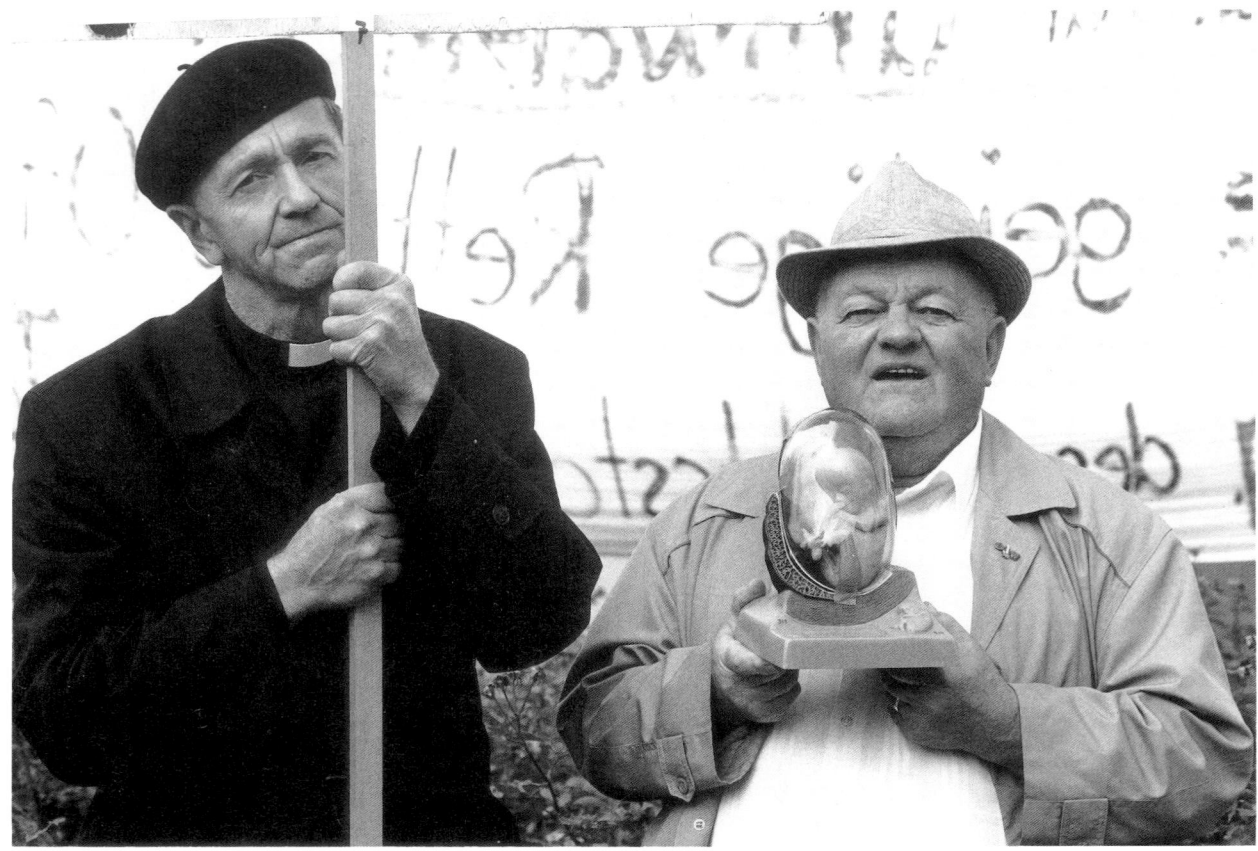

einen ambulanten Schwangerschaftsabbruch ergeben. Aber eine Verbesserung erfolgt nicht durch das Gesetz allein. Sie setzt Aktivitäten vor Ort voraus. Es ist schon jetzt absehbar, daß sich die nächsten juristischen Auseinandersetzungen bei der Zulässigkeit ambulanter Schwangerschaftsabbrüche abspielen werden.

Seit dem 1. 8. 1992 müssen Einrichtungen für einen ambulanten Schwangerschaftsabbruch nicht mehr vom jeweiligen Bundesland zugelassen werden. Da die nichtstrafrechtlichen Teile des am 25. 6. 1992 im Bundestag beschlossenen Gesetzes nicht durch den Normenkontrollantrag angegriffen worden sind, sind sie verbindlich. Dies ist folgenreich. Der restriktiven Landespolitik, wie sie in Bayern betrieben worden ist, Einrichtungen dieser Art grundsätzlich nicht zuzulassen, ist damit die Rechtsgrundlage entzogen. Es können daher seit dem 1. 8. 1992 in allen Bundesländern Familienplanungszentren errichtet werden. Im übrigen bleibt es unbenommen, einen möglichst schonenden Eingriff in ärztlichen Privatpraxen, die entsprechend ausgestattet sind, und in Krankenhäusern, die entsprechende Abteilungen haben, durchzuführen.

## Die Drohung mit dem Urteil von 1975

Im Gesetzgebungsverfahren spielte die Drohung mit dem Urteil des Bundesverfassungsgerichts aus dem Jahre 1975 eine zentrale Rolle. Richtig ist: Gesetzgebung und Justiz, auch das Verfassungsgericht, haben sich an die Verfassung zu halten, an ihren Text und die dahinterstehenden Prinzipien. Urteile des Bundesverfassungsgerichts sind für die Interpretation der Verfassung hilfreich, aber sie können jederzeit modifiziert werden. Mit anderen Worten: Gesetzgebung und Justiz sind nicht an verfassungsgerichtliche Präjudizien (wie etwa in den USA) gebunden. Dieser Grundsatz ist nachzulesen in einer wichtigen Entscheidung des Bundesverfassungsgerichts zu der Frage, ob ein bereits für verfassungswidrig erklärtes Gesetz erneut verabschiedet werden könne (Neue juristische Wochenschrift, 1988, S. 1195). Der Grund für die Machtbegrenzung

**Ich möchte leben!**
*Foto eines Plakates gegen Abtreibung, herausgegeben von der Lebensschutzorganisation »Christliche Mitte«, 1991. Foto: Petra Schrott, Berlin*

Die »Lebensschutz«-Bewegung geht von der Voraussetzung aus, daß mit dem Augenblick der Konzeption eine eigenständige Person zu existieren beginnt. In dieser »Sekunde Null« werden nach Ansicht der Vertreter der Aktion Leben »Geschlecht, Aussehen, Begabung, Charakter, ja selbst die wahrscheinliche Lebensdauer des Menschen festgelegt... Zugleich ist dieser winzige Tropfen Leben voll Dynamik und Gestaltungskraft. In seiner Individualität, in der Einmaligkeit und Einzigartigkeit seines Wesens bleibt der Mensch unveränderlich und konstant von der Empfängnis bis zum Tode.«

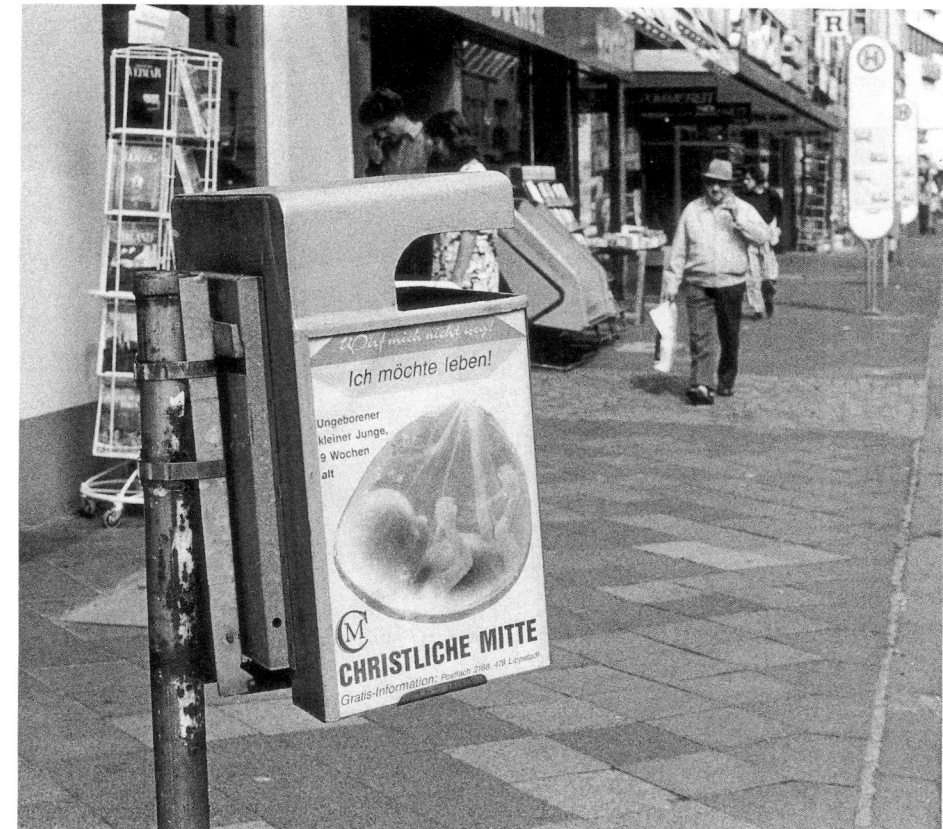

des Verfassungsgerichts ist einleuchtend. Es käme nämlich ansonsten zu einer »mit der rechts- und sozialstaatlichen Demokratie unvereinbaren Erstarrung der Rechtsentwicklung«. Dies bedeutet für die Reform des § 218 StGB, daß die Gesetzgebung sehr viel freier ist, als üblicherweise zugegeben wird. Spätestens mit dem Einigungsvertrag haben sich alle für eine verfassungsgerichtliche Beurteilung relevanten Faktoren grundlegend gewandelt. Die Entscheidung aus dem Jahre 1975 hatte also praktisch ihre Bindungswirkung verloren. Dies wurde aber nicht gesagt, schon gar nicht wurde danach gehandelt.

**Die Legende vom Lebensrecht des Embryos**

Etwa seit der Mitte der 1980er Jahre versuchen Lebensschützer in hohen juristischen Ämtern, allen voran bayrische Juristen, die Verfassungsmäßigkeit aller gesetzlichen Regelungen in Frage zu stellen, die der Entscheidungsfreiheit der Frau auch nur einen minimalen Spielraum einräumen. Sie behaupten, der Embryo habe ein »Lebensrecht«. Es stünden sich bei einem Schwangerschaftsabbruch folgende Rechtsgüter gegenüber: Das Lebensrecht des Embryos und eine eher minimale, nämlich zeitlich begrenzte Einschränkung der Handlungsfreiheit der Frau. Es erübrigt sich, darauf hinzuweisen, daß nicht lediglich die Handlungsfreiheit der Frau auf dem Spiel steht, sondern ihre gesamte Lebensplanung. Aber bevor wir diesen Gedanken aufnehmen, soll einmal kritisch hinterfragt werden, was denn die Rede vom Lebensrecht des Embryos bedeutet. Das bürgerliche Recht und die Verfassung räumen dem geborenen Menschen subjektive Rechte ein. Vor der Geburt konstruiert das Bundesverfassungsgericht lediglich eine Schutzpflicht des Staates, dafür zu sorgen, daß der hohe Rang des Rechtsguts werdendes Leben nicht mißachtet wird. Dies kann sehr viel besser durch familienfreundliche Regeln als durch Strafrecht zum Ausdruck kommen. Die Rede vom Lebensrecht suggeriert also eine Gleichwertigkeit von Embryo auf der einen und Interessen der schwangeren Frau auf der anderen Seite.

117

Bei aller Kritik am Bundesverfassungsgericht ist dieses doch besser als sein Ruf. Das Bundesverfassungsgericht hat vor etwa 17 Jahren – aus gutem Grund – einen anderen, juristisch ziemlich komplizierten Weg gewählt. Der Embryo hat kein Lebensrecht, aber der Staat hat eine Schutzpflicht. Diese Schutzpflicht verlange es, gegebenenfalls auch mit Mitteln des Strafrechts das werdende Leben zu schützen. Kritikwürdig ist die damals konstruierte Gebärpflicht. Falsch ist es aber, die konservative Entscheidung des damaligen Verfassungsgerichts zu übertreiben und zu behaupten, damals sei die Anerkennung des Embryos als »Person« im Rechtssinne erfolgt. Zum Beleg ein Zitat aus der häufig, aber oft falsch zitierten Entscheidung: Im übrigen »braucht die Frage nicht entschieden zu werden, ober der Nasciturus selbst Grundrechtsträger ist oder aber mangels Rechts- und Grundrechtsfähigkeit ›nur‹ von den objektiven Normen der Verfassung geschützt wird«. Das Bundesverfassungsgericht geht also nicht von einem Lebensrecht in einem strikten rechtlichen Sinne aus, sondern verpflichtet den Staat zum Lebensschutz.

**Das Gesetz zur Reform des § 218 StGB ist ein modifiziertes Lebensschutzgesetz**

Liest man das Gesetz zur Reform des § 218 StGB, fällt auf, welch hohen Stellenwert die Verpflichtung des Staates zum Schutz des werdenden Lebens hat. Die Entscheidungsfreiheit der Frau spielte zwar in der Bundestags-Debatte eine große Rolle, aber im Gesetz selber und erst recht in der Begründung ist sie eher marginal. Abgestellt wird – der Mehrheitsmeinung der Verfassungsrichter aus dem Jahre 1975 folgend – auf den möglichst effektiven Schutz des werdenden Lebens. Zu diesem Zweck sollen mehr Hilfen angeboten und weniger Strafe angedroht werden.

Bereits 1975 haben die Bundesverfassungsrichter ausdrücklich darauf hingewiesen, daß das Strafrecht nur die ultima ratio, das allerletzte Mittel sei. Der Vergleich der alten und der neuen Bundesländer zeigt, daß Strafrecht die Zahl der Schwangerschaftsabbrüche nicht verringert, daß also die Fristenlösung ohne Beratungspflicht der ehemaligen DDR zumindest ebenso geeignet war »zum Schutz des werdenden Lebens«. Das Bundesverfassungsgericht könnte also den Normenkontrollantrag Bayerns lakonisch mit folgender Begründung abweisen: »Der Gesetzgeber war am Erlaß der §§ 218 ff. StGB (neue Fassung) nicht gehindert. Ein Verstoß gegen das Urteil aus dem Jahre 1975 liegt nicht vor...«

**Frauen müssen nicht gebären**

Hätten sich SPD, FDP und Teile der CDU nicht geeinigt und wäre es nicht zur Reform des alten § 218 StGB gekommen, dann hätte das Bundesverfassungsgericht über § 153 DDR-StGB zu entscheiden gehabt. In diesem Falle hätte das Bundesverfassungsgericht die damalige Mindermeinung aufwerten müssen. Die 1975 noch vorgenommene Gebärpflicht schwangerer Frauen in der Sprache der Verfassungsrichter: Eine Rechtspflicht, die mit einer Schwangerschaft »normalerweise« verbundenen Belastungen auf sich zu nehmen, verstößt gegen Persönlichkeitsrechte. Deren Schutz hat das Bundesverfassungsgericht im Jahre 1984 bekräftigt (BVerfGE 65, 1, Urteil zum Volkszählungsgesetz).

Das »Recht auf Abtreibung« kann nicht als Verfügungsrecht über menschliches Leben verstanden werden. Es ist kein Freiheitsrecht, das der Frau ein Recht gegen den Eindringling gibt, analog einer Notwehr- oder Notstandsregelung, sondern es ist ein Recht, das der Glaubens- und Gewissensfreiheit verwandt ist. Es folgt aus dem Postulat moralischer Autonomie. Es ist die Kehrseite der mit der Mutterschaft verbundenen Verantwortung. In einer freiheitlichen Gesellschaft kann eine mit so weitgehenden Pflichten verbundene Sonderrechtsbeziehung, wie die zwischen Mutter und Kind, nur freiwillig über-

»Lebenschützer« berufen sich
auf die modernen Erkennt-
nisse der pränatalen Medizin,
Psychologie und Fotografie.
Diese hätten den Beweis
erbracht, daß ab der Ver-
schmelzung von Ei- und
Samenzelle ein eigenständiger
Mensch besteht. Ihre wichtigste Strategie gegen die Abtreibung ist die Gleichsetzung
von Embryos und Föten mit
dem Begriff des ungeborenen
Lebens bzw. mit Leben überhaupt. Die Abhängigkeit des
Fötus von der Existenz der
Frau wird geleugnet.

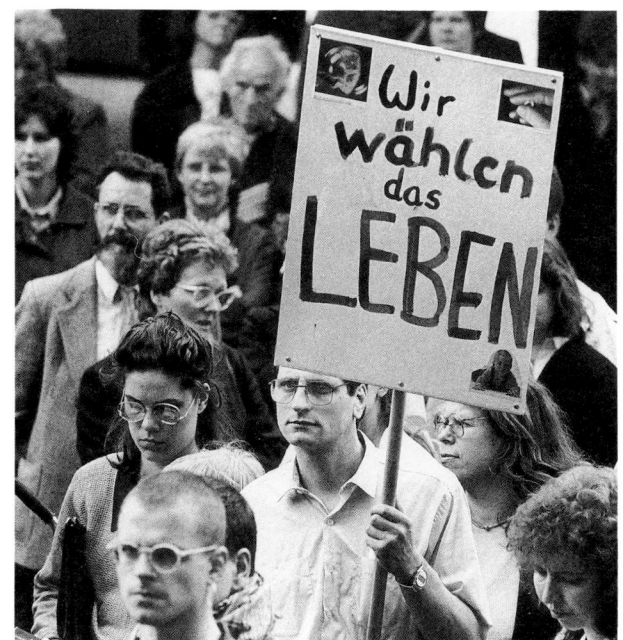

nommen, nicht aber mit Mitteln des Strafrechts erzwungen werden. Die
übliche Rede vom »Selbstbestimmungsrecht« der Frau meint also – nach meinem Verständnis – nicht Verfügungsrecht, sondern die Freiheit zu verantwortungsvoller Mutterschaft. Dieses Recht gehört zu den elementaren Grund-
rechten. Es zu verweigern, bedeutet das Ende einer freiheitlichen Rechtsord-
nung. Die rechtliche Begründung im einzelnen kann auf folgende verfassungs-
rechtliche Prinzipien gestützt werden: Die Menschenwürde nach Art. 1 des
Grundgesetzes, die Gewissensentscheidungsfreiheit nach Art. 4, Abs. 1 in Verbindung mit der Achtung ihrer Persönlichkeit nach Art. 2, Abs. 1 Grundgesetz.
Ferner auf den Grundsatz der Gleichberechtigung nach Art. 3, Abs. 2 Grundgesetz, da dieser verletzt ist, wenn Frauen Sonderpflichten zugemutet werden.

§ 218 normiert eine mit einer Strafdrohung versehene Gebärpflicht, also
eine rechtliche Sonderpflicht, die nur Frauen treffen kann. Die begriffliche
Unterscheidung zwischen Verfügungsrecht und Entscheidungsfreiheit ermöglicht ein Ende des Glaubenskriegs. Es ist möglich, den hohen Wert des werdenden Lebens anzuerkennen, ohne zugleich der Schwangeren eine unzumutbare
Gebärpflicht aufzuerlegen. Die Achtung ihrer Persönlichkeit und die
Annahme einer Schutzpflicht des Staates widersprechen sich nicht. Sie kolli-
dieren nur, wenn man wie das Bundesverfassungsgericht auf die Idee verfällt,
aus der Schutzpflicht des Staates eine Strafpflicht zu folgern. Dritte können
nach anderen Regeln behandelt werden als die Schwangere. Auch Experimente
mit menschlichem Leben können, wenn man dies für sinnvoll hält, rigide
untersagt werden, ohne daß diese gesetzgeberische Entscheidung in irgend-
einer Weise die rechtliche Regelung des Schwangerschaftsabbruchs (mit Einverständnis der Frau) präjudiziert.

Der entscheidende Gesichtspunkt für die gebotene Ungleichbehandlung
von Abtreibung und Euthanasie Ungeborener durch Dritte – ohne Einwilligung der Erzeuger – ist die unterschiedliche Betroffenheit. Im Unterschied
zur Schwangeren werden Dritte durch ein Verbot, Schädigungen zu unterlassen, in ihrem Persönlichkeitsrecht nicht tangiert. Sie werden lediglich rechtlich
verpflichtet, die Vernichtung von Embryonen zu unterlassen. Die Frau hingegen muß sich in den Dienst des werdenden Lebens stellen: Physisch, psy-
chisch, sozial, moralisch und rechtlich. Dieser entscheidende Unterschied wird
notorisch übergangen. So gesehen wird aus der Perspektive eines unbeteiligten
Dritten, d.h. einer männlichen Perspektive, und damit einseitig diskutiert.

119

# Der Koitus und die Abtreibung*

Pier Paolo Pasolini

Mich schockiert ... der Gedanke an eine Legalisierung der Abtreibung, denn ich betrachte sie, wie viele andere, als Mord. In meinen Träumen, in meinem ganzen Verhalten lebt – wie bei allen Menschen – etwas von meinem Dasein vor der Geburt weiter, von einem seligen Schwimmen im Mutterleib: ich weiß, daß ich da schon existiert habe. Mehr will ich dazu nicht sagen, denn zur Abtreibung habe ich Dringenderes zu bemerken. Daß das Leben heilig ist, versteht sich von selbst; dieses Prinzip steht über dem Prinzip der Demokratie, und es erübrigt sich, darüber weitere Worte zu verlieren.

Was ich dagegen gleich vorweg sagen will, ist folgendes: im Fall der Abtreibung geschieht es zum allerersten Mal, daß sich die Radikalen und sämtliche Befürworter einer Legalisierung – unter denen sich die aufrichtigsten und unerschütterlichsten Demokraten finden – auf die »Realpolitik« berufen und damit zur Methode der »zynischen« Überrumpelung durch die Macht des Faktischen und den Common sense greifen.

Während sie sich in der Vergangenheit stets zuallererst und in vielleicht puristischer Form (was ja ganz richtig ist) die Frage gestellt hatten, was denn nun eigentlich die »wirklichen Prinzipien« seien, die es zu verteidigen gelte, haben sie das diesmal unterlassen.

Dabei gibt es – und das wissen sie ganz genau – keinen einzigen Fall, in dem die »wirklichen Prinzipien« mit dem zusammenfallen, was die Mehrheit als ihr Recht betrachtet. Natürlich kämpft man in einer Demokratie für die Mehrheit bzw. für die gesamte Gemeinschaft der Bürger, doch stellt man dabei fest, daß die Mehrheit mit ihrem gesunden Volksempfinden immer unrecht hat: denn ihr Konformismus ist stets seiner inneren Natur nach brutal repressiv.

Wie komme ich nun dazu, diese Prinzipien anzuzweifeln, nach denen die Radikalen und die Progressiven (in konformistischer Weise) für eine Legalisierung der Abtreibung kämpfen?

Aus einem chaotischen, mich verstörenden Durcheinander von Gründen. Ich gehe ja, wie gesagt, davon aus, daß die große Mehrheit bereits potentiell für die Legalisierung der Abtreibung ist (auch wenn im Falle eines neuen Referendums möglichweise viele dagegen stimmen würden und der »Sieg« der Radikalen weit weniger spektakulär ausfiele). Die legalisierte Abtreibung ist nämlich ohne Zweifel ungeheuer bequem für diese Mehrheit. Und zwar vor allem deshalb, weil sie den Koitus – die heterosexuelle Vereinigung – noch einfacher machen würde, indem sie ihm das letzte Hindernis aus dem Weg räumt. Aber diese Freiheit des Koitus in der »Paarbeziehung«, so wie die Mehrheit sie sich vorstellt, diese wundervolle Liberalität, die man ihr zollt – wer hat die denn stillschweigend gewollt, stillschweigend proklamiert und stillschweigend

120

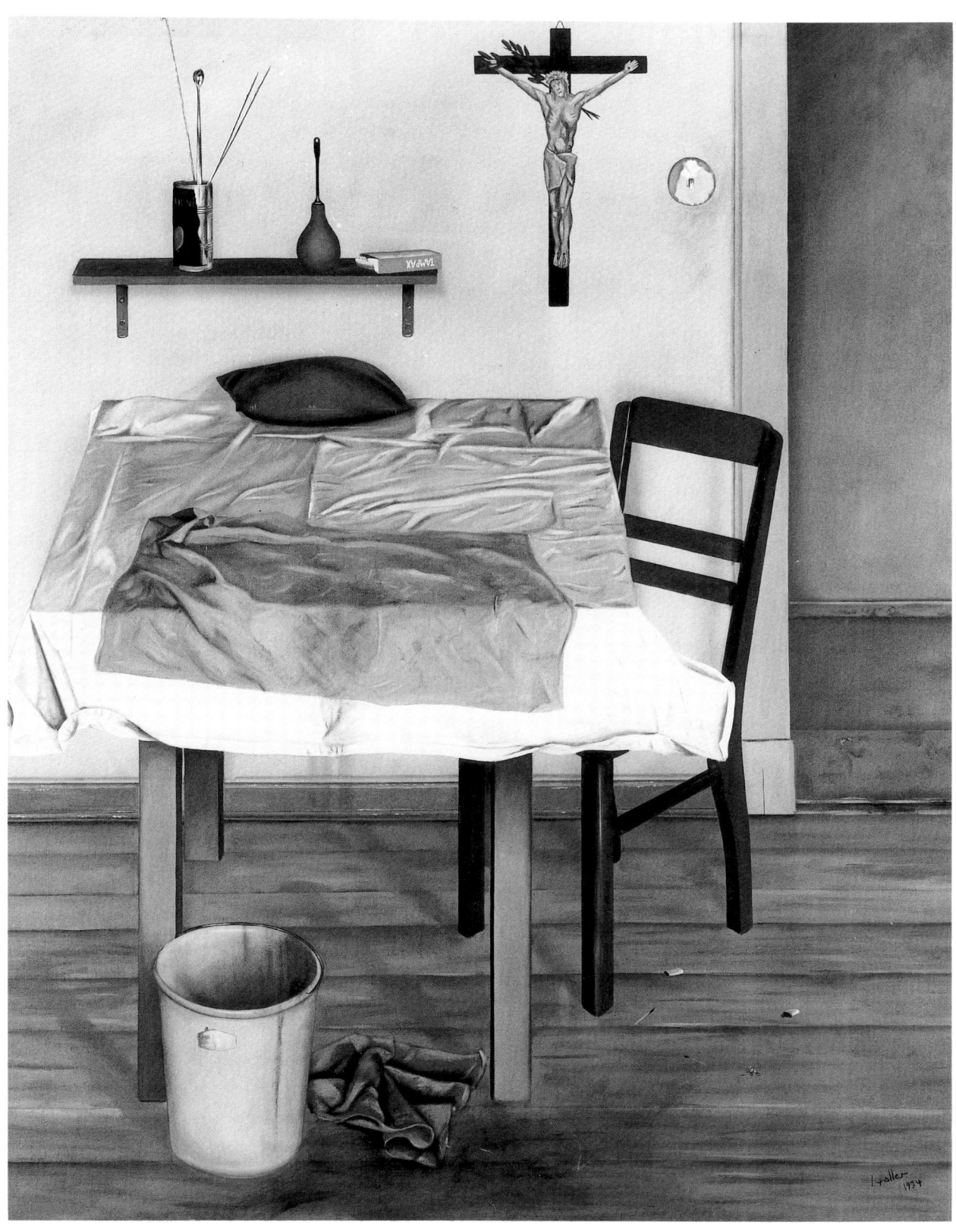

*Jürgen Waller*
**Christliche Abtreibung**
*1974*
*Öl auf Leinwand*
*Kunststiftung Poll, Berlin*

und unwiderruflich zur allgemeinen Gewohnheit werden lassen? Die Herr-schaft des Konsums, der neue Faschismus. Er hat sich dieser – man könnte sagen: liberalen und fortschrittlichen – Forderungen nach mehr Freiheit bemächtigt, und indem er sie sich einverleibte, hat er sie zunichte gemacht, in ihrem Wesen verändert.

121

**Die sexuelle Norm**

Heute ist die sexuelle Freiheit der Mehrheit in Wirklichkeit eine allgemeine Norm, ein Muß, eine soziale Pflicht, ein gesellschaftlicher Zwang, ein unverzichtbarer Bestandteil der Lebensqualität des Konsumenten. Kurz gesagt: die von der Wohlstandsgesellschaft bescherte Scheinliberalisierung hat eine Situation geschaffen, die mindestens genauso ungesund ist wie das, was in der Zeit der Armut galt. Und zwar aus folgenden Gründen: Erstens: Resultat dieser von den Herrschenden »geschenkten« sexuellen Freiheit ist eine ausgesprochene Kollektivneurose. Die Mühelosigkeit hat einen inneren Zwang erzeugt, denn sie ist »manipuliert« und verordnet und hat ihren Ursprung in der Tatsache, daß die herrschende Toleranz sich ausschließlich auf diejenigen sexuellen Bedürfnisse bezieht, die vom Konformismus der Mehrheit formuliert werden. Sie begünstigt einzig und allein die Paarbeziehung (natürlich nicht nur in Form der Ehe); womit diese schließlich nur zu einer dramatischen Konfliktsituation wird, anstatt Sinnbild von Freiheit und Glück zu sein (wie einst in den demokratischen Zukunftsträumen). Zweitens: All das, was sexuell »anders« ist, wird dagegen ignoriert und abgelehnt, und zwar mit einer Gewalttätigkeit, die allenfalls in den nazistischen Konzentrationslagern Parallelen findet (wobei natürlich nie darüber gesprochen wird, daß die sexuellen Minderheiten genau dort gelandet sind). Sehr wahr: verbal erstreckt sich die Scheintoleranz der modernen Herrschaft auch auf die sexuellen Minderheiten. Und es ist wohl auch nicht auszuschließen, daß irgendwann einmal im Fernsehen öffentlich darüber gesprochen wird. Überhaupt sind die gesellschaftlichen Elitegruppen gegenüber den sexuellen Minderheiten sehr viel toleranter als früher, und das meinen sie auch ganz ehrlich (unter anderem schmeichelt das ja auch ihrer Aufgeklärtheit). Dafür ist die erdrückende Mehrheit (die große Masse: 50 Millionen Italiener) heute von einer so gemeinen, schäbigen und gewalttätigen Intoleranz wie nie zuvor in der italienischen Geschichte. Es hat sich in den letzten Jahren ein gewaltiger, den ganzen Menschen betreffender Selbstverleugnungsprozeß vollzogen: das italienische Volk will mit seiner Armut gleichzeitig auch seine »wahre« Toleranz vergessen: es will sich der beiden Phänomene nicht mehr erinnern, die am deutlichsten seine gesamte Geschichte gekennzeichnet haben. Jene Geschichte, die nach dem Willen der neuen Herrschenden ein für alle Mal beendet sein soll. Und eben diese Masse (stets bereit, Minderheiten zu erpressen, zu prügeln, zu lynchen) setzt sich inzwischen, auf Beschluß der Machthaber, über die alten klerikal-faschistischen Konventionen hinweg und ist bereit, die Legalisierung der Abtreibung und damit die Abschaffung all dessen zu akzeptieren, was den Geschlechtsakt innerhalb der geheiligten Paarbeziehung stören könnte.

**Der Koitus als Politikum**

Nun wird zwar viel über die Abtreibung geredet, aber alle, von den Radikalen bis zu Fanfani (der diesmal geschickt Andreotti zuvorkommt und – dem Vatikan zum Trotz – den Grundstein für einen, wenn auch äußerst vorsichtigen, theologischen Rückzieher legt) – alle unterlassen es, dabei auch über das zu reden, was der Abtreibung logisch vorausgeht, d. h. den Koitus.

Eine sehr bezeichnende Unterlassung. Der Koitus bleibt – wie könnte es anders sein – trotz aller Freizügigkeit weiterhin tabu. Allerdings läßt sich das bei den Radikalen sicher nicht mit Tabus erklären. Vielmehr deutet es hier auf die Unterlassung einer aufrichtigen, genauen und umfassenden politischen Analyse. Denn der Koitus ist ein Politikum. Und deshalb kann man keine konkrete politische Diskussion über die Abtreibung führen, wenn man nicht auch den Koitus politisch miteinbezieht. Man kann nicht in der Abtreibung (oder der Geburt von Kindern) die Symptome einer bestimmten sozialen und politischen Verfassung sehen, wenn man dieselben Symptome nicht auch in den ihm unmittelbar Vorausgegangenen sieht, »in seiner Ursache«, d. h. im Koitus.

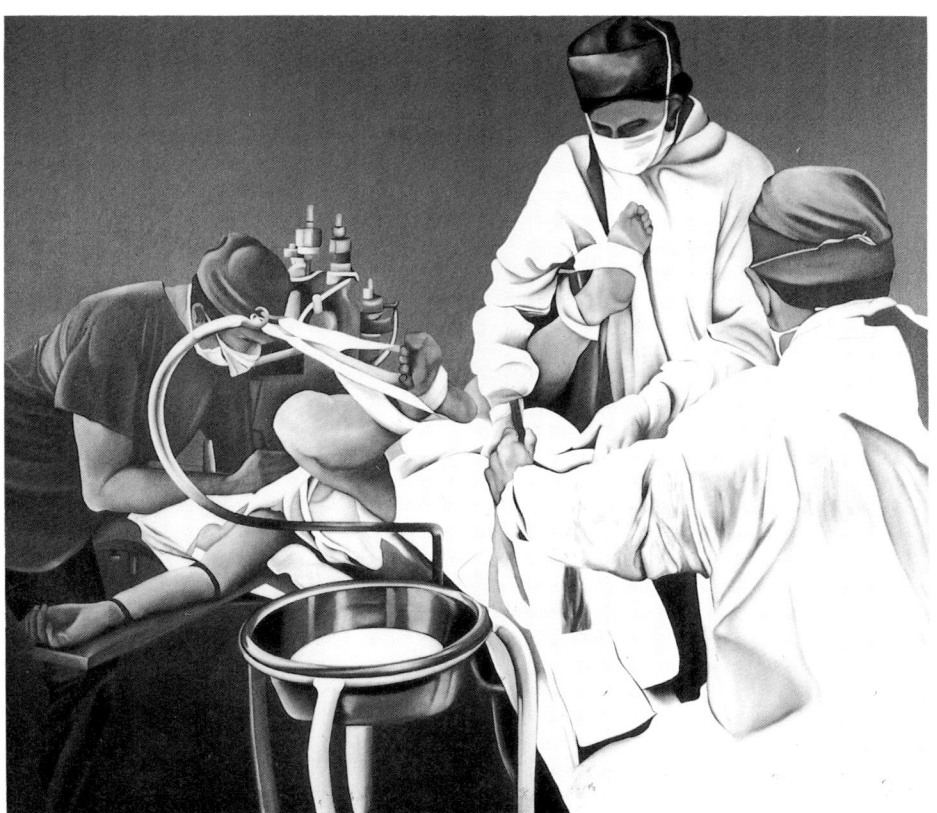

Maina-Miriam Munsky
**Eingriff II (Abortus)**
*1973*
*Öl auf Leinwand*
*Barbara Thiel, München*

Nun ist der Koitus unserer Tage, politisch gesehen, schon sehr verschieden von dem der Vergangenheit. Er steht heute in einem politischen Zusammenhang, der bereits von der neuen Toleranz geprägt ist (und folglich wird der Koitus zu einer gesellschaftlichen Pflicht), während er gestern noch von Repression bestimmt war (weshalb denn auch der außereheliche Koitus ein Skandal war). Und da liegt für mich bereits der erste Irrtum der »Realpolitik« des Kompromisses mit dem Common sense, den die Radikalen und Progressiven bei ihrem Kampf für die Legalität der Abtreibung machen. Sie lösen dieses Problem mit seinen spezifischen Einzelaspekten aus dem Zusammenhang und zeichnen so ein verzerrtes Bild: eben das Bild, das sie brauchen (sicherlich in gutem Glauben – darüber kann nicht der geringste Zweifel bestehen).

Der zweite und weitaus schwerere Irrtum ist folgender: die Radikalen und die anderen Progressiven, die in vorderster Front für die Legalisierung der Abtreibung kämpfen, behandeln sie – nachdem sie zuerst den Koitus ausgeklammert haben – auf einer ausgesprochen konkretistischen Ebene, wo es bloß noch um ihre politische Durchsetzung geht. Sie reduzieren sie auf eine rein praktische Angelegenheit, an die man folglich mit einer praktischen Einstellung heranzugehen habe. Das ist allerdings (wie sie selbst nur zu gut wissen) stets unentschuldbar.

**Bevölkerungspolitik und Abtreibung**

Der Zusammenhang, in dem man das Problem der Abtreibung sehen muß, ist sehr viel weiter gespannt und geht ganz erheblich über die Ideologie der Parteien hinaus (deren Untergang es wäre, dies zu akzeptieren). Dieser Zusammenhang ist tatsächlich nichts anderes als die ökologische Frage, genauer: die Tragödie der Bevölkerungsentwicklung, die ökologisch gesehen die schwerwiegendste Bedrohung für das Überleben der Menschheit darstellt. In diesem Zusammenhang nimmt das ethische und rechtliche Phänomen der Abtreibung eine andere Gestalt und einen anderen Charakter an; und in diesem Sinne können auch bestimmte Formen ihrer Legalisierung gerechtfertigt sein. Wenn die

Gesetzgeber nicht ewig hinterherhinken würden und wenn sie sich nicht so elend phantasiearm gäben – nur um ihrem gesunden Rechtsempfinden und ihrer sachdienlichen Abstraktionsweise treu zu bleiben –, so könnten sie die Sache einfach dadurch lösen, daß sie das Delikt der Abtreibung in den weiteren Tatbestand der Euthanasie mitaufnehmen und es gleichzeitig durch eine Reihe besonderer – sprich: ökologischer – »mildernder Umstände« privilegieren. Es wäre dann weiterhin formell ein Delikt und würde weiter als solches empfunden. Und genau hierin liegt das Prinzip, das meine Freunde von der Radikalen Partei verteidigen sollten, anstatt sich (mit dem Edelmut eines Don Quichotte) in zwar sehr verständliche, aber ebenso pietistische Schauergeschichten von ledigen Müttern und Feministinnen zu stürzen, hinter deren Ängsten in Wahrheit etwas »Anderes« steckt, was sehr viel schwerwiegender und ernster ist.

Auf welchem Hintergrund muß man nun diese neue Form der Euthanasie sehen? Auf folgendem: früher einmal war die Paarbeziehung ein Segen, heute ist sie ein Fluch. Öffentliche Meinung und schwachsinniger Journalismus zerfließen weiterhin in Rührung über das »Pärchen« (wie es abscheulicherweise heißt) und merken nicht, daß es sich dabei um eine kleine kriminelle Vereinigung handelt. Genauso ist es mit den Hochzeiten: einst waren sie Feste, und selbst alles Zeremonielle, so finster und dumm es auch sein mochte, konnte doch dem nichts anhaben, was ihnen zugrunde lag: ein glückliches und festliches Ereignis. Heute dagegen geht es bei ihnen zu wie bei grauen und überhasteten Totenmessen. Der Grund für all die furchtbaren Dinge, die ich hier aufzähle, ist klar: einst mußte die »Spezies« ums Überleben kämpfen und folglich »mußten« die Geburten die Sterbefälle übersteigen. Heute dagegen muß die »Spezies«, wenn sie überleben will, dafür sorgen, daß die Geburten die Todesfälle nicht übersteigen. So war jedes Kind, das einstmals geboren wurde, eine Garantie des Lebens und somit ein Segen. Umgekehrt wird heute jedes neugeborene Kind ein Beitrag zur Selbstzerstörung der Menschheit und somit ein Fluch.

Wir stehen demnach vor der paradoxen Situation, daß das, was einst als widernatürlich betrachtet wurde, heute natürlich ist, und das, was man als natürlich ansah, heute widernatürlich ist. Ich erinnere mich, wie De Marsico (Mitverfasser des faschistischen Strafgesetzbuches) in einem brillanten Plädoyer zur »Verteidigung« einer meiner Filme eine Figur darin als »Schwein« bezeichnete und den homosexuellen Verkehr für unzulässig, weil nutzlos für das Überleben der Spezies erklärte. Heute müßte er nur, um konsequent zu bleiben, genau das Gegenteil behaupten: nämlich, daß der heterosexuelle Verkehr eine Gefahr für die Spezies darstellt, während die Homosexualität ihre Sicherheit bedeutet.

**»Schein-Toleranz«** Schlußfolgerung: vor dem Reich von Geburt und Abtreibung liegt das des Koitus; und es ist das Reich des Koitus, das dem von Geburt und Abtreibung seinen Stempel aufdrückt und es bestimmt. Wenn man sich politisch mit Geburt und Abtreibung befaßt, kann man den Koitus nicht einfach als etwas Ontologisches ansehen (und ihn so aus der Diskussion ausklammern), es sei denn, man ist ausgesprochen gleichgültig und borniert realistisch. Wie sich heute in Italien das Reich des Koitus darstellt, habe ich bereits skizziert, doch ich will es hier zum Abschluß noch einmal zusammenfassen.

Dieses Reich umfaßt eine total passive, aber gleichzeitig gewalttätige Mehrheit, die ihre Institutionen, ihre geschriebenen und ungeschriebenen Normen allesamt als unantastbar betrachtet. Ihr kultureller Hintergrund ist nach wie vor klerikal-faschistisch, mit allen dazugehörigen Gemeinplätzen. Ihre Vorstellung vom absoluten Vorrang des Normalen ist ebenso selbstverständlich wie

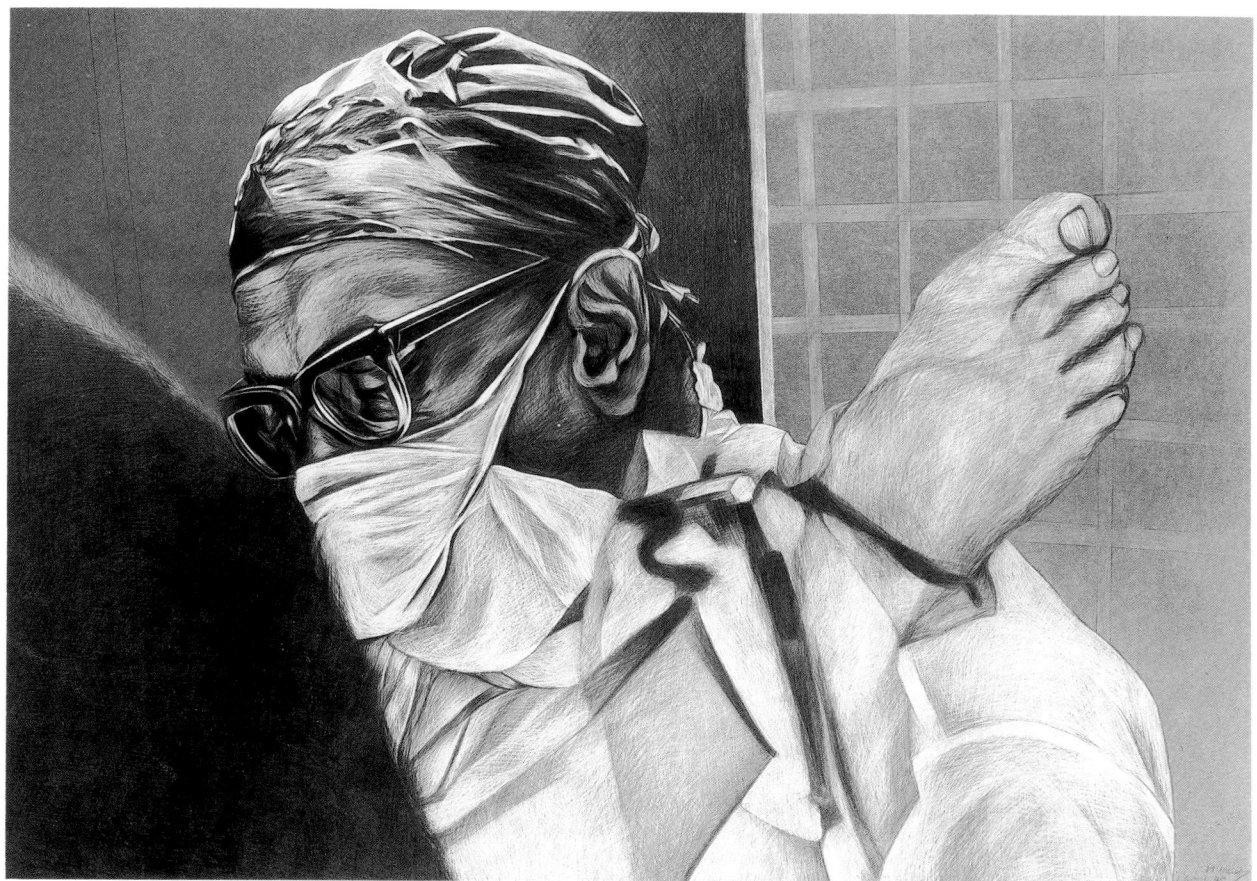

*Maina-Miriam Munsky*
**Abtreibung ist Männersache**
*1975*
*Farbstift auf Karton*
*Galerie Eva Poll, Berlin*

vulgär und geradezu kriminell. Alles ist bereits vorfabriziert und konformistisch und tritt in Gestalt eines »Rechts« auf; auch das, was sich diesem Recht widersetzt (einschließlich der Tragik und der Mysterien, die im Sexualakt liegen), wird konformistisch integriert. Anführer dieser Gewalt der Mehrheit ist – aus Trägheit – immer noch die katholische Kirche; auch da, wo sie besonders progressiv und modern ist. Allerdings ... allerdings hat sich im Verlauf der letzten zehn Jahre die Konsumgesellschaft herausgebildet, d. h. ein neuer, scheintoleranter Herrschaftstyp, der in weitem Umfang die Paarbeziehung zu neuer Blüte brachte, indem er sie mit sämtlichen Privilegien seines Konformismus ausstattete. Dieser Herrschaftstyp hat jedoch kein Interesse an einem Paar, das Nachkommen erzeugt (proletarisches Modell), er braucht das Paar, das konsumiert (kleinbürgerliches Modell). Er hat deshalb die Idee einer Legalisierung der Abtreibung schon in petto (so wie er schon die Idee hatte, die Scheidung möglich zu machen).

Ich kann nicht feststellen, daß die Befürworter der Abtreibung dies alles irgendwie problematisiert hätten. Dagegen stellte ich fest, daß sie den Koitus aus der Diskussion ausklammern und damit seinen total institutionellen Charakter als etwas unverrückbar »Natürliches« akzeptieren; und dies – ich sage es noch einmal – aus Gründen einer »Realpolitik«, die ihr Schweigen zu einem diplomatischen und folglich unentschuldbaren Schweigen macht.

Meine äußerst vernünftige Meinung ist dagegen folgende: anstatt gegen diese Gesellschaft, die die Abtreibung repressiv verurteilt, auf der Ebene der Abtreibung zu kämpfen, muß man sie auf der Ebene der Ursache der Abtreibung bekämpfen, d. h. auf der Ebene des Koitus. Es handelt sich, das ist klar, um zwei »verspätete« Kämpfe; doch hat der »auf der Ebene des Koitus« immerhin den Verdienst, daß er nicht nur logischer und radikaler ist, sondern auch potentiell unendlich viel weiter geht in dem, was er alles impliziert.

Zunächst einmal gilt es, gegen die »Schein-Toleranz« der neuen, totalitären

Herrschaft des Konsums zu kämpfen, indem man sich mit aller gebotenen Empörung davon absetzt; weiterhin muß man gegen die immer noch klerikal-faschistische Nachhut dieser Herrschaft eine ganze Reihe von Maßnahmen »realer« Liberalisierung des Koitus (und folglich auch seiner Auswirkungen) durchsetzen: Mittel zur Empfängnisverhütung, Pillen, andere Liebestechniken, eine neue Sexualmoral usw. usw. Es würde genügen, dies alles durch die Presse und vor allem durch das Fernsehen demokratisch zu verbreiten, und die Abtreibung wäre im Grunde kein Problem mehr; sie bliebe jedoch, wie es sein muß, weiterhin ein moralisches Vergehen und damit ein Fall für das Gewissen. Ist das alles utopisch? Ist es verrückt, sich vorzustellen, daß eine »Autorität« auf dem Bildschirm erscheint und für »andere« Liebestechniken wirbt? Und wenn schon: diejenigen, gegen die ich hier polemisiere, dürften vor solchen Schwierigkeiten nicht zurückschrecken. Soweit ich weiß, zählt für sie einzig und allein das demokratische Prinzip in all seiner Strenge und nicht die Macht des Faktischen (wie es dagegen bei sämtlichen politischen Parteien skrupellos der Fall ist).

Noch eine Bemerkung zum Schluß: viele, denen es an der mannhaften und rationalen Fähigkeit zur Einsicht mangelt, werden mir vorhalten, mein Beitrag sei subjektiv, persönlich, minoritär. Na und?

* Abgedruckt mit freundlicher Genehmigung des Verlags Klaus Wagenbach, Berlin, aus: Pier Paolo Pasolini: *Freibeuterschriften*. Berlin 1975, S. 55–61.

# Was ist Leben?
# Neue Technologien, neue Ethik:
# die Pränataldiagnostik

Elisabeth Beck-Gernsheim

Elisabeth Beck-Gernsheim

**Technik und sozialer Wandel**

In den letzten Jahren haben sich in Fortpflanzungsmedizin, Biologie und Genetik enorm schnelle Entwicklungen vollzogen. Dazu gehören vor allem die Perfektionierung der künstlichen Befruchtung mittels Tiefkühltechnik und Samenbank, dann die Befruchtung im Reagenzglas mit Embryo-Transfer und schließlich die neuen Möglichkeiten der genetischen Analyse, von der pränatalen Diagnose bis zur prädiktiven Medizin und Präimplantations-Diagnostik.

In ihrer Kombination eröffnen diese Technologien ganz neue Formen des Eingriffs in den Bereich der Fortpflanzung, ja in die Substanz menschlichen Lebens. Genau deshalb sind sie auch zum Gegenstand zahlreicher Diskussionen in Wissenschaft, Politik und Öffentlichkeit geworden. Indem sie die bislang geltenden Grenzen durchbrechen, werden Tabuschwellen angerührt. Zur Verhandlung steht an, was der Mensch ist, sein soll, werden kann: Die neuen Biotechnologien machen »Eigenschaften der menschlichen Natur, die bislang Grenzen und Bezugspunkte technischen Handelns waren, nunmehr selbst zu Objektbereichen dieses Handelns. Der Mensch kann sich in einem neuen Sinne selber machen.«[1]

Dabei ist die Biotechnik sicher nicht »Schicksal«: Sie diktiert nicht, ob und wie sie genutzt wird. Aber auf der anderen Seite bleibt diese Technik im gesellschaftlichen Raum auch nicht neutral: Sie gibt neue Handlungschancen im Umgang mit Gesundheit, Krankheit und Behinderung vor, die mit kulturellen Werthaltungen, geltenden Leitbildern, rechtlichen Regelungen usw. eine Verbindung eingehen, tritt damit in Konkurrenz zu bisher eingespielten Handlungsmustern und trägt möglicherweise zu deren Verdrängung bei. In diesem Sinne ist Technik zu begreifen als spiralförmiger Prozeß. »Technik erscheint als Produkt und Instrument gesellschaftlicher Bedarfslagen, Interessen und Konflikte; Technik ist Wirkung und Ursache zugleich.«[2] Sie entsteht auf einem bestimmten soziokulturellen Hintergrund, und im Prozeß ihrer Anwendung verändert sie diesen.

Dieser spiralförmige Prozeß soll im folgenden in zwei Schritten erkundet werden. Zunächst geht es um Gentechnologie und Gesundheit, dann spezieller um Pränataldiagnostik und Elternschaft.

**Expansion des Gesundheitsbegriffs**

Vor einigen Monaten erschien in der Zeitschrift »Economist« ein Titel-Essay, gewidmet dem Thema »Changing your genes«.[3] Als Einstiegssatz diente das berühmte Diktum von Freud, die Biologie sei unser Schicksal, und vor diesem Hintergrund wurde dann das Bild einer Zukunft entworfen, wo Freuds Satz nicht mehr gilt, weil die Menschen ihre Gene – und die ihrer Nachkommen – gezielt auswählen, abwählen, neu sortieren und kombinieren. Heute, so hieß es da, zielten die Therapien auf Gene, die bösartig sind. Aber morgen könne es um Gene gehen, die nicht nur aus einem schlecht funktionierenden Körper einen gut funktionierenden machen, sondern aus dem gut funktionierenden einen noch besseren: noch schneller, noch stärker, noch schöner. Danach wurden kursorisch ein paar ethische Einwände gestreift, um dann engagiert ein Plädoyer dafür anzustimmen. Wahlfreiheit über alles, für alles, auch für die Gene! Mit der genetischen Wahl bricht ein neues Zeitalter der Freiheit an! So der Grundton durchgängig, konsequent dann zum Schlußsatz hinführend: »With apologies to Freud, biology will be best when it is a matter of choice.«

Hier soll nicht diskutiert werden, ob genetische Eingriffe der beschriebenen Art in absehbarer Zukunft technisch möglich sein werden. Hier interessiert vielmehr vor allem, welcher Gesundheitsbegriff in solchen Aussagen aufscheint und als wünschenswert ausgemalt wird. In solchen Bildern, wie sie bei Grundlagenforschern im internationalen Bereich sich häufig finden, kündigt sich nämlich ein epochaler Einschnitt an. Eine Expansion des Gesundheitsbegriffs wird eingeleitet – schleichend, gewissermaßen unter der Hand, aber in der Substanz radikal.

Biologie, als genetische Grundausstattung verstanden, ist jetzt nicht mehr Schicksal, sondern Ausgangsmaterial. Der alte Gesundheitsbegriff erscheint allzu eng, allzu bescheiden, die Erwartungen werden nun höher gesteckt: Veränderung, Verbesserung, Optimierung heißt das Gebot. Natur ist nicht gänzlich passé, immer noch nötig, denn sie liefert das Rohmaterial. Mithilfe der Technik wird daraus ein Kunstwerk geformt: Aus dem alten Körper soll ein neuer entstehen, viel gesünder und besser. Die Rationalisierung der Lebensführung, die die Moderne kennzeichnet, wird jetzt direkt auf den Leib angewandt: »The body is becoming a phenomenon of choices and action.«[4]

**Anstieg der Erwartungen**

Das Muster, das sich hier abzeichnet, ist aus der Geschichte der Technik in vielerlei Variationen und für die verschiedensten Bereiche bekannt. Als verbreitete Erfahrung zeichnet sich ab: Mit der Eröffnung neuer Handlungs- und Wahlmöglichkeiten verschieben sich auch die Standards des Handelns. Im Bereich der Gentechnologie wird dieser Zusammenhang bereits heute erkennbar. Zwar sind die Anwendungsmöglichkeiten im humanmedizinischen Bereich gerade erst in Ansätzen erkennbar, zwar ist der Widerstand vor allem aus ethischen Erwägungen massiv – und dennoch hat, so der Wissenschaftsforscher Peter Weingart, die »bloße Existenz der technischen Möglichkeit ... bereits den Erwartungshorizont menschlichen Handelns irreversibel verschoben und ein Neuarrangement von Werten und Interessen erzwungen«.[5]

Mit dem Aufkommen neuer Technik werden insbesondere die Qualitätsmaßstäbe nach oben geschraubt, neue Leitbilder der Perfektion werden entworfen. Diese Dynamik, zum allgemeinen Charakter der Technik gehörend, ist z. B. aus der Haushaltsforschung vielfach belegt. Die Historikerin Karin Hausen hat sie konkret am Beispiel des Waschens untersucht.[6] Demnach ist mit dem Einzug der Waschmaschine der physische Aufwand der Wäschebearbeitung sicherlich reduziert worden. Aber gleichzeitig haben sich auch die gesellschaftlich geltenden Vorstellungen von »Sauberkeit« bzw. »Schmutz« verschoben, die Norm häufigen Kleidungs- und Wäschewaschens hält Einzug, die »weißere Wäsche« wird zur Hausfrauenpflicht (kräftig unterstützt von der Waschmittelindustrie, die damit neue Absatzchancen gewinnt).

Mit anderen Worten: Es ist naiver Realismus zu glauben, die Anforderungen des menschlichen Handelns seien statisch vorgegeben durch die ewige Natur und ihre Bedürfnisse. Tatsächlich sind diese Anforderungen – innerhalb weiter Spielräume – dehnbar und definierbar. Und gerade durch die Technisierung wird leicht eine Dynamik in Gang gesetzt, die das Niveau der Ansprüche immer weiter nach oben schraubt. Was fürs Wäschewaschen gilt, gilt ähnlich auch für Gesundheit. Die Utopie von der Perfektionierung des Menschen, in den Philosophien der Antike schon angelegt, in den Evolutionstheorien des 18. und 19. Jahrhunderts an Verbreitung gewinnend, nimmt heute Gestalt an in Form der Biotechnik und ihrer Verheißungen.[7] In dieser Form bleibt sie nicht bloß Theorie, sondern gewinnt praktische Folgen, wie exemplarisch in der Pränataldiagnostik erkennbar. Dazu die Sozialwissenschaftlerin Joan Rothschild:

*»Bei der Pränataldiagnostik baut die Technik auf einem bereits existierenden Perfektionsideal auf und formt dieses dann in besonderer Weise um durch das Gesundheitsideal, das sie erzeugt. Was in der Sprache der Pränatal-Untersuchungen ein ›Defekt‹ genannt wird, ist alles, was als eine pathologische Veränderung diagnostiziert werden kann, von der unausweichlich tödlichen Krankheit bis zur genetischen Anlage für eine nicht-lebensbedrohende, behandelbare Beeinträchtigung. Auch wenn für die meisten dieser Anlagen keine Routine-Tests durchgeführt werden, trägt diese wachsende Liste diagnostizierbarer Defekte doch zu einer Mentalität bei, die ein ›perfektes Kind‹ fordert.«[8]*

**Expansion von Verantwortung**  Gerade im Bereich der Pränataldiagnostik wird sichtbar, wie die Möglichkeiten der Diagnostik schnell voranschreiten und wie in der Folge sich eine Veränderung des Begriffs der elterlichen Verantwortung anbahnt.

Dazu zunächst ein paar Beispiele. Aus dem Interview mit einer schwangeren Frau: »Ich fühlte mich in einer schaurigen Zwickmühle, rundherum hörte ich: Hast du jetzt die Untersuchung gemacht? Du mußt unbedingt, wenn es diese Möglichkeit schon gibt … Und falls du dann ein behindertes Kind hast? Du hast doch schon zwei Kinder, du mußt auch an sie und an deinen Mann denken!«[9] Ein Gynäkologe zu einer 35jährigen Patientin: »Eine Frau – in Ihrem Alter – unbedingt. Ab 35 muß man das machen.«[10] Ein populärwissenschaftliches Buch, das über Chancen und Risiken der vorgeburtlichen Diagnostik informiert: »Sie sollten dieses Buch unbedingt lesen, wenn Sie … die Verantwortung für Ihre Schwangerschaft tragen und wohlfundierte Entscheidungen treffen wollen … [Mit diesen Informationen wird] die Verantwortung in die Hände gelegt …, in die sie gehört: in Ihre!«[11]

**Neue Klänge**  Das sind, so deutet aus vielen Materialien sich an, nicht nur beliebige Einzelbeispiele. Was darin zum Ausdruck kommt, ist der schleichende Bedeutungswandel, den der Begriff der Verantwortung durchmacht. Je mehr sichere Methoden der Empfängnisverhütung verfügbar wurden, desto mehr breitete sich zunächst die Idee der verantwortlichen Planung des Kinderwunsches heraus. Gemeint war damals ein quantitativer Aspekt: Es ging darum, nur so viele Kinder zu bekommen, wie man angemessen ernähren und aufziehen konnte. Inzwischen, mit der Herausbildung neuer Möglichkeiten in Reproduktionsmedizin und Pränataldiagnostik, hat sich auch der Begriff der Verantwortung weiterentwickelt und bekommt einen neuen Klang.

Zunehmend wird er in Richtung einer qualitativen Auswahl gefaßt, ansetzend bereits vor der Geburt, vielleicht sogar vor der Zeugung. Dabei werden freilich oft Formulierungen verwandt, die der Verwaltungssprache entlehnt, das Ziel nicht direkt ausformulieren. Da ist die Rede von »Prävention«[12], von »prophylaktischen Maßnahmen«.[13] Solche Begriffe sind in unserer Gesellschaft positiv besetzt. Sie klingen modern, vernünftig, hygienisch, wie ein Bestandteil der allseits geförderten Gesundheitsfürsorge, vergleichbar dem Zähneputzen am Morgen und Abend. Sie verweisen auf Ziele, die breite Zustimmung finden, dienen sie doch dem Interesse des einzelnen (Erhaltung von Gesundheit, Vermeidung von Schmerz) wie dem der Gesellschaft (Kostenersparnis).

Jedoch: Hier geht es um mehr als nur Mundhygiene. Was im Klartext gemeint ist, ist die Vermeidung der Geburt belasteter Kinder, durch Aufgabe des Kinderwunsches oder (dies die Option, die wohl eher sich durchsetzen wird) durch »Schwangerschaft auf Probe«[14] und Schwangerschaftsabbruch bei ungünstigem Befund. Schon gibt es Tendenzen, ein solches Verhalten als Ausdruck neuer Verantwortung zu rühmen. So z. B. Hubert Markl, der frühere Präsident der Deutschen Forschungsgemeinschaft, in einem Vortrag zum Thema »Genetik und Ethik«: »… ich will hier sehr klar aussprechen, weil es heute manchmal auch anders hingestellt wird, daß der Verzicht auf eigene Kinder aus solchen Gründen mindestens ebensosehr, vielleicht sogar mehr gerühmt zu werden verdient als der Entschluß, dem unter Umständen grausamen Schicksal einfach in unerbittlich fatalistischer Frömmigkeit seinen Lauf zu lassen«. Und weiter: »Behinderte am Geborenwerden zu hindern darf niemals die Aufgabe eines humanen Gemeinwesens sein: Solche Überlegungen gehören ausschließlich in die moralische Privatsphäre des einzelnen Menschen.«[15]

Und da gehören sie wohl auch hin, dürfen wir schließen. Ethik im Zeitalter der Genetik, heißt das: Die Vermeidung der Geburt behinderter Kinder wird zur Aufgabe des mündigen Bürgers? So drastisch, so eindeutig würde das, in Deutschland zumindest, öffentlich kaum einer sagen (was an Stammtischen und ähnlichen Orten gesagt wird, ist eine andere Frage). Aber schon gewinnen Gedanken an Raum, wie sie etwa der deutsche Philosoph Martin Sass formuliert: Er hält risikoreiche Fortpflanzungsentscheidungen für »unverantwortlich der Gesellschaft gegenüber, die einen so schwerst Benachteiligten in die Solidargemeinschaft aufnimmt«.[16] Schon deuten im Alltagsbewußtsein neue Stimmungslagen sich an, schon gelten Frauen, die die Angebote der Pränatal- und Gendiagnostik nicht zielstrebig nutzen, manch einem als egoistisch, ignorant oder dumm: »Die stecken wohl lieber den Kopf in den Sand, als die Wahrheit zu erfahren.«[17]

| **Mit Verantwortung kommt auch Schuld** | Hinter dieser Entwicklung steht eine unschwer zu entziffernde Logik. Verantwortung ist, ähnlich wie Gesundheit, ein vorrangiger Wert, ein Leitstern am Horizont der Moderne, auf der Philosophie der Aufklärung gründend. Verantwortung heißt mehr Autonomie, das Schicksal selbst in die Hand nehmen, wie es Kant einst als Aufgabe der Aufklärung formulierte: »Ausgang aus selbstverschuldeter Unmündigkeit«. Aber schon in dieser Formulierung scheint eine Doppelbedeutung auf, auf die Kehrseite verweisend. Wer Verantwortung nicht übernimmt, der gilt als verantwortungslos, sein Unterlassen wird jetzt gewertet als »Schuld«. Der Ausdruck »zur Verantwortung ziehen« hat nicht umsonst einen drohenden Klang. Genau dies ist es, was wir heute im Feld der Pränataldiagnostik beobachten können. Auf der einen Seite wird, in der medizinischen Profession wie in politischen Kommissionen und Gremien, immer wieder die freie Entscheidung zum Grundrecht erklärt, der Tenor aller offiziellen Äußerungen lautet durchgängig: Es darf keinen Zwang geben, sich den Tests zu unterziehen, jede(r) muß handeln, wie es ihr/ihm richtig erscheint. Aber auf der anderen Seite entfaltet sich die Sogwirkung der Technik, und in kleinen, anfangs kaum merklichen Schritten wird der Begriff der Verantwortung neu gefüllt, dehnt sich aus, wird dem technisch Machbaren angepaßt. Wer nicht mitmacht, erscheint in dieser Logik als verantwortungslos, sprich: suspekt, wenn nicht gar schuldig. |
| :-- | :-- |

Hinzu kommt, daß die Verantwortung, um die es hier geht, viele Adressaten und Bezugspunkte hat. Da ist zum einen die Verantwortung gegenüber der Gesellschaft. Dann die Verantwortung gegenüber der Familie, wie in den anfangs zitierten Äußerungen anklingend, gegenüber dem Mann und den

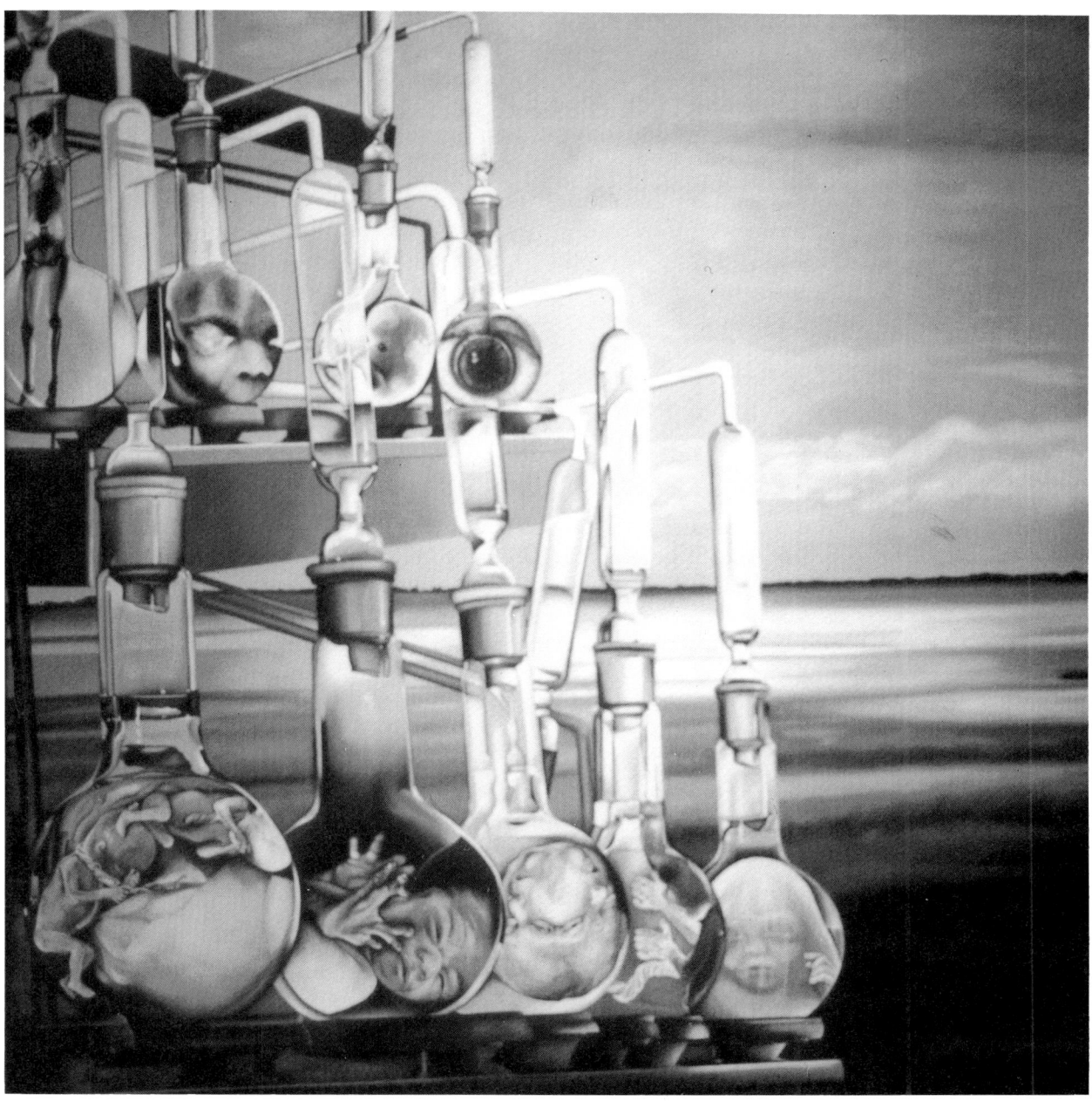

bereits geborenen Kindern (vielleicht auch gegenüber den Großeltern, die auf ein gesundes, niedliches, vorzeigbares Enkelkind hoffen). Nicht zu vergessen auch eine Verantwortung gegenüber dem noch ungeborenen Kind: Kann man ihm denn das Schicksal der Behinderung aufbürden, eine Existenz zwischen Mitleid, Ablehnung, Abhängigkeit? Man lese die Überlegungen einer Frau, die sich zum Schwangerschaftsabbruch entschließt, als der Test den Befund »Down-Syndrom« bringt: »Wem würden wir [unser Kind] überlassen, wenn wir selbst alt werden würden? Wie könnten wir die Verantwortung übernehmen für unser Kind, das abhängig sein wird, wenn der Staat, wenn die Gesellschaft keine humane Versorgung für geistig Behinderte anbietet?«[18]

So viele Ebenen der Verantwortung, soviel mögliche Schuld. So viele Ansatzpunkte für Vorwürfe und Selbstvorwürfe, für sozialen und moralischen Druck. Dies treibt, wie die Erfahrung ähnlicher Situationen lehrt, die Bereitschaft voran, die angebotenen Tests mitzumachen, »damit man sich später nichts vorwerfen muß«.[19] Für die Pränataldiagnostik gibt es dazu einschlägige empirische Zahlen. Von den Frauen, die qua Alter als Risikogruppe gelten, haben bereits vor einigen Jahren gut die Hälfte eine Pränataldiagnose durch-

131

führen lassen.[20] Und nach neueren Berechnungen hat die Nutzung seit damals erheblich zugenommen.[21]

**Veränderte Lebensplanung von Frauen**

Zu dieser schnell wachsenden Nachfrage trägt wesentlich bei, daß nicht nur die Zukunft des Kindes auf dem Spiel steht, sondern zugleich und ganz unmittelbar auch die der Mutter. Dies wiederum hängt zusammen mit tiefreichenden Veränderungen im Leben von Frauen, die sich in den letzten Jahrzehnten durchgesetzt haben. Immer mehr Frauen werden durch Veränderungen in Bildung, Beruf, Familienzyklus, Rechtssystem usw. aus der Familienbindung zumindest teilweise herausgelöst, können immer weniger Versorgung über den Mann erwarten und werden – in freilich oft widersprüchlicher Form – auf Selbständigkeit und Selbstversorgung verwiesen. Die biographische Seite solcher Veränderungen ist, daß Frauen heute zunehmend Erwartungen, Wünsche und Lebenspläne entwickeln – ja entwickeln müssen –, die nicht mehr allein auf die Familie bezogen sind, sondern ebenso auf die eigene Person. Sie können sich nicht mehr nur als »Anhängsel« der Familie begreifen, sondern müssen sich zunehmend auch als Einzelpersonen mit entsprechend eigenen Interessen und Rechten, Zukunftsplänen und Wahlmöglichkeiten verstehen.

Die Vereinbarkeit von Beruf und Familie – das ist denn auch der Wunsch, der fast immer geäußert wird, wo junge Mädchen und Frauen auf ihre Lebenspläne befragt werden. Die soziale Wirklichkeit freilich sieht anders aus. Die Berufswelt nimmt keine Rücksicht auf Familienaufgaben und -pflichten. In den Kultusministerien und Kommunen mangelt es an Geld oder Bereitschaft, für eine ausreichende Versorgung mit Kinderkrippen, Kindergärten, Ganztagsschulen zu sorgen. Den Nachteil haben die Frauen. Sie erfahren auf vielen Ebenen tagtäglich, wie schwierig es ist, die Anforderungen der Berufswelt mit denen der Erziehung zusammenzubringen. Kinderhaben ist heute das Strukturrisiko der weiblichen Erwerbsbiographie, sogar eine »Behinderung«, an den Maßstäben der Marktgesellschaft gemessen. Genau hier liegt der Grund, warum viele Frauen bereitwillig die Angebote der Pränataldiagnostik annehmen. Sie wollen solche Verfahren, um das Altersrisiko »auszubalancieren« und um die Angst vor dem behinderten Kind vergessen zu können. Und sie haben, wie gesagt, gute Gründe dafür: Wie unsere Arbeits- und Lebenswelt ausschaut, sind Frauen schon mit einem gesunden Kind »behindert« genug.

In Interview-Aussagen von Frauen klingt dieser Zusammenhang unmittelbar an: »Stell dir vor, ein behindertes Kind, wie schrecklich und wieviel Arbeit das macht. Da kann ich meinen Beruf gleich an den Nagel hängen.«[22] Oder:

*»Der Hauptgrund, den Test zu machen, war, daß ich einen Beruf habe, den ich weiter ausüben möchte ... Mit einem behinderten Kind wäre ich jahrelang gebunden. Über Jahre habe ich daran gearbeitet, von der traditionellen Frauenrolle wegzukommen, und ich möchte nicht wieder hineinrutschen. Die Vorstellung, ein mongoloides Kind zu haben, heißt zwanzig Jahre oder länger für ein Kind zu sorgen, das auf der Entwicklungsstufe eines Kleinkindes bleibt; damit wird man wieder auf die Frauenrolle fixiert.«[23]*

**Welche Zukunft?**

Mit der immer weiterreichenden Analyse des menschlichen Genoms wächst dem Menschen zunehmend eine Schöpferrolle in bezug auf seine eigene Natur zu. Seine biologische Ausstattung wird entscheidungsoffen, wird planbar, machbar, korrigierbar. Damit stellt sich unabweisbar die Frage nach dem Bauplan: Was darf bleiben, so wie es ist? Was bedarf der Korrektur? Welche Defekte sind tolerierbar, welche nicht? Was soll verbessert werden und in welche Richtung?

Mit solchen Fragen, die in der Logik der Genomanalyse angelegt sind, wird

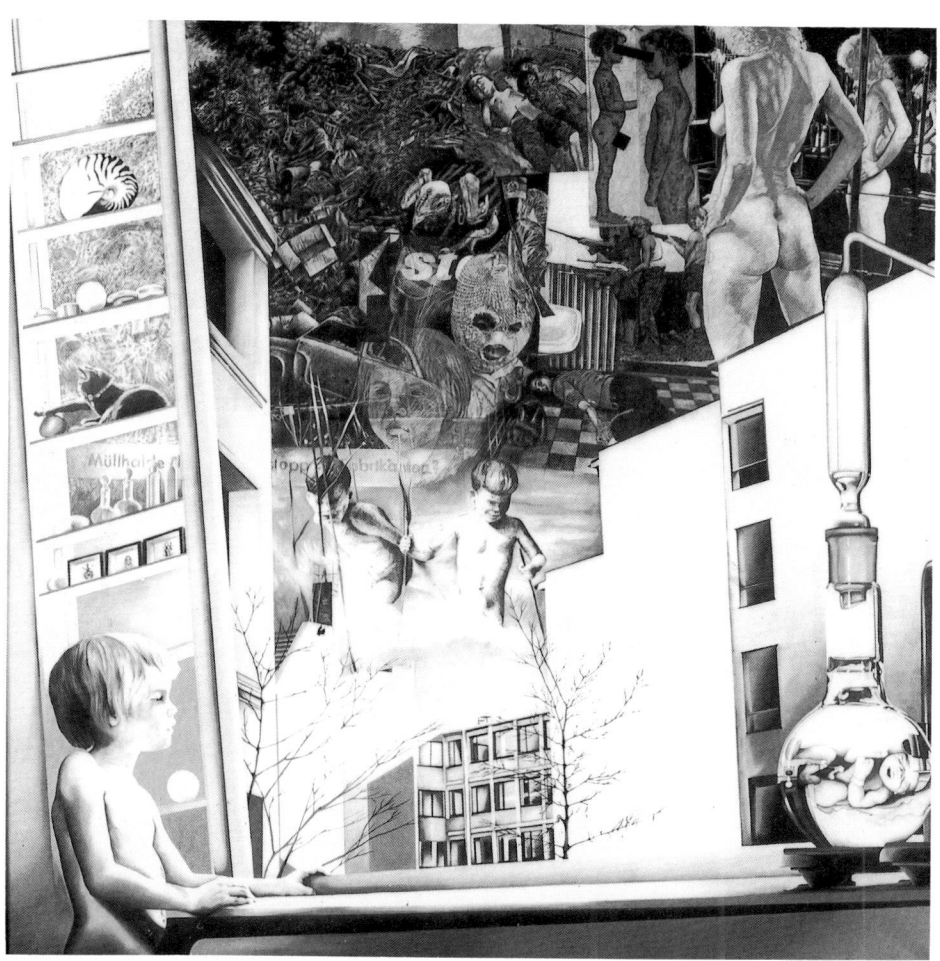

menschliches Leben zum Ausgangsmaterial für lenkende Eingriffe unterschiedlicher Art (Korrektur, Therapie, vorausschauende Planung, gegebenenfalls auch »Vermeidung« durch Schwangerschaftsabbruch). Solche Eingriffe können zweifellos Leiden aufheben oder zumindest mildern. Aber in vielen kleinen Schritten, die im einzelnen immer wieder plausibel erscheinen, bahnen sie auch den Weg für eine instrumentelle Vernunft, die aus sich heraus keine Grenzen mehr kennt. Eine genetische »Bastelmentalität« (Peter Groß) bahnt sich an.

In der Folge entstehen neue ethische Fragen und Konflikte, die wiederum zum Gegenstand zahlreicher Diskussionen in Medizin und Politik, Medien und Öffentlichkeit werden. Während die einen sich als Pioniere des Fortschritts verstehen, gegen alle staatlichen oder standespolitischen Regulierungen sich wenden, äußern andere Gruppen zunehmend Skepsis, Zweifel und Kritik. Sie suchen – ausgehend von unterschiedlichen Blickwinkeln und Wertungen – nach Maßstäben und Anwendungsregeln, um die Entwicklung zu steuern. Die entscheidende Frage ist, ob hier ein Konsens erzielt werden kann, oder ob am Ende immer mehr eine »Politik der vollendeten Tatsachen« sich durchsetzt. Wie lassen sich in der Moderne, deren Bestand an Traditionen und Normen immer brüchiger wird, noch allgemeinverbindliche Grenzen festsetzen gegen den Druck diverser Einflußgruppen und ihrer Interessen? Oder brechen, angesichts der Verheißungen der Technik, Beschränkungen immer mehr weg? Gilt also, was Daele lapidar so beschreibt: »Moral ist wandelbar ... Unter dem Eindruck neuer Technik veraltet die bestehende Moral.«[24]

Niemand kann sagen, wie das Ergebnis aussehen wird, und doch ist eines zumindest sichtbar geworden. Neue Technologien bringen neue Handlungsspielräume, aber damit zugleich auch neue Erwartungen und Zwänge, poin-

133

tiert zusammengefaßt: »riskante Chancen«.[25] Was wir heute im Bereich von Elternschaft beobachten, ist ein anschauliches Beispiel dafür. Mit den Möglichkeiten, die die moderne Medizin, Biologie und Genetik anbieten, sind wir bis in die Grundfragen des Lebens der Natur nicht mehr ausgeliefert, sondern können das Schicksal selbst in die Hand nehmen. Eröffnet wird »eine menschliche Steuerung, die das Konzept von Elternschaft verändert: Entsprechend den technologischen Möglichkeiten dehnt sich elterliche Verantwortung für das entstehende Leben aus.«[26] Wenn diese Prognose zutreffen sollte – dann sind die Eltern der Zukunft vor ganz neue Fragen, Handlungslasten und Entscheidungszwänge gestellt.

### Anmerkungen

1 Wolfgang van den Daele: *Mensch nach Maß? Ethische Probleme der Genmanipulation und Gentherapie.* München 1985, S. 11.

2 Barbara Mettler-Meibom: Mit High-Tech zurück in eine autoritäre politische Kultur?, in: *Essener Hochschulblätter. Ausgewählte Reden im Studienjahr 1988/89.* Essen 1990, S. 61.

3 *The Economist,* 25. April 1992, S. 11f (ohne Autor).

4 Anthony Giddens: *Modernity and Self-Identity. Self and Society in the Late Modern Age.* Cambridge 1991, S. 8.

5 Peter Weingart: »Großtechnische Systeme« – ein Paradigma der Verknüpfung von Technikentwicklung und sozialem Wandel?, in: ders. (Hg.): *Technik als sozialer Prozeß.* Frankfurt 1989, S. 190.

6 Karin Hausen: Große Wäsche, soziale Standards, technischer Fortschritt. Sozialhistorische Beobachtungen und Überlegungen, in: Burkart Lutz (Hg.): *Technik und sozialer Wandel.* Frankfurt 1987, S. 204–219.

7 Joan Rothschild: Engineering Birth. Toward the Perfectibility of Man?, in: Steven L. Goldman (Hg.): *Science, technology and social progress.* Bethlehem 1988.

8 ebd.

9 Interview-Aussage in Eva Schindele: *Gläserne Gebär-Mütter. Vorgeburtliche Diagnostik – Fluch oder Segen.* Frankfurt 1990, S. 64.

10 Interview-Aussage in ebd.

11 Barbara Blatt: *Bekomme ich ein gesundes Kind? Chancen und Risiken der vorgeburtlichen Diagnostik.* Reinbek 1991, S. 16 f und S. 25.

12 Werner Schmid: Die Prävention des Down-Syndroms (Mongolismus), in: *Neue Zürcher Zeitung,* 20. Januar 1988, S. 77.

13 »In Familien mit genetischem Risiko ist präkonzeptionell eine humangenetische Beratung anzustreben. Gegebenenfalls sind ... prophylaktische Maßnahmen anzuraten«.
H. Bach u. a.: Orientierung humangenetischer Betreuung – genetische Beratung in der DDR, in: *Medizinische Genetik* H. 4/1990, S. 41.

14 Vgl. Barbara Katz-Rothman: *The Tentative Pregnancy. Prenatal Diagnosis and the Future of Motherhood.* London 1988.

15 Hubert Markl: *Genetik und Ethik. Rede anläßlich der Verleihung des Arthur-Burkhardt-Preises 1989, Stuttgart, 26. April 1989;* hektographiertes Manuskript.

16 Bundesministerium für Forschung und Technologie (Hg.): *Ethische und rechtliche Probleme der Anwendung zellbiologischer und gentechnischer Methoden am Menschen.* München 1984, S. 123.

17 Interview-Aussage in Eva Schindele: *Gläserne Gebär-Mutter,* a.a.O., S. 66.

18 Rayna Rapp: XYLO: A true story, in: Rita Arditti/Renate Duelli-Klein/Shelley Minden (Hg.): *Test-Tube Women. What Future For Motherhood?* London 1984, S. 319.

19 Zu Erfahrungen aus der Reproduktionsmedizin siehe Heribert Kentenich/Christine Hölzle/ H.Schmiady/Manfred Stauber: Am schlimmsten ist das Warten. Wie Paare die In-vitro-Fertilisation erleben, in: *Sexualmedizin* H. 16/1987, S. 364–370.

20 Traute Schroeder-Kurth: Medizinische Genetik in der Bundesrepublik, in: *Medizinische Genetik* H. 4/1990, S. 39.

21 Institut für System- und Technologieanalyse: *Perspektiven der Anwendung und Regelungsmöglichkeiten der Genomanalyse in den Bereichen Humangenetik, Versicherungen, Straf- und Zivilprozeß.* Bad Oeynhausen 1992, S. 26.

22 Interview-Aussage in Eva Schindele: *Gläserne Gebär-Mutter,* a.a.O., S. 9.

23 Interview-Aussage in Monika Leuzinger/Bigna Rambert: »Ich spür' es – mein Kind ist gesund«, in: Claudia Roth (Hg.): *Genzeit. Die Industrialisierung von Pflanze, Tier und Mensch.* Zürich 1987, S. 87.

24 Wolfgang van der Daele: *Mensch nach Maß?,* a.a.O., S. 15 und S. 205.

25 Heiner Keupp: *Riskante Chancen. Das Subjekt zwischen Psychokultur und Selbstorganisation.* Heidelberg 1988.

26 Christa Hoffmann-Riem: *Chancen und Risiken der gentechnologisch erweiterten pränatalen Diagnostik. Eine qualitative Studie bei Klienten humangenetischer Beratungsstellen.* Manuskript, Hamburg 1988, S. 40.

## Ex voto – Der Würgeengel. Leibhaftigkeit und Wahrhaftigkeit im Werk von Künstlerinnen der klassischen Moderne

Jula Dech

**Einleitung**

Ein Damoklesschwert schwebt über Frauen, den Künstlerinnen wie allen anderen, die nach beruflicher Selbständigkeit und persönlicher Selbstverantwortung drängen. Es handelt sich um das, was »man« bis heute als ihre »eigentliche« Bestimmung versteht: das »Muttersein«. Die Frau als Mutter ist die Ikone auch eines Jahrhunderts geblieben, in dem das tradierte Verhältnis von Frauen und Männern sich nicht allein durch industrielle und ähnliche Notwendigkeiten, sondern auch durch Aufklärung und Kampf um Emanzipation da und dort humanisiert hat. Daß der »Engel der Geschichte« noch kaum ein weibliches Antlitz angenommen hat, zeigt beispielhaft der Brief der zeitgenössischen Künstlerin Barbara Honigmond von 1985 über die Malerin Maria Uhden[1]:

*Annegret Soltau*
**Nähe**
*neunteilige Fotoserie*
*Privatbesitz*

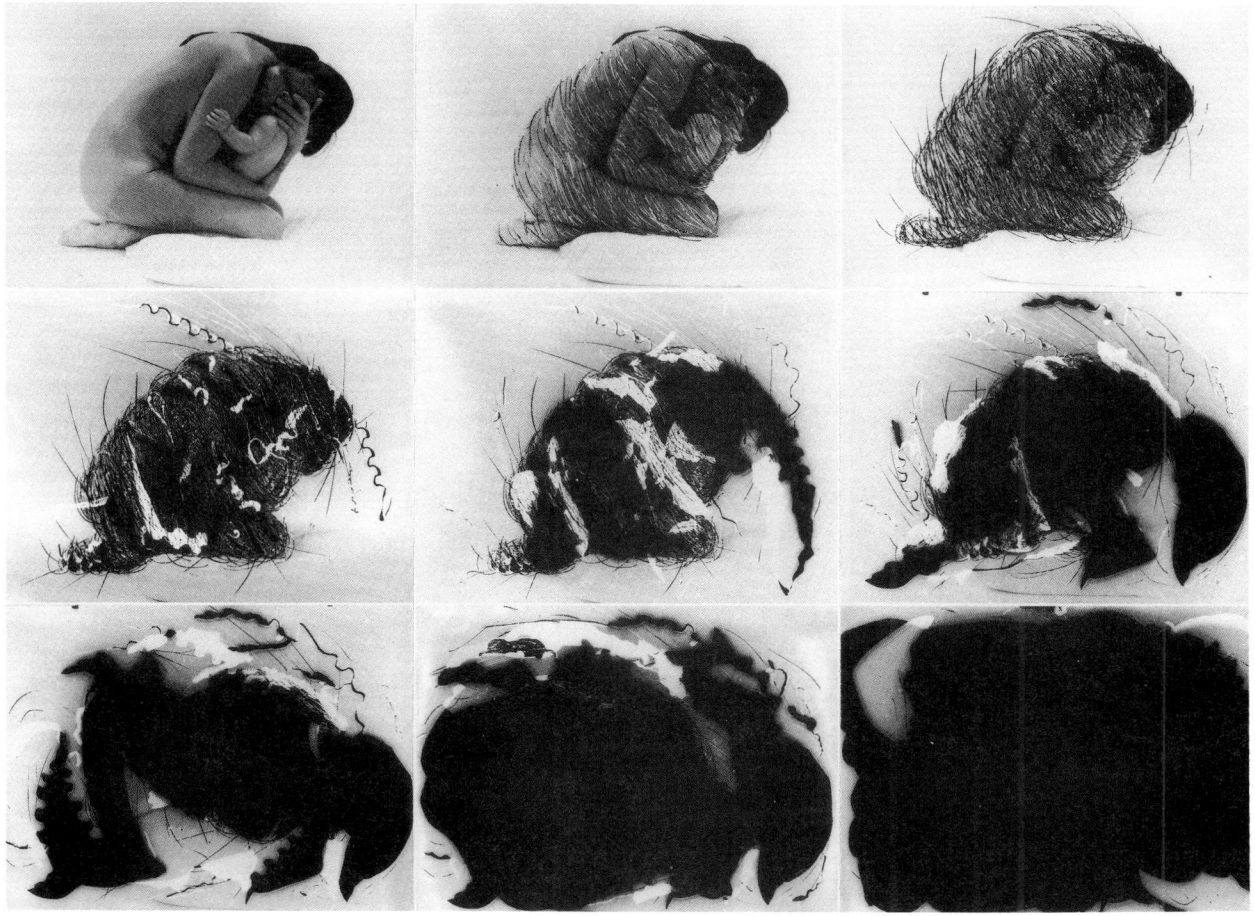

135

*»Ja, ich war nämlich auch Malerin. Ich war es genauso lange wie Maria Uhden – bis zur Geburt des ersten Kindes.*

*Warum ist Maria Uhden kurz nach der Geburt ihres ersten Kindes gestorben? Warum ist Paula Modersohn-Becker kurz nach der Geburt ihres ersten Kindes gestorben? Ich kann es Dir sagen. Weil man nur entweder Malerin oder Mutter sein kann. Irgendwie gibt es nur die Möglichkeiten: Entweder du willst Künstlerin sein und du verzichtest auf Kinder. Wie das ist, weiß ich nicht, ich kann darüber nichts sagen. Oder du willst beides, Künstlerin sein und eine Familie haben. Davon weiß ich sehr viel, und ich könnte Dir stundenlang von diesem furchtbaren Kampf an jedem Tag und den Konflikten in jeder Stunde erzählen, die einen so kaputtmachen, bis man schließlich doch aufhört, Künstlerin zu sein. Weil aber die Sehnsucht danach, es zu sein, nicht aufhört, fängt man auch nie richtig an, Mutter zu sein, und man bringt schließlich vor allem nur noch Schuldgefühle nach allen Seiten hervor, und davon wird man so niedergedrückt und müde, daß man überhaupt lieber ins Bett geht und schläft. Schlimmer als die wirkliche Störung ist das Hin-und-hergerissensein, dieses Alles-machen-wollen.*

*Und dann – und dafür ist man wohl erwählt – gibt es noch die heroische Variante, die nämlich, daß man bei der Geburt des ersten Kindes stirbt. Mir kommt es so vor, als ob die Bedingung nur noch einmal hart und grausam ausgesprochen wird: Entweder – Oder. Durch diesen frühen Tod durften Malerinnen wie Maria Uhlen und Paula Becker es für ihr ganzes Leben bleiben, ohne daß sie selbst das Entweder-Oder entschieden haben. Es selbst zu wählen ist ja doch eine Anmaßung. Kinder einfach zu streichen für ein paar Bilder, für einen Roman. Zum Schluß zählen die Kinder, die man großgezogen hat, ja doch mehr. ...*

*Weißt Du, das schreib ich jetzt in ein paar geklauten halben Stunden, ich sitze unruhig auf meinem Stuhl am Schreibtisch und horche auf den Ruf »Mama!« aus dem Kinderzimmer, um dann fast erlöst aufzustehen, wenn er ertönt. Ja, so ist das.«*[2]

Über dem Leben vieler Künstlerinnen der Moderne, ihrem mühsam erwachenden Selbstbewußtsein, liegen die Schatten der Selbstzerstörung. Nachdenklich registriert man, wie viele verheißungsvolle Laufbahnen großer Malerinnen oder Bildhauerinnen plötzlich abbrechen. Mit Erschrecken nimmt man wahr, wie oft und stark Lebensängste, Psychosen und Depressionen den Werdegang schöpferischer Frauen begleiten, ihre Arbeit blockieren und vollends ihren »Aufstieg in den Olymp« versperren.

Mit großem Aufwand an Kraft, dank hohem persönlichen Einsatz und durch außerordentliche Verzichtleistungen erwirbt die erste Generation von Künstlerinnen dieses Jahrhunderts sich jene berufliche Qualifikation, die Männern schon jahrhundertelang im Prinzip zuerkannt war. Früher oder später jedoch müssen auch sie die Erfahrung machen, wie stark Frauen in den gesellschaftlich zementierten Rollen festgehalten werden. Sich die künstlerische Freiheit zu nehmen, eine eigene Ausdrucksweise zu entfalten, kurz: ein selbständiges, selbstbewußtes Leben als Künstlerin zu führen, bedeutet lebenslangen Kampf. Die Auseinandersetzung mit dem subtil verordneten Zwangszusammenhang von Frau und Mutter steht dabei im Mittelpunkt.

Eben erst haben Künstlerinnen, epochal betrachtet, die schwerste Bürde des 19. Jahrhunderts – den (männlichen) Vorwurf des »Dilettantismus« – abgeworfen und sich durch den mühsam errungenen Zutritt zur akademischen Ausbildung gewisse Chancen für eine ebenbürtige Anerkennung verschafft, da lauern auch im Aufbruch der Avantgarde schon wieder die alten Vorurteile und Klischees in neuer Gestalt. Kubismus, Dadaismus, Surrealismus, Futurismus: im noch so kühnen, noch so modernen »Ismus« bleiben Künstlerinnen an den Rand gedrängt, finden selten anders denn als Geliebte und Musen Zutritt zu jenen Herrenrunden.

»Es war mir vielmehr, als würde die jahrtausendealte Diskriminierung der Frau auf meinen Schultern lasten«, formuliert Meret Oppenheim, »als ein in

136

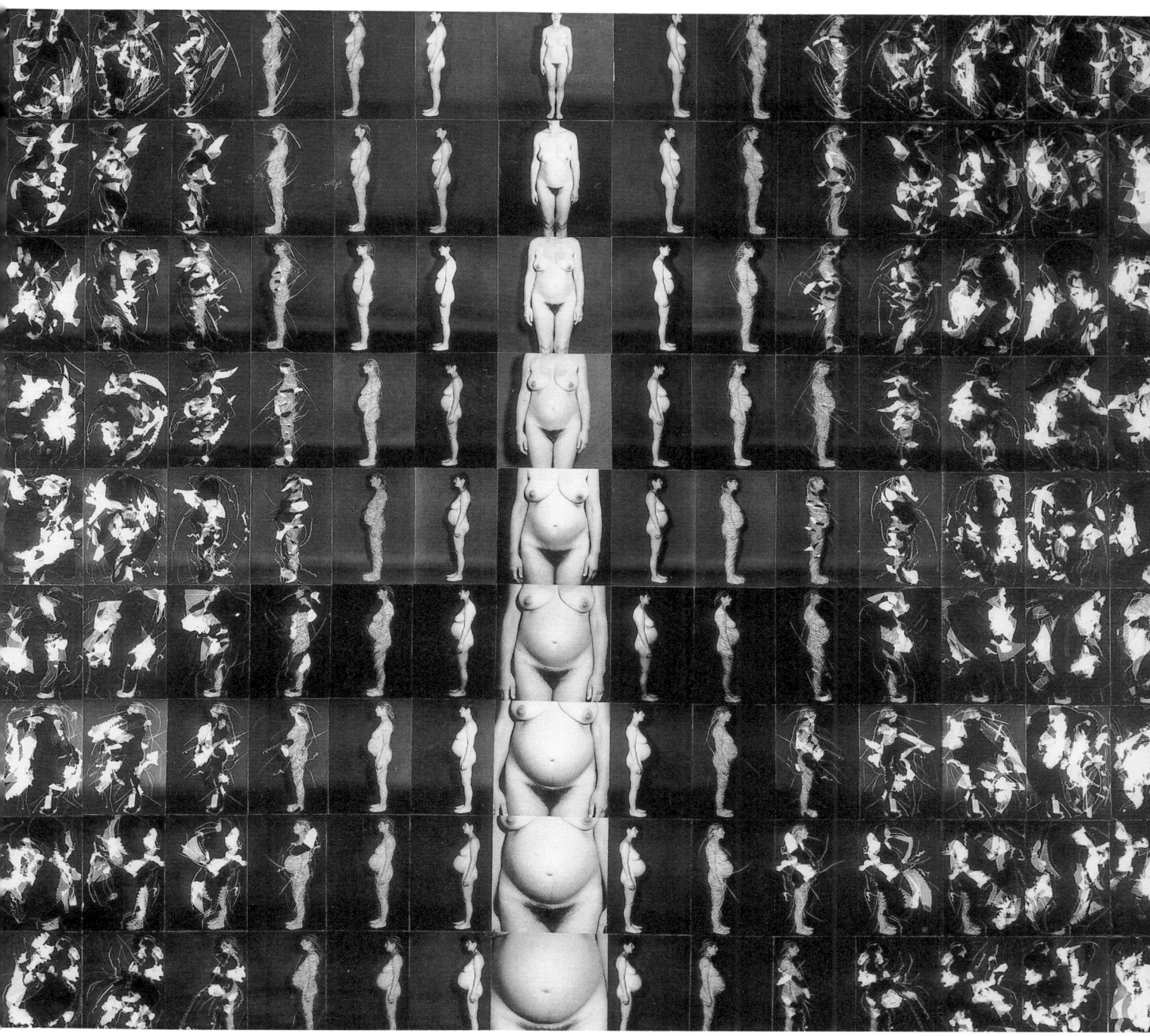

mir steckendes Gefühl der Minderwertigkeit«.[3] Nach einem erfolgverspre-
chenden Beginn in Paris verfällt sie in quälende Zweifel an sich und ihrem
Werk, erlebt Jahre der Krise.

Die feministische Kunstgeschichte, eine noch junge oppositionelle Bewegung gegen die im etablierten Fach übliche zweite Unterschlagung oder Un-
terbewertung von Künstlerinnen, hat in dieser Hinsicht harte analytische
Arbeit geleistet – und noch Berge der Verschüttung und Vorurteilsüberhäu-
fung vor sich. Wie viele Werke malender und bildhauender Frauen sind als
Produkte ungeheuren Leidensdrucks zu begreifen – nicht als Ausdruck persönlichen Schicksals, sondern als Verarbeitung eines gesellschaftlich bedingten
Zwiespalts! Die ungleiche Verteilung von Aufgaben und Rollen aller Art, die
ungleiche Bewertung von Begabung und Arbeit, die zusätzliche Belastung
durch ihre leibhaftige Andersartigkeit – die Bürde von Frauen in der Gesellschaft ist schwer, die von Künstlerinnen kaum leichter geworden.

137

Viele Biographien von Künstlerinnen durchzieht die unheilvolle Ambivalenz der »Besonderheit«: eine talentierte Frau gilt als bemerkenswert – und wird dadurch bereits potentiell abgewertet. Da Frauen, entsprechend gesellschaftlicher Rollenzuweisung, oft »nur nebenher« künstlerisch arbeiten können, ist es leicht, sie »nicht ernstzunehmen«. Familie und Schule übersehen weibliche Begabung; Väter, Brüder und Lehrer schauen auf »das eifrige Mädchen« herab. Unterstützung selbst herausragender künstlerischer Fähigkeiten ist die absolute Ausnahme; spätestens am Wendepunkt zur Berufsausbildung schnappen die handlichen Mechanismen gesellschaftlicher Rollenklischees ein. Paula Modersohn-Becker muß, bevor sie daran denken darf, Kunst zu studieren, eine Haushaltungsschule absolvieren: Da ihr als Beruf Hausfrau zugedacht ist, ist Kochen wichtiger als Malen.

Die Kunsthistoriker, die sich der Frau als Künstlerin widmen, sind sich einig; von Guhl (»Die Frauen in der Kunstgeschichte«, 1858) über Karl Scheffler (»Die Frau und die Kunst«, 1908) bis zu Hans Hildebrandt (»Die Frau als Künstlerin«, 1928) gilt »das Weib« als »nicht eigentlich schöpferisch«, im Ausnahmefall als begabt oder virtuos. Professoren, ausnahmslos Männer, machen aus ihrer Geringschätzung »studierter« Frauen in der Kunst so wenig Hehl wie in anderen Fächern, auch die Herren Kommilitonen stehen den »Malweibern« selten anders als herablassend gegenüber.

An ein, zwei Händen läßt sich aufzählen, wie viele Künstlerinnen es schaffen, während des Studiums oder danach Zugang zu (männlichen) Künstlercliquen zu gewinnen – fast immer natürlich zunächst bloß als Geliebte mit gewissem Talent: Hannah Höch in den Berliner Dadakreis durch Raoul Hausmann, Gabriele Münter zum Münchner Blauen Reiter durch Kandinsky, Meret Oppenheim zu den Pariser Surrealisten durch Max Ernst. So können einige Künstlerinnen immerhin zeitweise an den avantgardistischen Auseinandersetzungen ihrer Zeit teilhaben, dürfen – manchmal erst nach besonderer Debatte – sich an wichtigen Gruppen-Ausstellungen beteiligen. Im Blick auf die privaten Regelungen ihres Alltags bleiben die Frauen die Verliererinnen. Da sie das Heterostereotyp der Männer von der geringeren künstlerischen Begabung der Frauen unbewußt oder latent im Kopf behalten haben, fließen ihre eigenen Ideen, ihre Phantasie und Kreativität, oft sozusagen arglos in das »bedeutsamere« Werk ihrer »Partner« ein – ein Verhältnis, das die Künstlerinnen häufig erst nach der Trennung erkennen (und die Männer natürlich gern als nachtragendes Abrechnen darstellen).

In langjährigen Freundschaften oder Ehen ist der Einfluß des (künstlerisch aktiven) Mannes oft so dominant, daß Frauen die doppelte Kraft aufwenden müssen, um der Bevormundung zu entrinnen und einen selbständigen Ausdruck für eigene Impulse und Fragen zu entwickeln.

## Paula Modersohn-Becker

Paula Modersohn-Beckers schriftlicher Nachlaß gibt eindringlich Aufschluß über das Leiden einer Künstlerin in einem nur 31 Jahre währenden Leben, das im Kindbett endete. Briefe und Tagebuchnotizen vor allem dokumentieren die tiefen Zweifel der großen Malerin, ihren unbeseitigbaren Zwiespalt zwischen der Gewißheit über die eigene innere Berufung und dem Rollenanspruch der Gesellschaft, wobei sie diesen Widerspruch um so qualvoller verspürte, als die Erwartungen an die Frau wie eigene Bedürfnisse daherkamen. Ein Kind zu wollen – ja! Aber wie konnte das zusammengehen mit dem unstillbaren Durst zu malen, der Lust zu reisen, die Welt anzuschauen und sich weiterzubilden? Beim Versuch, dem väterlichen Einfluß zu entrinnen, flüchtet Paula Becker in eine Heirat mit dem älteren Künstler Otto Modersohn, der – selbst eingebunden im Worpsweder Kreis – ihre heftige Suche nach dem ihr adäquaten Gegenstand und Stil nur »wohlwollend« dämpft und die Lebensglut der »Gat-

▶
*Paula Modersohn-Becker*
**Selbstbildnis am**
**6. Hochzeitstag**
*1906*
*Öltempera auf Papier*
*Freie Hansestadt Bremen,*
*Böttcherstraße und*
*Bundesrepublik Deutschland*

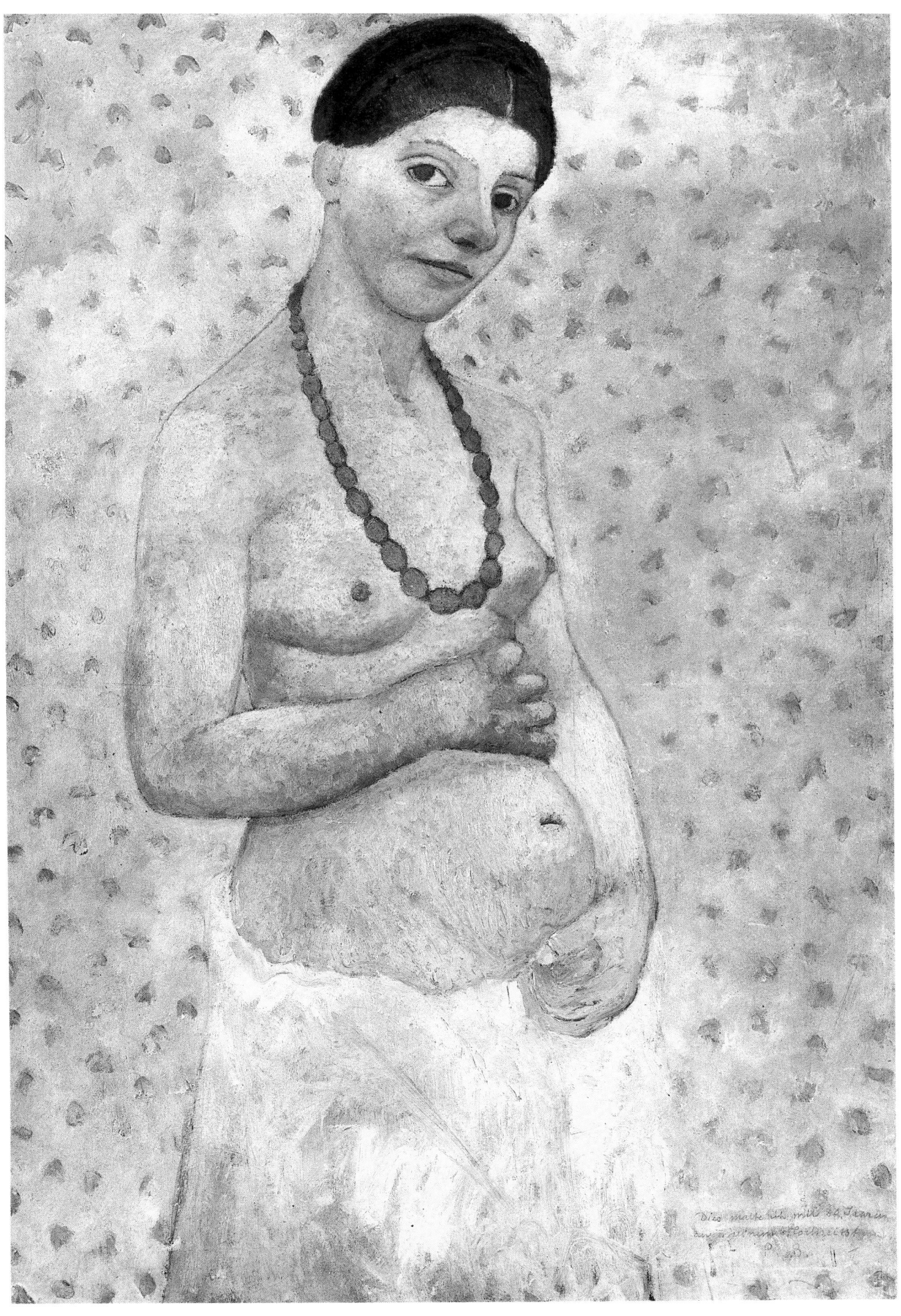

tin«, auch durch eine sexuell freudlose Beziehung, eher erkaltet als anfacht. Der Darstellung von »Mutter und Kind« wendet die Künstlerin sich vorzugsweise zu. Gegenüber allgemeinen Erwartungen aber gestaltet sie dieses Verhältnis in ihren Bildern aus einer ungewöhnlich herben, ja distanzierten Sicht. Nicht die verzuckerte bürgerliche Genremalerei zum Thema ist ihr Vor-Bild, vielmehr wirft sie einen neuen Blick auf die Frauen und Mütter ihrer eigenen Umgebung: Das sind von der Überanstrengung der bäuerlichen Arbeit gezeichnete Mütter mit müden Augen in erstorbenen Gesichtern, dumpf mit der bloßen Meisterung des alltäglichen Existenzkampfes beschäftigt. Es sind Frauen, die das Säugen der an ihren Brüsten hängenden »Brut« als bloßen Vollzug eines biologischen Zwangs erledigen – unfähig, Zeit und Kraft für das lustvolle Spiel mit ihren Kindern aufzubringen. Gerade Kinder aber verkörpern für die Malerin ein Stück Verheißung. In ihren Darstellungen von Kindern wird ein faszinierter Blick auf das Kindsein sichtbar: leidenschaftlich und immer aufs neue sucht sie deren Zuwendung zueinander, ihr Spiel in der Natur, ihre Reinheit und ungebrochene Freude durch ihre Kunst einzufangen.

Die zahlreichen Bilder Paula Modersohn-Beckers, auf denen sie ihr eigenes Gesicht und ihren eigenen Körper darstellt, lassen sich als komplementär dazu verstehen: es sind Versuche, die widerstrebenden Gefühle zu gestalten, die sich aus dem ständig empfundenen Zwiespalt zwischen den Rollen von Frau, Mutter und Künstlerin ergeben. 1906, anläßlich ihres sechsten Hochzeitstags, entsteht ein solches Porträt. Der Kunsthistoriker Friedrich Gross weiß, was die Malerin damit ausdrücken will: »Geistige Dominanz und das stolze Selbstbewußtsein einer Frau, die sich die Mutterschaft wünscht ...«[4] Auch heute noch wirkt das Bild nahe, fast provozierend real. Die stolze Präsentierung des gewölbten nackten Leibs scheint den Madonnen der Frührenaissance nachempfunden. Um so mehr wirft sie Fragen auf: Ist die Botschaft des Verkündungsengels (»Gebenedeit bist du und gebenedeit ist die Frucht deines Leibes!«) nicht schierer Hohn? Empfindet die Betrachterin dieses Bildes Schwangerschaft wirklich als »wesenhafte« weibliche Erfüllung?

*»Paula Modersohn-Becker verteidigt hier energisch ihren Anspruch auf die Vereinbarkeit von künstlerischem und weiblichem Selbstverständnis. Demonstrativ stellt sie die real nicht vorhandene Schwangerschaft und ihre weibliche Erotik zur Schau«[5]*, interpretiert Karin Brahms das Bild und fährt fort: *»Zum Entstehungszeitpunkt des Gemäldes hatte sie die gesellschaftliche Konvention so radikal hinter sich gelassen, daß sie ernstlich daran dachte, als Alleinstehende ein Kind auszutragen, eine für adlige Verhältnisse ungeheure Provokation!«[6]*

In einem Brief an Rilke vom 8.2.1906 berichtet Clara Westhoff von einem Gespräch mit der Freundin:

*Sie sagt, daß sie all die fünf Jahre unverheiratet lebt, eigentlich, daß der Mann, neben dem sie lebt, nicht fähig war, aus Nervosität, das geschlechtliche Zusammenkommen auszuüben. Daß sie selbst gar nichts gefühlt und erlebt habe als eine große Enttäuschung, daß er nun seit einiger Zeit weniger nervös sei – daß nun aber für sie natürlich jede Annäherung zwecklos und ohne Sinn sei – also unmöglich ... Sie selbst glaubt an ihre Fähigkeit, Kinder zu tragen – und möchte das noch – wenn sie selbst allein ist – ohne Mann auf sich allein gestellt nachholen. Es ist sehr seltsam – das alles hat sie vor, nun – wollte das letzte überhaupt als Ursache und Begründung des Voneinandergehens für ihn darstellen. Weil er die anderen Gründe nicht verstehe ... Mir scheint es von erstaunlichem Mut. Aber vielleicht kommt es ja gar nicht dazu – es ist ja fast zu schwer und zu sehr zweierlei gewollt ... Ihre Sehnsucht ist ja nur: nicht verheiratet zu sein. Das Kind – glaubt sie – muß eine Frau gehabt haben, um eine wirkliche Frau zu sein. Fast scheint das wie Theorie, doch scheint sie Aussichten auf ein Kind zu haben, wenn sie will.«[7]*

Kurze Zeit nach Bild und Gespräch wird Paula Modersohn-Becker tatsächlich schwanger, zum ersten Mal in sechs Jahren Ehe. Sie kehrt Paris für immer den Rücken, um mit Modersohn in Worpswede zusammenzuleben. Dieser bezeichnet sie als während der Schwangerschaft »einsichtig«, ja »gefügig«. Die Kinderbildnisse, die die Künstlerin in diesem ihrem letzten Lebensjahr malt, tragen einen dunklen, melancholischen Grundcharakter.

*»Zum ersten Mal in ihrem Leben wurde die Künstlerin mit der Ausweglosigkeit ihrer Situation in aller Schärfe konfrontiert, von der sie wußte, daß sie auch ihrem Geschlecht zuzuschreiben war; zum ersten Mal war sie gezwungen, ihre Stellung als Frau in der Gesellschaft klar zu reflektieren, um zu erkennen, daß sie einen Traum gelebt hatte, der Wunsch nach Verwirklichung ihres Künstlertums, ihrer Weiblichkeit, ihrer Freiheit, ihrer Identität utopische Fiktion gewesen war.«*[8]

Als Paula Modersohn-Becker kurz nach der Geburt stirbt, sind ihre Gedanken nicht bei dem Kind, das sie hinterläßt, sondern bei ihrer Kunst. Ihre Abschiedsworte lauten sinngemäß: »Schade, ich wollte noch so viele Bilder malen …«

**Hannah Höch**  Hannah Höch ist durch eine sieben Jahre währende Lebens-, Liebes- und Schicksals-Gemeinschaft mit Raoul Hausmann (dem »Dadasophen«) in den engeren Kreis der Berliner Dada-Bewegung und dabei selbst zum Ehrentitel »Dadasophin« gekommen. Hausmann arbeitete nicht nur künstlerisch, sondern verfaßte auch zahlreiche Essays und Manifeste. »Die wahren Männer«, proklamiert er 1919, »treten heute für die Ablösung der Besitzrechte des Mannes an der Frau und eine Aufhebung der Minderwertigkeitsfamilie genau so ein wie für die ökonomisch-kommunistische Gemeinschaft, die gleichläuft mit einer erweiterten Sexualeinstellung.«[9]

Der Nietzsche-Jünger Hausmann setzt auf die Geburt des Übermenschen, der seine philosophischen Glaubenssätze realisieren sollte. Hannah Höch, die Frau und Freundin, ist die geeignete Versuchsperson für seine pathetischen Sozialexperimente: in »unbefleckter Empfängnis« und »jungfräuliche Reinheit« soll sie ihm den »neuen Menschen« gebären. Dieser »artifizielle« Wunsch des Mannes nach einem Kind spielt in beider Beziehung eine zentrale Rolle und wird in Gesprächen und Briefen ebenso wie in poetischen Texten und Versen bis an die Grenzen der Belastbarkeit »existentiell« ausgetragen.

Hannah Höch war zum Zeitpunkt der Begegnung 26 Jahre alt und stand, nach Loslösung vom prägenden Elternhaus, erst am Anfang des Weges zu menschlicher und künstlerischer Selbständigkeit. Als Älteste von fünf Geschwistern wußte sie recht gut, was Muttersein bedeuten konnte. Der Wunsch nach einem Kind konnte für sie kein Wert um jeden Preis sein – schon gar nicht mit der Perspektive, ein Kind als alleinstehende Mutter aufzuziehen. (Hausmann ist ja vor beider Bekanntschaft verheiratet und bleibt dies auch bis zur Trennung von Hannah Höch … ) Auch im unmittelbaren Freundeskreis erlebt sie genügend abschreckende Anschauung. Johannes Baader etwa (den »Oberdada«), der seine Frau, eine feministische Schriftstellerin (mit der er vier Kinder hat!), vernachlässigt und schließlich verkommen läßt, oder die Freundin Maria Uhden, eine Malerin, deren künstlerische Laufbahn, noch ehe sie richtig begonnen hat, mit dem Tod im Kindbett endet. Liebschaften, Hintergehung, Eifersucht und dergleichen sind im Umfeld der Dadaisten nicht im geringsten seltener als anderswo. Die Frau gilt den Künstlern in ihrer Kunst als Muse und »große Mutter«, Jungfrau und Hure; im Alltag setzte sich schlicht der Sittenkodex des wilhelminischen Obrigkeitsstaats fort – nur daß die moderne Frau nun zur Hausfrauenarbeit auch noch die Erwerbsarbeit außer Haus hinzugewinnt.

141

Hausmann, von seiner Ehefrau (mit einem gemeinsamen Kind) auch finanziell abhängig, ist unfähig, die von der Geliebten geforderte Entscheidung für ihre Beziehung zu treffen. Unfreiwillige Schwangerschaften und Abtreibungen, Depressionen und Angstzustände bei Hannah Höch sind die Folge. Der Briefwechsel des Paares zwischen 1915 und 1922 gibt eine Ahnung vom kräftezehrenden Schwanken der Beziehung zwischen Gewalt und Versöhnung. Nach der endgültigen Trennung verarbeitet die Künstlerin ihre Erfahrungen und Auseinandersetzungen in Bildern wie »Frau und Saturn«, »Zwei Köpfe«, »Imaginäre Brücke« oder »Die Treppe«. 1924 malt sie eine kleine Gouache, »Geburt«: In der höchst realistischen Szene einer Hausgeburt betrachten Mutter und Hebamme erstaunt das schutzbedürftige Neugeborene. Im selben Jahr entsteht auch »Werden und Vergehen«, ein Bild mit einer kleinen, lichten Kindergestalt, die mit hochgereckten Armen auf rhythmische Wiederkehr im Kosmos menschlicher und außermenschlicher Natur verweist.

Einige Jahre später erhält die Darstellung der Problematik »Frau als Mutter/Mutter und Kind« einen deutlich anderen Akzent. Angesichts der sich um 1930 zuspitzenden Verelendung der Unterschichten attackiert Hannah Höch den inhumanen Gebärzwang, den die Gesellschaft als Norm und Wert aufrechterhält. Wie Käthe Kollwitz, Hannah Nagel, Alice Lex-Nerlinger und viele andere engagierte Künstlerinnen beteiligt sie sich 1930 an der Ausstellung »Frauen in Not – gegen den § 218«. In »Frau und Saturn« von 1922 trägt Hannah Höch ihren Zwiespalt zwischen dem Kinderwunsch und dessen Unerfüllbarkeit am eindringlichsten vor; es ist eine Art Schlüsselbild. In den gelbroten Tönen der Darstellung von Mutter und Kind artikulieren sich Hingabe, Verschmelzung und Verlust des Kindes gleichermaßen, lassen momentweise vielleicht sogar an traditionelle Marienbilder denken. Gleichzeitig zeichnen sich im Hintergrund die harten, kantigen Züge eines männlichen Kopfes ab, die jede Empfindung von glückverheißender Harmonie zunichte machen. Eine gedämpfte, melancholische Stimmung liegt über der Darstellung: eingespannt in die schicksalhaften Konstellationen der Planeten nimmt die Frau gebeugt, ja demütig den Verlust ihres Kindes hin und lauscht mit gesenktem Blick auf eine innere Stimme. Der Konflikt des eigenen Lebens und Erlebens wird in kosmischen Dimensionen darstellbar:

»Nach der Interpretation des Astrologen Thomas Ring, den Höch kannte …, steht das Zeichen des Jupiter für das konzentrierte, tätige Erstreben eines sinnvollen, fruchtbaren Lebensinhaltes, das Zeichen des Saturn für die bremsenden Auswirkungen äußerer Umstände, für die ›Abriegelung‹ eigenwilliger Impulse durch äußeren oder inneren Zwang.«[10]

Die sprengkräftigen Gegensätze von Inhalt und Form ebenso wie die Diskrepanz in den solchermaßen gedeuteten astrologischen Zeichen spiegeln im Bild wider, was Künstlerinnen wie Hannah Höch an Skrupeln und widersprüchlichen Gefühlen durchlitten haben. Gleichwohl erscheinen die schwer errungenen Entscheidungen – ledig und kinderlos zu bleiben – im Nachhinein als Bausteine der künstlerischen Freiheit, als unumgängliche Schritte auf dem Weg der Künstlerin zu ihrer Selbstfindung.

**Frida Kahlo**  Zur gleichen Zeit wie Hannah Höch, rational und doch unvergleichlich affektiver, beschäftigt sich die Mexikanerin Frida Kahlo auf ihren Bildern mit Schwangerschaft und Abtreibung. Im Impuls für das eigene künstlerische Schaffen den europäischen Zeitgenossinnen vergleichbar und ebenbürtig, scheint die Malerin in einer katholisch-traditionalistischen Gesellschaft erheblich stärker unter dem Druck des patriarchalischen Frauenbilds zu stehen, das Mutterschaft als höchste Erfüllung von Weiblichkeit (und natürlichen Beweis

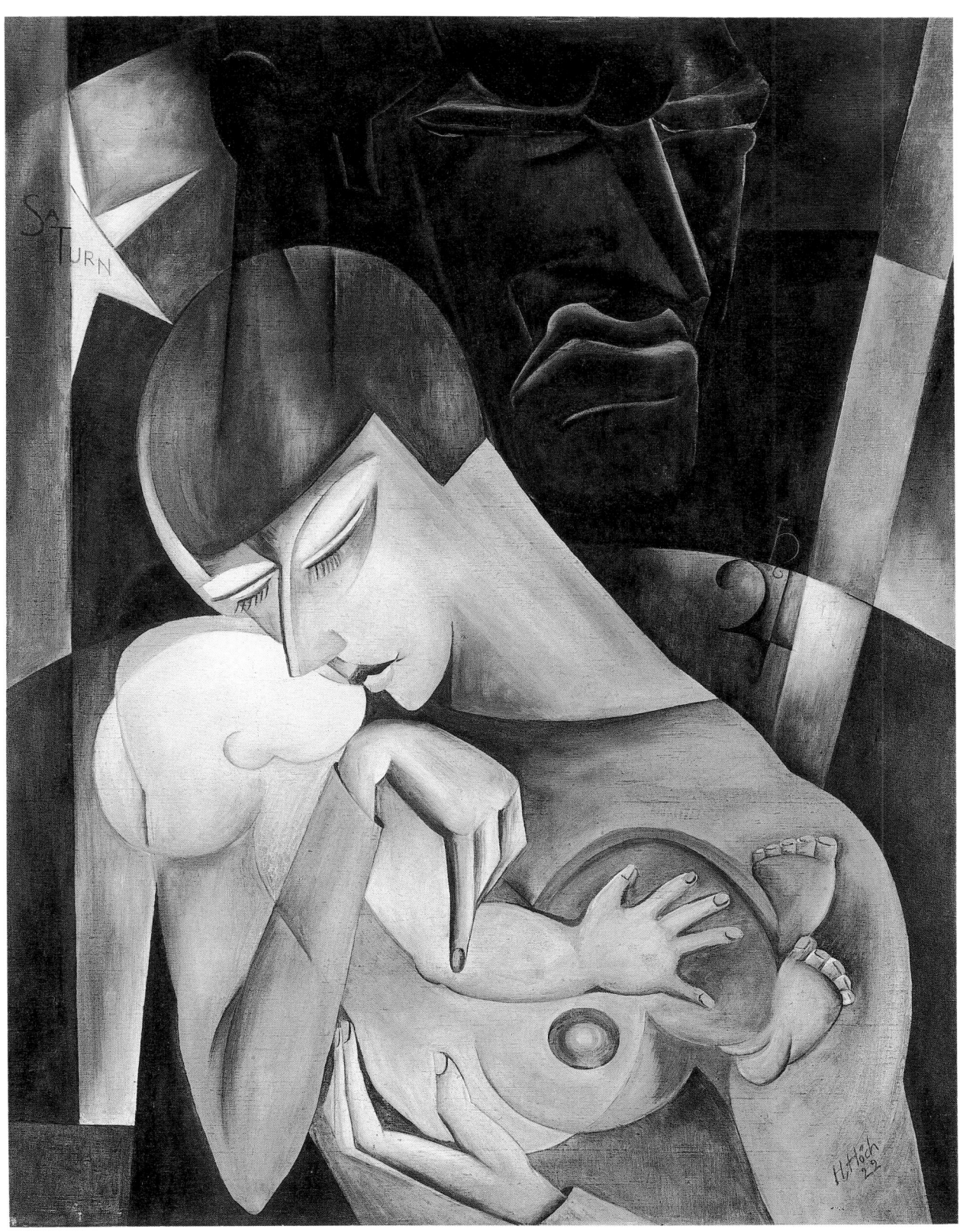

*Hannah Höch*
**Frau und Saturn**
*1922*
*Öl auf Leinwand*
*Privatbesitz*

von Männlichkeit!) ansieht. Es ist anrührend und grotesk zugleich, zu sehen, wie die Künstlerin sich trotz größter körperlicher Behinderungen immer wieder abmüht, dieses Ideal zu erfüllen.

Frida Kahlo wird als junges Mädchen bei einem Straßenbahn-Unfall schwer verletzt, muß daraufhin jahrelang schmerzhafteste Operationen über sich ergehen lassen und bleibt zeitlebens mehr oder minder ans Bett gefesselt. 1929 heiratet sie den berühmten Künstler Diego Rivera, der 20 Jahre älter ist. Ihre

143

erste Schwangerschaft, die bald darauf eintritt, muß aufgrund ihres doppelten Beckenbruchs durch Abtreibung beendet werden. Eine zweite Schwangerschaft, 1932, führt nach dreieinhalb Monaten im Henry-Ford-Krankenhaus von Detroit zu einer Fehlgeburt. Zwei Jahre später scheitert eine weitere Schwangerschaft am »Infantilismus der Ovarien«; die versuchte Rettung des Fötus mittels Kaiserschnitt führt zu einem Fiasko. »In etwa zwölf Malereien, alle klein und unbedeutend mit denselben persönlichen Darstellungen, die nur für mich von Bedeutung sind und sonst für keinen«[11], so ihre eigenen Worte, versucht Frida Kahlo ihre Leidenserfahrung künstlerisch zu verarbeiten. In einem Votivbild von 1925 zeichnet sie den Anfang aller Schrecken – die Tragödie, die ihren Körper für immer zerstören sollte: ein erschreckter Schutzengel mit den Zügen der »Virgina de los dolores« ist Zeuge des vernichtenden Verkehrsunfalls.

Akribisch genau, wie aus einem Anatomiebuch abgezeichnet, stellt die Künstlerin eine weibliche Figur – deutlich sie selbst – ins Zentrum der Lithographie »Frida und die Fehlgeburt« (1932). Der Fötus in der Gebärmutter ist durch eine Kette von Blutstropfen, die vom Inneren des Körpers am Bein entlangfließen, mit der Erde verbunden, wo Pflanzen und Bäume befruchtet werden und neue Samenfäden wachsen. Auf der anderen Körperseite ist der Embryo im Inneren durch eine ums Bein geschlungene Nabelschnur mit einem aufrecht hockenden Neugeborenen verknüpft.

*»Frida war nach ihrer Fehlgeburt vierzehn Tage im Henry-Ford-Hospital in Detroit«,* berichtet die Freundin Lucienne Bloch-Dimitroff später. *»Sie fragte den Arzt nach einem Fachbuch, um zu erfahren, wie ihr verlorener Fötus im dritten Monat ausgesehen hatte. Der Arzt lehnte dies ab, bis Diego ihm versicherte, daß Frida sich schon immer für Medizin interessiert habe. ... Sie litt unter tiefen Depressionen.«[12]*

Die Frau auf dem Bild jedoch verharrt nur auf den ersten Blick in trauernder Passivität. Zwar hängen ihre Arme tatenlos am Körper, eine Hand aber ist deutlich vergrößert und hinter ihr hält ein dritter Arm die Farbpalette: die Künstlerin bewältigt das Unausweichliche durch seine Gestaltung und malt ihren sehnlichen Wunsch nach einem Kind noch als Hoffnung dazu.

Anatomisch exakt wirkt auch das Gemälde »Henry-Ford-Hospital« aus dem gleichen Jahr. In der Hand der Kranken, im Mittelpunkt, laufen die Schicksalsfäden zusammen: das zerbrochene Becken, der Fötus, eine duftende Orchidee, eine kaputte Wirbelsäule – Symbole von Sexualität, Zeit und moderner Technik sind durch die Hand miteinander verbunden. Eine Frau, wieder mit den Gesichtszügen der Malerin, liegt nackt und allein, isoliert im Gitterbett des Hospitals. In einer Blutlache, weinend, gibt sie sich dem Schmerz über das verlorene Kind hin, das als Fötus über ihr schwebt. Am Horizont, winzig, erscheint die Kulisse der Industriemetropole Detroit.

»Frida und der Kaiserschnitt« gibt das Geschehen vollends als Alptraum wieder. Während im Hintergrund klinisch weiße Ärzte ein Räderbett umstehen, zeigt die Künstlerin sich selbst, im Zentrum, als bloßes Körperwesen, mit einem mißratenen Fötus im Bauch, zwischen dem Arzt, dem überdimensionalen Kopf des Ehemannes Diego und einem puppenhaften kleinen Kind.

Im selben Jahr 1932 stirbt die Mutter von Frida Kahlo. Frida malt das Bild »Meine Geburt«, eine ungewöhnliche Darstellung des eigenen Geburtsaktes. Der Kopf der ins Zentrum gerückten Gebärenden bleibt verhüllt, während aus dem Muttermund, zwischen den gespreizten Beinen, sich der Kopf einer Erwachsenen – der Malerin – blutverschmiert aus dem Körperinneren preßt. Über dem Bett wacht, wie eine Zeugin des Geschehens, die »mater dolorosa«, die »Schmerzensmutter«, in einer volkstümlichen Version.

In den späteren Jahren muß Frida Kahlo stets ein Gipskorsett tragen. 1950

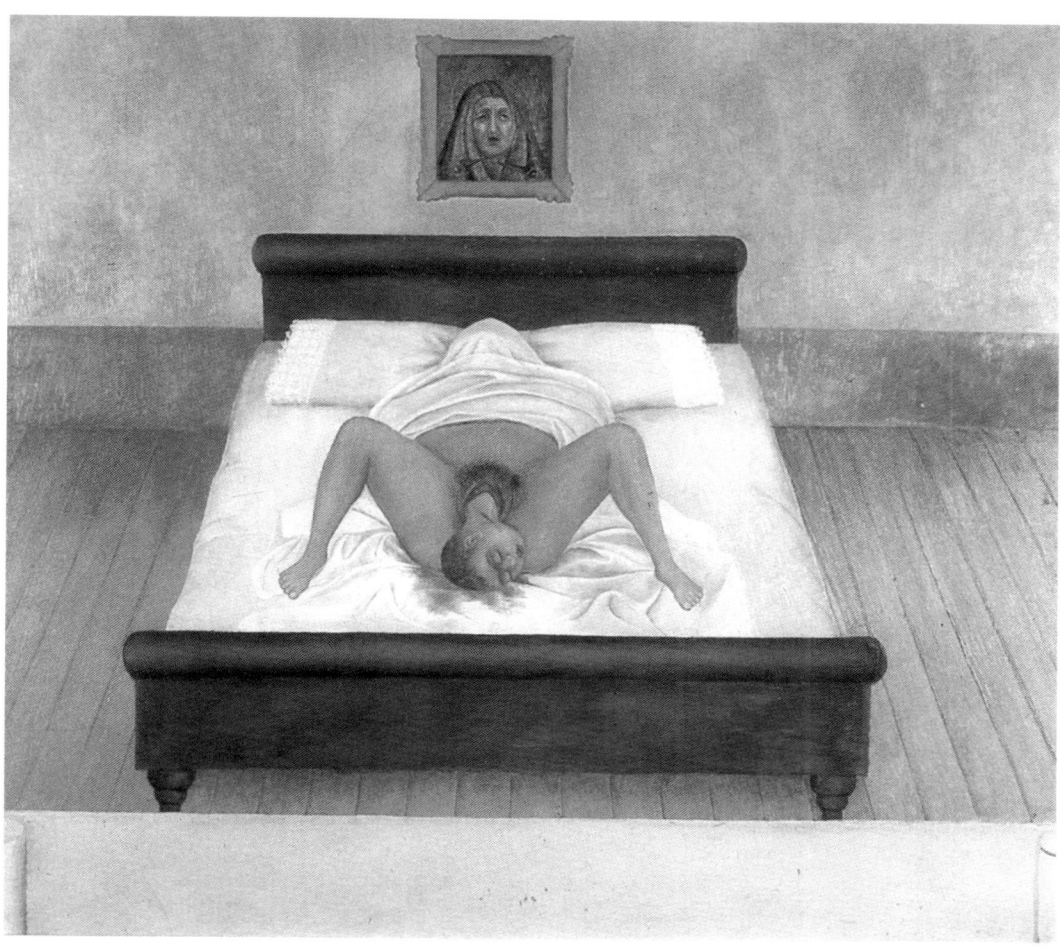

läßt sie sich mit diesem Panzer fotografieren, den sie bemalt hat. Über einem durch die Nabelschnur eingezwängten Fötus prangen, in programmatischem Rot, Hammer, Sichel und zwei Sowjetsterne: das Fanal der Überwindung des Schicksals durch Glauben an den Kommunismus.

Auf einem anderen Bild (»Der Marxismus wird die Kranken heilen«) wiederholt sich die naive Ikone vom Wunderglauben an die politische Idee. Kahlo hat den Kommunismus nicht nur als Gesellschaftssystem entdeckt, sondern geradezu als Religion, von der sie sich bis hin zur eigenen Gesundung alles Heil erwartet.

## Käthe Kollwitz

Obwohl Käthe Kollwitz verheiratet war und zwei eigene Kinder unter relativ günstigen persönlichen Umständen großzog, war sie früh für das massenhafte Elend anderer Frauen sensibilisiert, die ungewollte Schwangerschaften und Abtreibungen über sich ergehen lassen mußten und dafür noch nach unmenschlichen Gesetzen zur Rechenschaft gezogen wurden. Wiederholt beschäftigt sich die Anwältin der Hilflosen, sozial Schwachen und Kinder mit dem Thema der Kindsmörderin, wie es ihr in der Weltliteratur zuerst in Gestalt von Goethes »Faust« begegnet war.

Auf einem Bild von 1899 trägt Gretchen nicht nur an der ihrem Leib aufgezwungenen Bürde, sondern geht auch in sich versunken gebeugt unter der Last des Verbrechens, dessen Schmach die Gesellschaft an ihrem »Fehltritt« ahndet. Irrsinn und Tod sind für sie vorgezeichnet. Kollwitz greift die Darstellung der Demütigung auf, die Max Klinger auf seinem Blatt »Schande« (1887) vorzeichnet: eine Frau zerbricht unter dem Druck öffentlicher Moral und bürgerlicher Selbstgefälligkeit, sieht angesichts der Schande als Ausweg nur noch den Tod von eigener Hand.

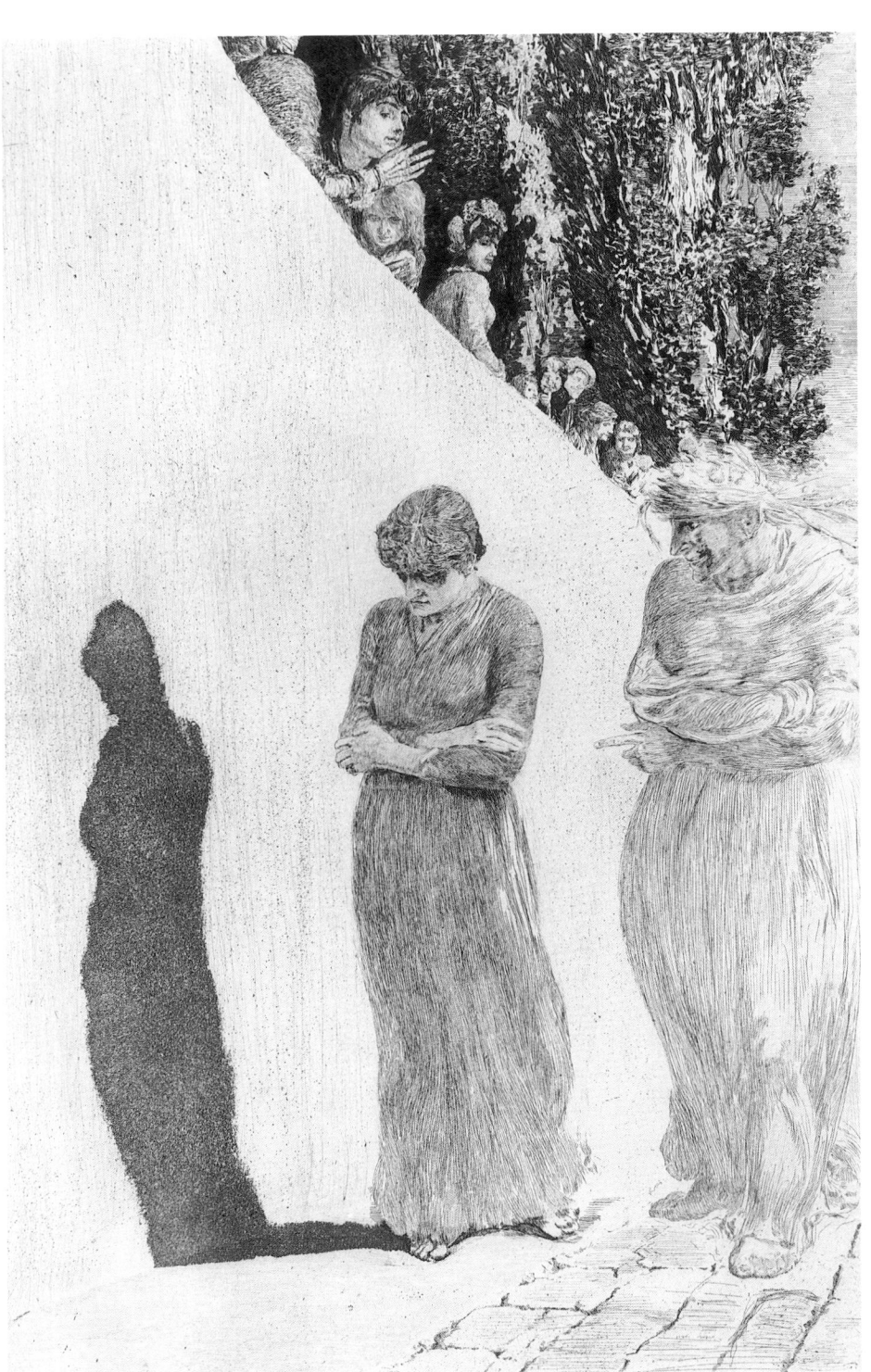

Auch auf späteren Bildern, auf denen sich Käthe Kollwitz mit dem Thema Schwangerschaft/Abtreibung auseinandersetzt, steht der Druck, das Niederdrückende, die Depression oft im Mittelpunkt, etwa in der Graphik »Beim Arzt« aus der Folge »Bilder des Elends« (1909). Das entschiedene Pochen der ärmlichen Frau an der Tür des Arztes und die geballte andere Faust weisen jedoch auch deutlich in Richtung der Schuldigen: der kirchlichen und weltlichen Moralapostel, der Gesetzgeber, Richter und Mediziner. Käthe Kollwitz hat in den 20er Jahren durch Bilder und Plakate entschieden für die Abschaffung des frauenfeindlichen Paragraphen 218 gekämpft, zusammen mit Frauen und Männern der Arbeiterbewegung und zusammen mit anderen Künstlerinnen.

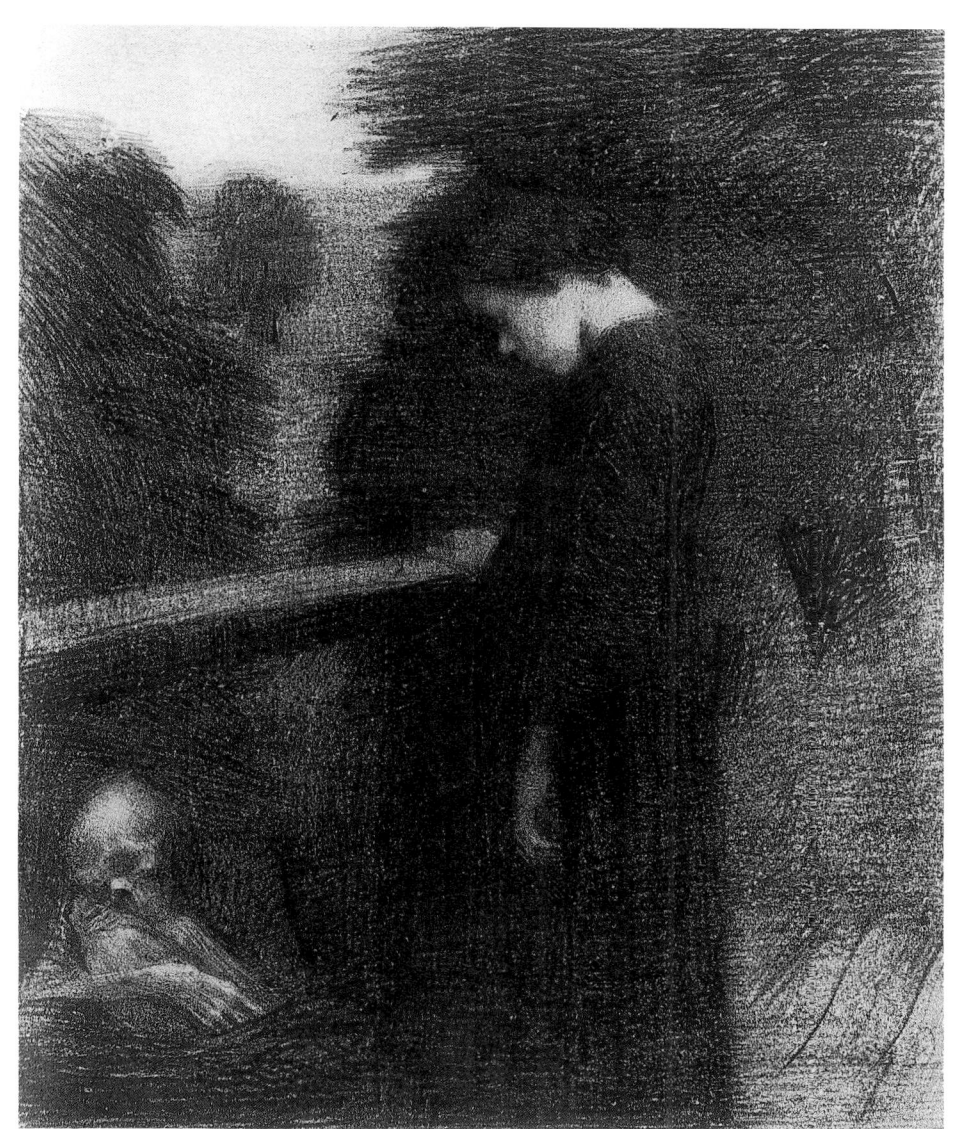

*Käthe Kollwitz*
**Gretchen**
*1899*
*Lithographie*
*Staatliche Kunstsammlungen*
*Dresden, Kupferstich-Kabinett*

*Käthe Kollwitz*
**Beim Arzt**
*1909*
*Kreide auf Papier*
*Käthe Kollwitz Museum, Köln,*
*Träger: Kreissparkasse Köln*

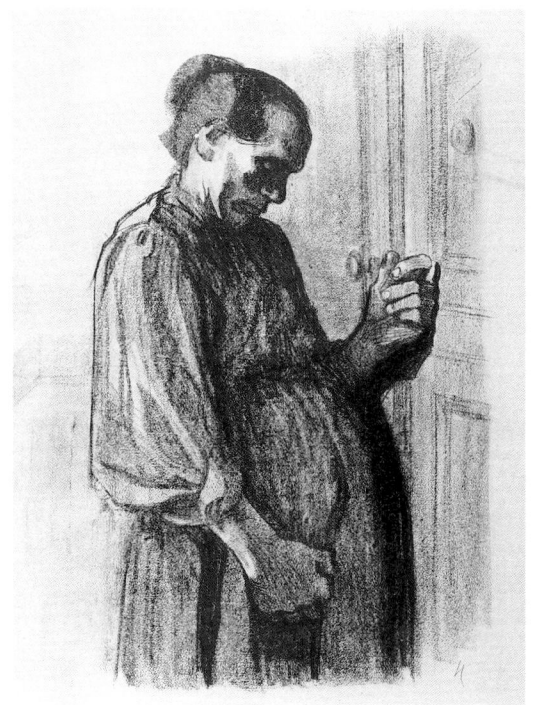

**Alice Lex-Nerlinger
und Jeanne Mammen**

Zu den Malerinnen, die das Abtreibungsgesetz mit den Mitteln ihrer Kunst bekämpfen, gehört auch Alice Lex-Nexlinger. In ihrem Gemälde »Paragraph 218« (1931) stellt sie die solidarische Aktion der Frauen gegen Gesetzgeber und Kirche in den Mittelpunkt.

Gesellschaftliche Bevormundung und institutionelle Reglementierung werden durch die politische Tat abgeschafft. Das Kreuz als christliches Symbol von Schicksal als einer uralten, nicht abgetragenen Schuld, die in den Frauen abgelagert ist, und als Symbol des »schlechten Gewissens«, das die Frauen unter Druck setzen soll, wird hier weggedrückt – und zwar gemeinsam. Die Künstlerin betrachtete den Kommunismus als Gesellschaftsordnung, die sich an solcher Solidarität orientieren und die Frauen den Männern wirklich in allen gesellschaftlichen Belangen gleichstellen würde.

Auch Jeanne Mammens »Kindsmörderin« (um 1910) bezieht sich auf die Tradition der christlichen Ikonographie. Im Zentrum des Bildes stehen zwei Pfähle, die auf einer Tribüne aufgebaut sind und zwischen denen eine nackte Frauengestalt hängt. Nur ein Schamtuch um die Lenden gewunden, soll die am Schandpfahl angekettete Kindsmörderin den unschuldigen Stellvertreter-Tod Jesus beschwören. Eine Kerze beleuchtet die öffentliche Inszenierung. Im dunklen Hintergrund feixen die Täter schadenfroh über das Opfer: Richter, Schaulustige und (vielleicht) der Schwängerer, ein nobler Herr mit Zylinder. Freilich erscheint hier nicht nur die Frau als Opfer: das ermordete Kind liegt als schwarzes Bündel wie eine stumme Anklage vor den Füßen einer Täterin, die ihr unter der wilden Haarsträhne verstecktes Auge nicht von ihm abzukehren vermag. Annegret Lütken schreibt über Mammens Figur:

*»Sie hat den hexenhaften ›bösen Blick‹, der, vor einen sozialen Hintergrund gestellt, nicht verzaubert, sondern entlarvt: ›Die Hexe‹, die ihr eigenes Fleisch und Blut getötet hat, ist in Wahrheit eine vom Bürger verführte junge Frau ..., die keinen Ausweg weiß, als das Neugeborene zu töten. Dafür wird sie angeprangert und verurteilt, ist nackt und schutzlos der lüsternen Sensationsgier ausgesetzt.«*[13]

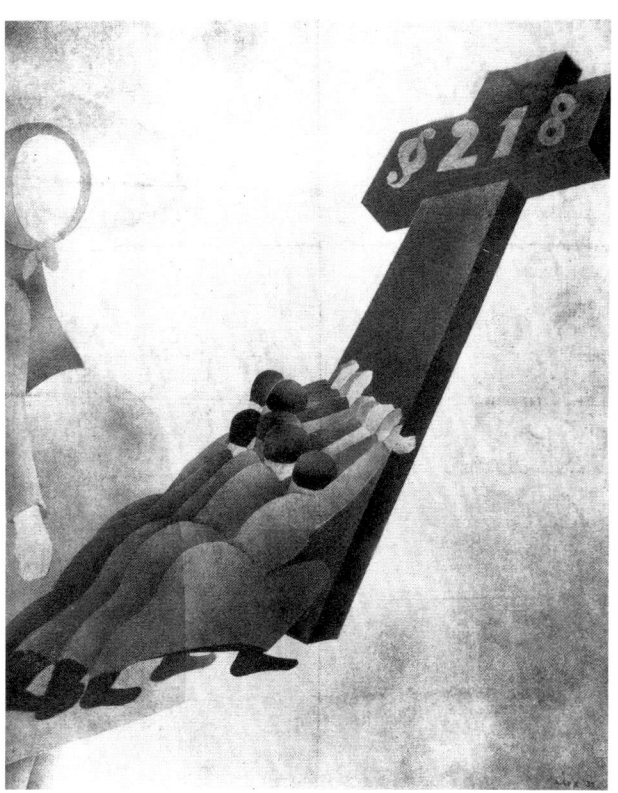

*Alice Lex-Nerlinger*
**Paragraph 218**
*1931*
*Öl auf Leinwand*
*Märkisches Museum, Berlin*

Dieses Bild wurde 1930 auf der »Berliner Kunstausstellung« gezeigt. Weil der § 218 symbolisch mit dem Kreuz in Verbindung gebracht wurde, mußte das Bild auf polizeiliche Anordnung aus der Ausstellung entfernt werden.

►

*Jeanne Mammen*
**Die Kindsmörderin**
*1910*
*Mischtechnik*
*Jeanne-Mammen-
Gesellschaft e.V.,
Berlin*

148

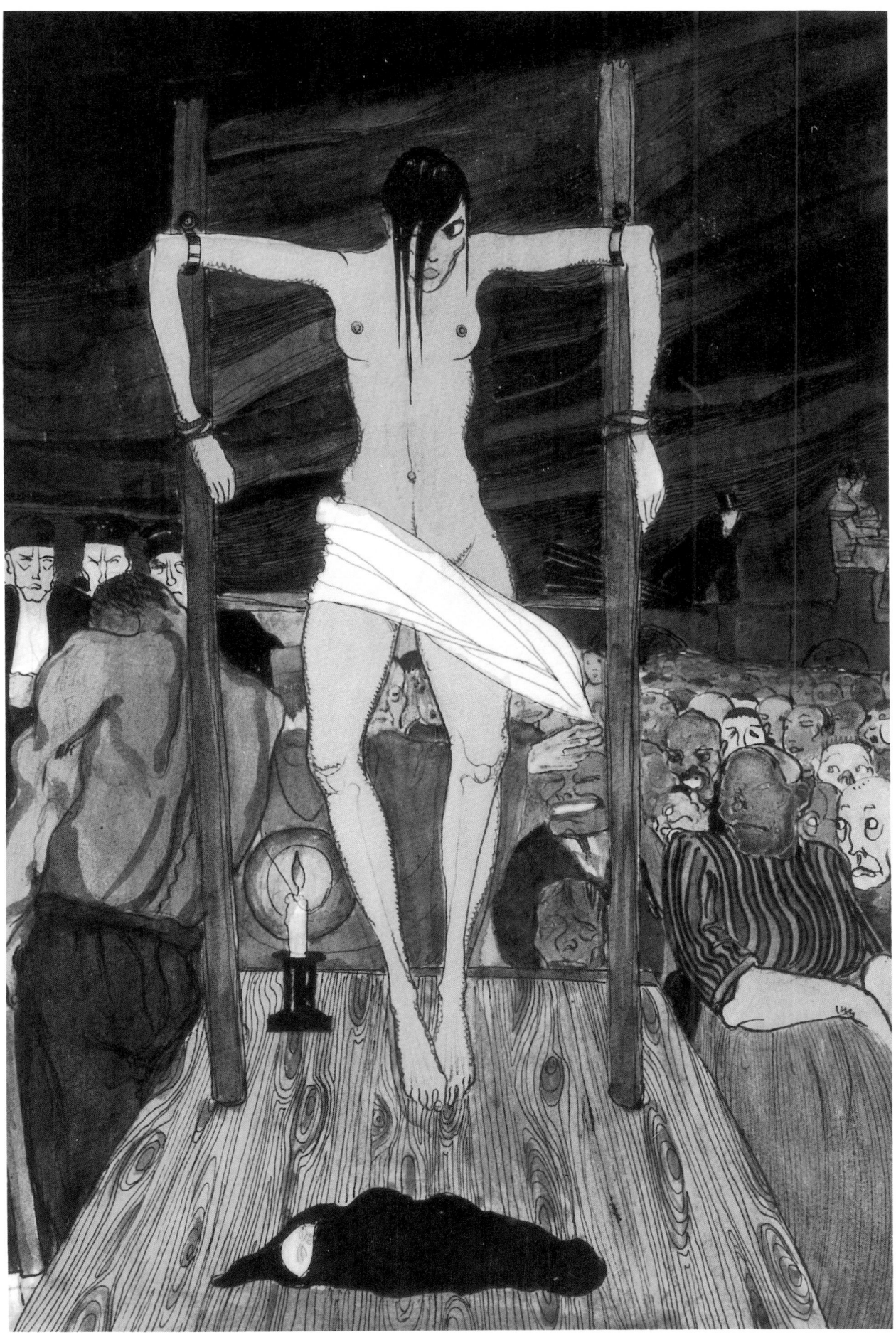

Aber Jeanne Mammens Kindsmörderin läßt sich nicht in die Rolle der alleinigen Täterin drängen: ihr Blick starrt anklagend, ja haßerfüllt den Betrachter des Bildes an – niemand ist aus seiner Mittäterschaft und der Pflicht zu handeln entlassen.

**Meret Oppenheim**    Als junges Mädchen, 18jährig, malt Meret Oppenheim ein Votivbild gegen das Kinderkriegen: »Ex voto – Der Würgeengel« (1931/32). In ironischer Anlehnung an die magischen Beschwörungstäfelchen, mit denen Gläubige sich Hilfe »von oben« zu erflehen suchen, schafft die Künstlerin ein Gegenstück zur Ikone der christlichen Mutterschaft, Maria mit dem Kinde.

*»Die riesige Kindesmörderin mit dem Sternenrock und dem vampirhaften Mund hat den besiegten Frauen, deren Beine in die Luft starren, die Kinder entrissen; eines hat sie mit den krallenbewehrten Fingern grausam zugerichtet, ihm den Hals aufgerissen, aus dem Blut strömt, und seinen Leib verletzt.«* [14]

*»Mit dem krallenbewehrten Engel, der nicht der himmlischen, sondern der irdischen Ordnung gehorchend lustvoll Kindlein mordet, ist ein Frauenbild erfaßt, mit dem sich Meret Oppenheim in ihren Erfahrungen mit gleichaltrigen Männern konfrontiert sieht. Diese schwarzhumorige aufstörende Wahrheit beruht auf ihrer Empörung, daß die selbstgewählte Freiheit der Frau mehrfach bestraft wird.«* [15]

Meret Oppenheim hat sich mit einer für ihre Zeit und Generation geradezu verblüffenden Offenheit mit Leiblichkeit, dem eignen weiblichen Körper künstlerisch auseinandergesetzt. Indem sie nach den leib-eigenen Gesetzen sucht, nach dem nicht von den Männern zugerichteten Teil mit einer eigenen Sprache, strebt sie nach Freiheit und zugleich Verantwortung für diesen Leib. Ohne Rücksichtnahme auf Konventionen, scham-frei, steht sie 1931 im Pariser Künstlerkreis dem Freund und Kollegen Man Ray an der Druckerpresse nackt Modell, damit er seine fotografischen Ideen realisieren kann. Von da spannt sich ein Bogen zu Bemalungen des eigenen Körpers bis zu jenem Frühlingsmahl von 1959, bei dem sie sich die auf einem nackten Frauenkörper angerichteten Speisen zusammen mit Freunden einverleibt.

Mit dem Würgeengel bezieht sich Meret Oppenheim erneut (und wie viele andere Künstlerinnen) auf die christliche Ikonographie, die in der abendländischen Geschichte eng mit den herrschenden Normen und Werten, gerade auch in bezug auf die Rollen von Frau und Mann, die Kanonisierung von Ehe und Familie, verknüpft ist.

Das beginnt im Alten Testament mit der Ahndung der sexuellen Lust durch den Verstoß aus dem Paradies und der Verfluchung des Weibes: »unter Schmerzen sollst du Kinder gebären …« Das erreicht seinen Höhepunkt im Neuen Testament in der Annoncierung des »Heilsbringers«: seine Zeugung vollzieht sich als »reine Empfängnis« durch eine Jungfrau – der Vatergott muß sich nicht in die unreinen Niederungen der Weiblichkeit begeben. Engel als Vollstrecker der göttlichen Botschaft, von der Ausweisung bis zur Ankündigung, fungieren als Sendboten des Evangeliums (»Eu-Angelion«), d. h. als Stellvertreter eines männlich-göttlichen Gesetzes.

Vor diesem Hintergrund dürfte der Würgeengel von Meret Oppenheim zu verstehen sein. Durch ihn wird die den Frauen jahrtausendelang vorenthaltene Freiheit zur Selbstverantwortung emphatisch eingeklagt. »Die Freiheit muß man sich nehmen, sie wird einem nicht gegeben«, fordert die Künstlerin, als nicht mehr ganz junge Frau 1976. In ihrem Werk zeichnet sie die »Spuren durchstandener Freiheit« [16] auf.

Ein Jahrzehnt nach Oppenheims »Ex voto« malt auch Jeanne Mammen

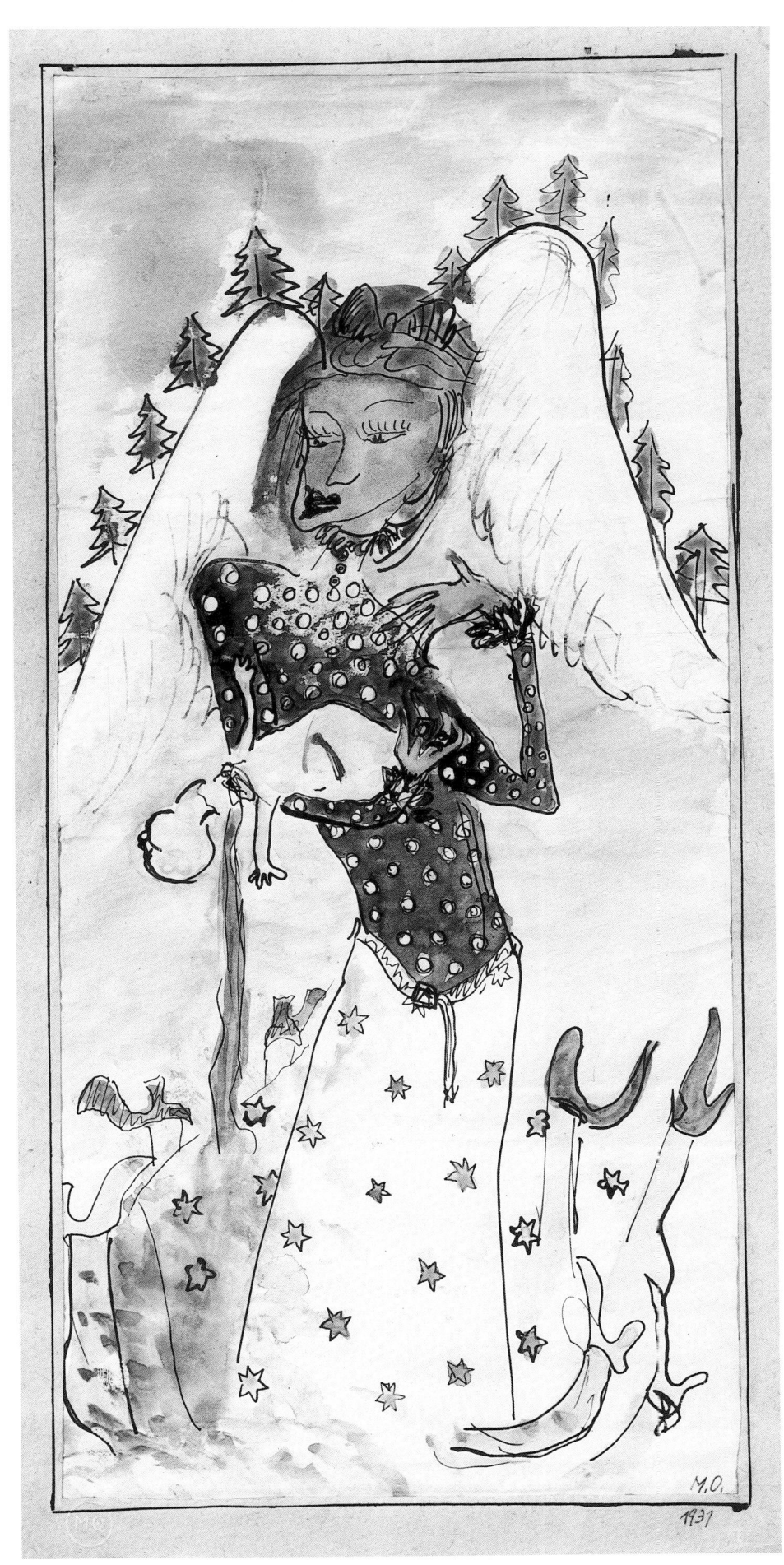

*Meret Oppenheim*
**Ex voto – Der Würgeengel**
*1931/32*
*Tusche, Aquarell*
*Galerie Renee Ziegler, Zürich*

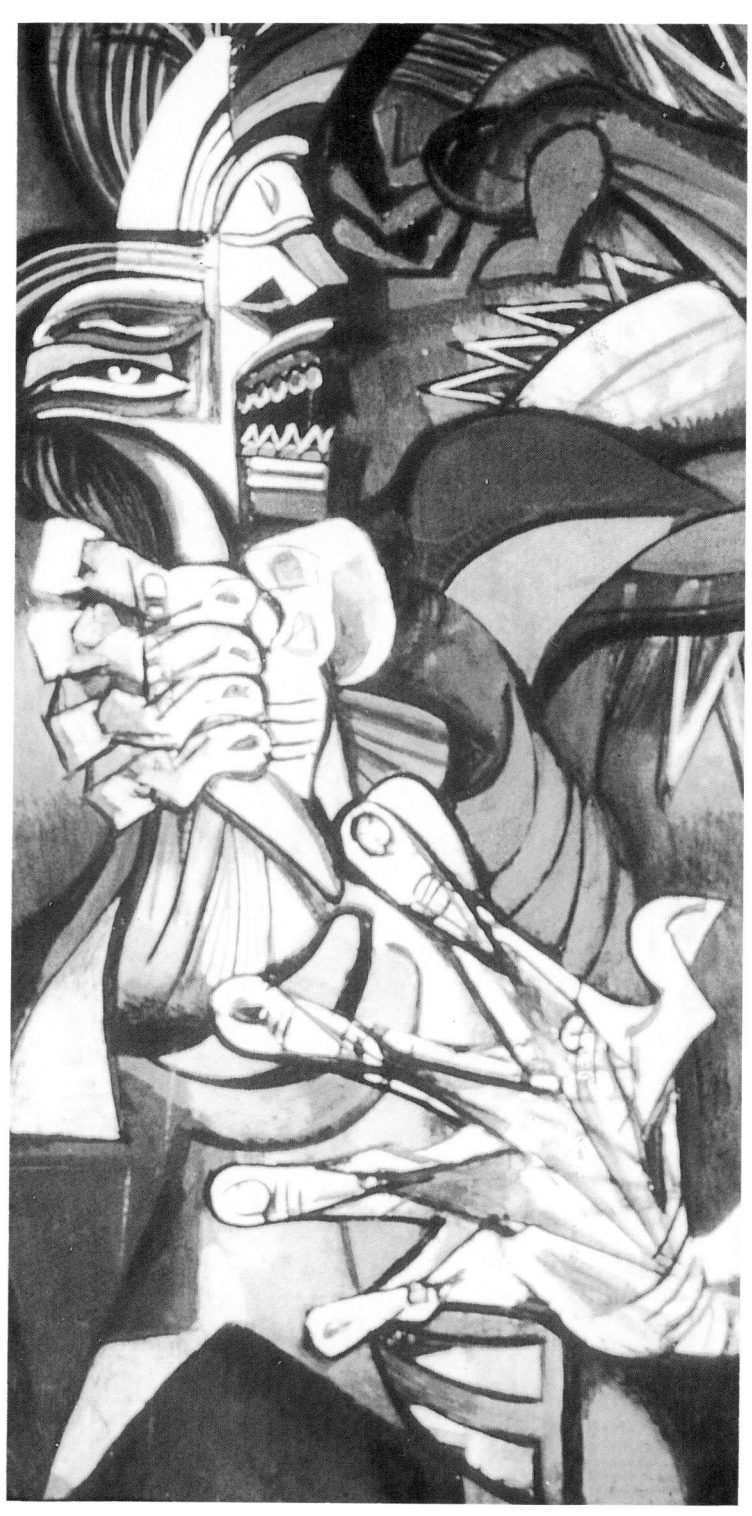

1940 einen Würgeengel – als ihre Antwort auf die Zerstörung Guernicas durch den faschistischen Überfall. Eine Gesellschaft, die mit dem totalen Bombardement die Vernichtung der Menschen, Kinder, Tiere und Pflanzen gnadenlos in Kauf nimmt, wird, so ist Mammen wohl zu verstehen, selbst vom apokalyptischen Würgeengel zermalmt. Gesellschaftlicher Fortschritt zum Humanen, dies legen die meisten der von Künstlerinnen geschaffenen Bilder zum behandelten Thema nahe, mißt sich am gleichberechtigten Umgang der beiden Geschlechter miteinander, am Grad der wechselseitig zuerkannten Selbstverwirklichung. Diese Freiheit in den persönlichen Beziehungen könnte Vorbild für den Umgang der Völker miteinander werden.

**Anmerkungen**

1 Maria Uhden, Malerin und Freundin von Hannah Höch, seit 1916 mit dem Maler Georg Schrimpf verheiratet. 1918 erste Ausstellung in der Galerie »Der Sturm« in Berlin. 1918 bei der Geburt ihres ersten Kindes gestorben.

2 Klaus Theweleit: *Buch der Könige,* Berlin o. J., S. 744/746.

3 Bice Curiger: *Meret Oppenheim. Spuren durchstandener Freiheit.* Zürich 1982, S. 43.

4 *Eva und die Zukunft.* Hamburg 1986, S. 225.

5 Karin Brahms: ... diese Künstlerin, nein diese große Künstlerin, in: *Worpswede 1889–1989, Hundert Jahre Künstlerkolonie.* Hg. vom Landkreis Osterholz. Worpswede 1989, S. 66/67.

6 ebd.

7 zitiert nach Karin Brahms: *diese Künstlerin,* a.a.O., S. 247.

8 ebd., S. 73.

9 R. H.: Zur Weltrevolution, in: *Berlin dada Dokumente* (Kat. Nr. 3/150).

10 Ellen Maurer: *Das malerische Werk von Hannah Höch bis 1945.* Katalog der Gemälde, Typoskript (unv. Diss.), 1992.

11 Helga Priegnitz-Poda u. a. (Hg.): *Frida Kahlo. Das Gesamtwerk.* Frankfurt 1988, S. 79.

12 ebd., S. 224.

13 Annelie Lüttgen: *Nur ein paar Augen sein. Jeanne Mammen – eine Künstlerin ihrer Zeit.* Berlin 1991, S. 24.

14 *Eva und die Zukunft,* a.a.O., S. 249.

15 Bice Curiger: *Meret Oppenheim,* a.a.O., S. 13 f.

16 So lautet der Untertitel von Bice Curigers Buch über Meret Oppenheim, ebd.

153

## Zu den Autorinnen und Autoren

**Lykke Aresin**   Prof. em. Dr. sc. med. Seit 1960 tätig in der Ehe- und Sexualberatung. Leiterin der neuropsychiatrischen Abteilung der Universitäts-Frauenklinik Leipzig. Veröffentlichungen u. a.: Sprechstunde des Vertrauens. Fragen der Sexual-, Ehe- und Familienberatung. Leipzig 1968. Psychopathologische, psychiatrische und neurologische Aspekte der Schwangerschaft. Leipzig 1976. Gemeinsam mit Erwin Günther: Sexualmedizin. Ein Leitfaden für Medizinstudenten. Berlin 1983. Zur Zeit ist sie Pro-Familia-Vorsitzende für das Land Sachsen.

**Elisabeth Beck-Gernsheim**   geb. 1946, Prof. Dr., Studium der Soziologie, Philosophie und Psychologie in München. Wissenschaftliche Assistentin an den Instituten für Soziologie der Universitäten München und Münster. Habilitation 1987 in Soziologie. Heisenberg-Stipendiatin am Institut für Psychologie der Universität München. Sie war Mitglied des Arbeitskreises »Genforschung des Bundesministers für Forschung und Technologie« und Sachverständige in der Anhörung des Rechtsausschusses des Deutschen Bundestages zum Embryonenschutzgesetz. Zahlreiche Veröffentlichungen zur Familien- und Frauenforschung, Berufs- und Bevölkerungsforschung.

**Gabriele Czarnowski**   Dr. phil., Studium der Politikwissenschaften. Zur Zeit ist sie Stipendiatin an der Freien Universität Berlin. Sie arbeitet an ihrer Habilitation »Abtreibung im Nationalsozialismus«. Veröffentlichungen u. a.: Das kontrollierte Paar. Ehe- und Sozialpolitik im Nationalsozialismus. Weinheim 1991.

**Jula Dech**   Kunsthistorikerin, Grafikerin und Autorin. Dozentin an der Hochschule der Künste (FB 11) in Berlin. Zahlreiche Veröffentlichungen zur Frauen-Kunst und -Kultur, u. a.: Hannah Höch. Schnitt mit dem Küchenmesser Dada durch die letzte Weimarer Bierbauchepoche Deutschlands. Untersuchungen zur Fotomontage bei Hannah Höch. Berlin 1978. Neubearbeitung 1989. Sie war Organisatorin des Hannah Höch Symposiums 1989 in Berlin.

**Barbara Duden**  geb. 1942, Dr. phil., Studium der Geschichte und Anglistik in Wien und Berlin. 1985 bis 1990 lehrte sie »Frauengeschichte und Geschichte von Wissenschaft und Technologie« an der Pennsylvania State University und an verschiedenen Colleges an der Westküste der USA. 1991 Kollegiatin am Kulturwissenschaftlichen Institut in Essen. Seit 1991 Lehrbeauftragte an den Universitäten in Frankfurt a. M. und in Bremen. Seit einem Jahrzehnt Beschäftigung mit dem Erlebnis des Frauenkörpers im 18. Jahrhundert. Veröffentlichungen u. a.: Geschichte unter der Haut. Ein Eisenacher Arzt und seine Patientinnen. Stuttgart 1987. Der Frauenleib als öffentlicher Ort. Vom Mißbrauch des Begriffs Leben. Hamburg / Zürich 1991.

**Monika Frommel**  Prof. Dr., Juristin. Seit 1988 Professorin für Rechtsphilosophie und Strafrecht an der Universität Frankfurt a. M. Seit 1992 ist sie Direktorin des Instituts für Sanktionsrecht und Kriminologie der Christian-Albrechts-Universität Kiel. Sie befaßte sich als Vorsitzende der Strafrechtskommission des Deutschen Juristinnenbundes mit dem § 218.

**Ute Gerhard-Teuscher**  geb. 1939, Prof. Dr. phil., Professorin an der Universität Frankfurt a. M. Sie lehrt Soziologie mit dem Schwerpunkt »Frauenarbeit und Frauenbewegung«. Zahlreiche Veröffentlichungen zur Geschichte der Frauenarbeit und Frauenbewegung, zu Frauenrecht und Sozialpädagogik.

**Irmela Hannover**  geb. 1954, Studium der Rechtswissenschaften und Ausbildung am Deutschen Institut für Entwicklungspolitik. 1982 bis 1985 Programme Officer beim Entwicklungshilfeprogramm der Vereinten Nationen in Brasilien. Seit 1986 Redakteurin beim WDR-Fernsehen. Autorin für Hörfunk und Zeitungen.

**Günter Jerouschek**  geb. 1950, Prof. Dr. jur. und Dr. phil., Studium der Rechtswissenschaften, Geschichte, Germanistik und Psychologie in Tübingen, Freiburg und Hannover. Juristische Dissertation zur Geschichte des Abtreibungsverbotes. Philologische Dissertation zur Hexenverfolgung. Privatdozent an der Universität Hannover. Seit 1992 ist er Professor für Strafrecht und Rechtsgeschichte an der Martin-Luther-Universität Halle / Wittenberg.

**Monika von Oertzen**    Schauspielerin, Studium der Geschichte, Germanistik und Medienwissenschaft an der Technischen Universität Berlin. Verschiedene kulturpädagogische Tätigkeiten beim Museumspädagogischen Dienst Berlin. Mitarbeit an den Ausstellungen »Das halbe Leben« und »Eine Frauensache. Alltagsleben und Geburtenpolitik 1919 – 1933«. Zur Zeit arbeitet sie als wissenschaftliche Mitarbeiterin am Deutschen Hygiene-Museum, Dresden.

**Pier Paolo Pasolini**    geb. 1922 in Bologna, ermordet 1975 in Ostia bei Rom. Studium der Philologie und Kunstgeschichte, Lehrer, Schriftsteller, Filmemacher und Publizist. Veröffentlichung von zahlreichen Gedichtbänden in friaulischem Dialekt, Romanen und Essays über Film, Sprache, Literatur und politische Fragen.

**Kirsten Poutrus**    geb. 1964, Studium der Geschichte und Germanistik an der Humboldt-Universität Berlin. Seit 1990 ist sie wissenschaftliche Mitarbeiterin an der Humboldt-Universität Berlin / Institut für Geschichtswissenschaften. Sie promoviert über das Thema »Abtreibungen in der Nachkriegszeit 1945 – 1950«.

**Kristine von Soden**    geb. 1949, Dr. phil., Studium der Geschichte. Lehrbeauftragte am Fachbereich Geschichte der Universität Hamburg. Hörfunkautorin und Lektorin. Veröffentlichungen u. a.: Die Sexualberatungsstellen in der Weimarer Republik 1919 – 1933. Berlin 1988.

# Verzeichnis der Leihgeber

Unser Dank gilt der überaus großzügigen Leihbereitschaft zahlreicher privater und öffentlicher Leihgeber. Gleichzeitig danken wir den Mitarbeitern und Mitarbeiterinnen der Institutionen für vielerlei Hilfe in Gestalt von Ratschlägen und Hinweisen.

**Alsbach**    Sonja und Jürgen Schuchmann

**Altenburg**    Staatliches Lindenau-Museum

**Augsburg**    Staats- und Stadtbibliothek Augsburg

**Backnang**    Eva Maria Rössner

**Berlin**    Akademie der Künste
Archiv des Diakonischen Werkes der Evangelischen Kirche in Deutschland e.V., Dienststelle Berlin
Berlin Museum
Berlinische Galerie Berlin – Museum für Moderne Kunst, Photographie und Architektur
Bildarchiv Preußischer Kulturbesitz
Bundesarchiv Außenstelle, Filmarchiv, Berlin
Bibliothek des Diakonischen Werkes der Evangelischen Kirche in Berlin
Jula Dech
Deutsches Historisches Museum
Frauenforschungs-, Bildungs- und Informationszentrum (FFBIZ)
Galerie Eva Poll
Geheimes Staatsarchiv – Preußischer Kulturbesitz
Jeanne Mammen Gesellschaft e.V.
Kunststiftung Poll
Landesarchiv Berlin
Märkisches Museum
Medizinische Zentralbibliothek
Maina-Miriam Munsky
Polizeihistorische Sammlung
Nelly Rau-Häring
Lucie Schauer
Schering AG, Historisches Archiv des Scheringianums
Peter Sorge

| | |
|---|---|
| **Berlin** | Spinnboden-Lesbenarchiv e.V. |
| | Staatsbibliothek Berlin – Preußischer Kulturbesitz |
| | Staatliche Museen zu Berlin, Nationalgalerie |
| | Stadtbibliothek |
| | Stiftung Archiv der Parteien und Massenorganisationen der DDR |
| | im Bundesarchiv Berlin |
| | Stiftung Deutsche Kinemathek |
| | Ullstein Bilderdienst |
| | Universitätsbibliothek der Freien Universität Berlin |
| **Bochum** | Medizinische Fakultät der Ruhr-Universität Bochum, |
| | Institut für Geschichte der Medizin |
| | und Medizinhistorische Sammlung |
| **Bovenden** | Labotect |
| **Darmstadt** | Annegret Soltau |
| **Dortmund / Brakel** | Institut für Zeitungsforschung |
| | Renate und Horst Peters |
| **Dresden** | Sächsische Landesbibliothek |
| | Sächsischer Kunstfond |
| | Sächsisches Hauptstaatsarchiv |
| | Prof. Dr. Scholz |
| | Staatliche Kunstsammlungen Dresden, Kupferstichkabinett |
| **Gotha** | Museen der Stadt Gotha – Schloß Friedenstein, Schloßmuseum |
| **Hamburg** | Institut für Angewandte Botanik der Universität Hamburg |
| | Polizei Hamburg, Lehrmittelsammlung |
| **Heidelberg** | Deutsches Apotheken Museum |
| **Herford** | Stadtarchiv Herford |
| **Hoffnungsthal** | H. Hannussek |
| **Ingolstadt** | Deutsches Medizinhistorisches Museum Ingolstadt |

| | |
|---|---|
| **Jena** | Jenapharm |
| **Konstanz** | Städtische Museen Konstanz – Rosgarten Museum |
| **Leipzig** | Deutsche Bücherei<br>Museum der bildenden Künste beim Rat der Stadt Leipzig |
| **München** | Bayerische Staatsbibliothek<br>Münchner Stadtmuseum |
| **Nürnberg** | Germanisches Nationalmuseum, Kupferstichsammlung |
| **Suciče** | Muzeum Sumavy |
| **Unkel** | Dorothée Gelderblom |
| **Wien** | Institut für Geschichte der Medizin der Universität Wien |
| **Wiesbaden** | Autonomes Frauen-Archiv, Forschungs- und Bildungsinstitut<br>Hessisches Hauptstaatsarchiv |
| **Wolfenbüttel** | Herzog August Bibliothek |
| **Zürich** | Galerie Renée Ziegler |

sowie zahlreiche Leihgeber, die nicht genannt werden wollen.

## Dank

Unser besonderer Dank gilt folgenden Personen und Institutionen:

Anna Bergmann, Berlin
Melanie Blank, Enger
Achim Düwentester, Berlin
Horst Eylmann, Bonn
Stephan Friess, Bochum
Michi Knecht, Tübingen
Larissa Leibrock-Plehn, Brackenheim
Dr. Peter Nerlinger, Berlin
Rita Pawlowski, Berlin
Kirsten Poutrus, Berlin

W. Rothe, Berlin
Anita Runge, Berlin
Petra Schrott, Berlin
Christian Schulz, Berlin
Kristine von Soden, Hamburg
Heike Stange, Berlin
Ursula Steinborn, Berlin
Barbara Thiel, München
Dr. Wanja, Berlin
Uta Würfel, Bonn

Archiwów Państwowych, Warschau
Brandenburgisches Landeshauptarchiv, Potsdam
Bundesarchiv, Koblenz
Bundesarchiv, Potsdam
Bundesarchiv-Militärarchiv, Freiburg
DFD Archiv, Berlin
Feministisches Frauen Gesundheitszentrum e.V., Berlin
Freie Hansestadt Bremen, Böttcherstraße und Bundesrepublik Deutschland
Friedrich-Ebert-Stiftung, Bonn
Hessisches Hauptstaatsarchiv, Wiesbaden
Käthe Kollwitz Museum, Träger: Kreissparkasse Köln
Konrad-Adenauer-Stiftung e.V., Sankt Augustin
Landeshauptarchiv Sachsen-Anhalt, Magdeburg
Mecklenburgisches Landeshauptarchiv, Schwerin
Neue Gesellschaft für Bildende Künste, Berlin
Ostdeutsche Galerie, Regensburg
Senatsbibliothek, Berlin
Senckenbergische Bibliothek, Frankfurt / Main
Suermondt-Ludwig-Museum, Aachen
Thüringisches Staatsarchiv, Meiningen
Verlag Neue Kritik, Frankfurt / Main
Württembergische Landesbibliothek, Stuttgart